临床护理能力提升系列丛书

总策划　付　卫

U0802722

护理文书书写指导手册

主　编　李葆华　童素梅

副主编　孙悦华　许蕊凤　李宇轩　耿荣梅

北京大学医学出版社

HULI WENSHU SHUXIE ZHIDAO SHOUCE

图书在版编目（CIP）数据

护理文书书写指导手册 / 李葆华，童素梅主编．—北京：北京大学医学出版社，2025.2（2025.11 重印）

ISBN 978-7-5659-3093-5

Ⅰ.①护… Ⅱ.①李… ②童… Ⅲ.①护理－病案－书写规则 Ⅳ.① R197.323.1

中国国家版本馆 CIP 数据核字（2024）第 037831 号

护理文书书写指导手册

主　　编：李葆华　童素梅

出版发行：北京大学医学出版社

地　　址：（100191）北京市海淀区学院路 38 号　北京大学医学部院内

电　　话：发行部 010-82802230；图书邮购 010-82802495

网　　址：http://www.pumpress.com.cn

E-mail：booksale@bjmu.edu.cn

印　　刷：北京瑞达方舟印务有限公司

经　　销：新华书店

责任编辑：赵　欣　**责任校对：**靳新强　**责任印制：**李　啸

开　　本：889 mm×1194 mm　1/16　**印张：**19.25　**字数：**546 千字

版　　次：2025 年 2 月第 1 版　2025 年 11 月第 2 次印刷

书　　号：ISBN 978-7-5659-3093-5

定　　价：80.00 元

编委名单

前 言

护理文书是指护士在护理活动过程中形成的文字、符号、图案等资料的总和，是病历资料的组成部分。护士需要填写、书写的护理文书包括体温单、医嘱单、手术清点记录、病重（病危）患者护理记录，书写内容应当客观、真实、准确、及时、规范。

护理文书不仅能反映患者病情的动态变化，也是重要的法律资料，反映护士的依法执业能力及专业能力，为临床医疗护理活动过程质量评价提供依据。本书以护理人员书写意识薄弱、专业素质欠佳、电子操作不熟练等原因导致的护理文书质量缺陷问题为出发点，结合临床护理工作实际需要，较为详尽和全面地总结了护理文书书写内容与注意事项，纳入电子病历的录入示例，结合案例分析，整合医院与护理文书相关的各项工作流程与管理制度，便于临床进行护理工作时的查找与使用，以规范其书写行为，提高护士对护理文书质量的自我检控能力，减少护理文书书写缺陷情况的发生，对于提升护理文书书写质量、维护医疗安全有重要意义。

书中“缺陷护理记录”中文字添加下划线且斜体加粗的内容，表示此处护理记录书写内容有缺陷，待改进；“护理记录正确书写方法示范”中，对这部分内容进行了改进，相应文字添加下划线且斜体加粗。微小修改处不做标记。

本书在编写过程中，参考了其他有关护理文书的教材和相关文献，在此，特向在本书中引用和参考的教材、专著、报刊、文章的编著者表示诚挚的谢意。

本书虽经几次修改，但由于编者能力所限，不足之处在所难免，敬请专家读者批评指正，如有疑问之处，请及时和我们联系，欢迎提出修改意见。

主编

目 录

第一章

概 述

一、护理文书的概念

护理文书是指护士在临床护理活动中形成的全部文字、符号、图表等资料的总和，是护士观察、评估、判断患者护理问题，以及解决患者问题而执行医嘱或实施护理行为过程的记录。

二、护理文书的意义

1. 护理文书是患者诊断、抢救、治疗、康复的重要依据。患者从入院开始，护士就为患者测量体温、脉搏、呼吸、血压等生命体征，观察病情，了解患者状况，并及时准确地记录于护理文书上，特别是对危重症患者及围术期患者，更需要严密观察病情，必要时几分钟就要测量生命体征，记录病情观察结果。再者，护理文书中的医嘱单、护理记录单等记录了护士执行医嘱，完成各项抢救、治疗、护理措施的详细情况，是临床第一手观察资料。为医师诊断、抢救、治疗患者提供重要的决策依据，对顺利完成抢救、手术、治疗及患者早日康复具有重要的意义。

2. 护理文书是医疗文书的重要组成部分。护理文书是护理临床实践的原始记录文件。护理文书由各班护理人员共同努力完成，目的明确，操作性及实用性强。如交班报告是护士值班的重要工作记录，通过交班报告可了解全病区重点患者每天的病情变化及治疗、护理效果等情况和病区医疗及护理工作的动态，使医疗及护理工作连续顺利运行。因此，护理文书不仅是医院病历的重要组成部分，也是医院医疗、护理、教学、科研、预防、保健及管理工作的重要档案资料。

3. 护理文书是护患纠纷判定法律责任的重要佐证。2002 年国务院颁布施行的《医疗事故处理条例》及国家卫生部和国家中医药管理局联合印发的《病历书写基本规范》中，进一步明确了护理文书的法律地位。随着人们法律意识的提高，患者依照法律规定，衡量医疗、护理行为和后果的意识不断增强，护理文书的法律敏感性显得尤其重要。因此，应将法律意识教育及相关政策法规性文件的学习纳入护理工作及护理管理中，从而增强护理人员的职业法律意识，提高护理文书书写中运用法律能力、强化对患者负责和对护士负责、增强自我保护的意识，使护理文书真正成为护理工作举证倒置的重要资料。护理文书是法律认可的证据性文件，可作为医疗纠纷、人身伤害事故、保险索赔、遗嘱和伤情查验的证明。

4. 护理文书是护理质量的重要内容。护理文书是护理质量的核心要素之一，书写护理文书是一项严谨而重要的工作，是护士根据医嘱和病情，对患者进行护理过程的客观记录，其质量的好坏不仅反映护士的实际工作能力、工作责任心，也反映护理管理的整体水平。护理文书的书写质量，在很大程度上反映护理工作状况及护理质量，是医院分级管理质量评价指标中的重要一项。因此，应重视护理文书的书写质量。

5. 护理文书是教学、科研的重要资料。护理文书客观、真实、准确、及时、完整、规范地记录患者某一伤病发生、发展、转归过程中的临床护理全过程，是护理学科理论、技术的具体转化和体现。通过护理文书书写的学习，可以使书本中的理论知识和具体实践紧密结合，巩固书本所学的知识，所以护理文书是护理教学的重要资料。护理文书也是护理科研取之不尽、用之不竭的宝库。通过对一定数量护理文书的归纳、分析，可以总结出对某一伤病护理的客观规律和成熟经验，从而促进护理学科的发展和护理水平的提高。

三、护理文书书写基本原则

为保证护理文书书写质量，护理文书应遵循《病历书写基本规范》及北京市护理质量控制与改进中心《护理文件书写规范》的相关规定。护理文件书写原则如下：

1. 书写护理文书者为在某医院注册并取得护士执照者。

2. 客观、真实、准确、及时、完整。

3. 病情变化随时记录。

4. 修改：原则上不能涂改［纸质版若书写过程中出现错字，请使用本色笔，错（别）字处双划线，在侧面或上面改正，签全名］。

四、护理文书包含的内容

护理文件内容包括体温单（电子）、护理记录单（一般患者护理记录单、护理评估单、手术护理记录单、危重患者护理记录单）、交接班报告等。

第二章

医嘱单

一、医嘱的分类

医嘱是医生在医疗活动中下达的医学指令。医嘱按照时效性分为长期医嘱和临时医嘱。按照医嘱内容分为药品类医嘱、检查类医嘱、检验类医嘱、护理类医嘱。

1. 长期医嘱：指自医生开写医嘱起，至医嘱停止，有效时间在 24 小时以上的医嘱。长期医嘱单内容包括患者姓名、科别、住院病历号（或病案号）、页码、起始日期和时间、长期医嘱内容、停止日期和时间、医师签名、执行时间、执行护士签名。如维生素 B_1 10 mg，1 片，口服，TID，开始时间 2022.10.05 13:30。

2. 临时医嘱：有效时间在 24 小时以内，应在短时间内执行。临时医嘱单内容包括医嘱时间、临时医嘱内容、医师签名、执行时间、执行护士签名等。有的需立即执行，通常只执 1 次，如奥氮平片，5 mg，1 片，口服，once，开始时间 2022.10.05 20:00，结束时间 2022.10.05 20:00；有的需在限定时间内执行，如会诊、手术、检查、X 线摄片及各项特殊检查等。另外，出院、转科、死亡等也属于临时医嘱。

二、医嘱的处理及示例

医嘱的处理分为药品类医嘱的处理、检验类医嘱的处理、检查医嘱的处理、护理类医嘱的处理。

1. 药品类医嘱的处理：医生在“电子病历”开具药品类医嘱，包括医嘱内容、用法、用量、频次、开始日期和时间，保存并提交至“护理临床信息系统”。护士核对电子医嘱无误后，确认、生成、发送药品单，打印执行单并签字，必要时打印扫描条码，另一名护士再次核对医嘱后签字。护士执行医嘱后，在医嘱执行单上打勾、注明执行时间，并签全名。应注意的是，临时医嘱如需立即执行，应安排在 15 min 内执行。

2. 检验类医嘱的处理：医生在“电子病历”开具检验类医嘱（一般为临时医嘱），将检验申请单拿给护士，护士核对电子医嘱与检验申请单无误后，确认、生成，从“检验”界面“打印该患者条码”，另一名护士再次核对电子医嘱、检验申请单与患者条码信息一致。无误后在规定的时间执行。

3. 检查医嘱的处理：医生在“电子病历”开具检查类医嘱（一般为临时医嘱），如有特殊要求，请医生在“检查申请单”上标注，护士核对电子医嘱与检查执行单无误后，确认、生成。将检查执行单交给医辅人员预约，告知其特殊要求。患者按照预约的时间，按要求去做检查。

4. 护理类医嘱的处理：医生在“电子病历”开具护理类医嘱，护士核对无误后，确认、生成、打印执行单并签字，另一名护士再次核对医嘱后签字。护士执行医嘱后，在医嘱执行单上打勾、注明执行时间，并签全名。应注意的是，临时医嘱如需立即执行，应安排在 15 min 内执行。

5. 停止医嘱的处理：医生在“电子病历”系统开具停止医嘱，提交至“护理临床信息系统”。护士在“停嘱确认”界面，核对停嘱的床号、姓名、医嘱信息、停止时间是否正确，确认无误后，在执行单对应的停止医嘱内容上，用红笔划横线“——”，手写“停”，写明停止时间并签全名，再点击“确认”。另一名护士再次进入“护理临床信息系统”，在“医嘱核对”“停嘱核对”找到需要核对的医嘱，再次核对无误后，点击“确认”。

6. 注意事项

（1）处理原则：①先查对后执行；②先急后缓；③先临时后长期；④执行者签全名。

（2）医嘱必须经医生签名后方为有效。在一般情况下不执行口头医嘱，在紧急抢救、医生戴无菌手套并在手术情况下，才可执行口头医嘱。执行口头医嘱应复述药名、剂量单位，并由医生核对、确认无误后方可执行，抢救后护士将所用药物写成文字，通知医生及时补上医嘱。

（3）医嘱需每日核对，如发现差错及时纠正。对有疑问的医嘱，必须核对清楚，确认无误后方可执行。

（4）凡需下一班执行的临时医嘱，需要文字交班。

【示例 1——药品类医嘱】

1. 资料背景

患者男性，56 岁，主因右侧肩部疼痛，活动时加重 1 年余，确诊多发性骨髓瘤收入院。主要治疗：内科护理常规，二级护理，普食，患者今日 8:20 电解质回报，血钾：3.30 mmol/L，患者主诉四肢乏力，医生开具医嘱：氯化钠注射液 30 ml＋氯化钾注射液 3 g 静脉泵入，立即执行。

2. 正确处理医嘱方法示范

（1）登录系统：护士接到电子医嘱后，首先登录“临床护理信息系统”。

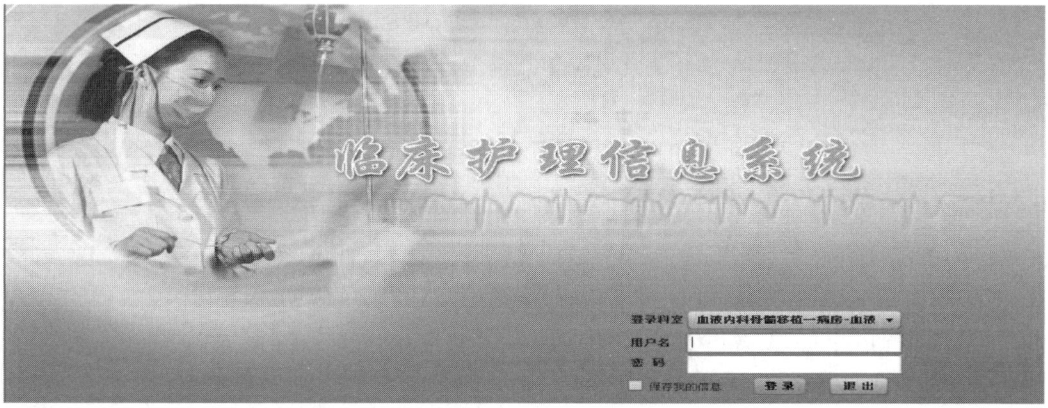

（2）核对医嘱、确认医嘱：在“医嘱确认”界面，依次核对“床号、姓名、开始时间、医嘱名称、剂量、单位、规格、用法、频率、数量、医生嘱托”，核对时发现氯化钠注射液（塑料安瓿）领药数量是 30 支，领药数量录入错误，通知医生撤销该医嘱，并重新开医嘱。

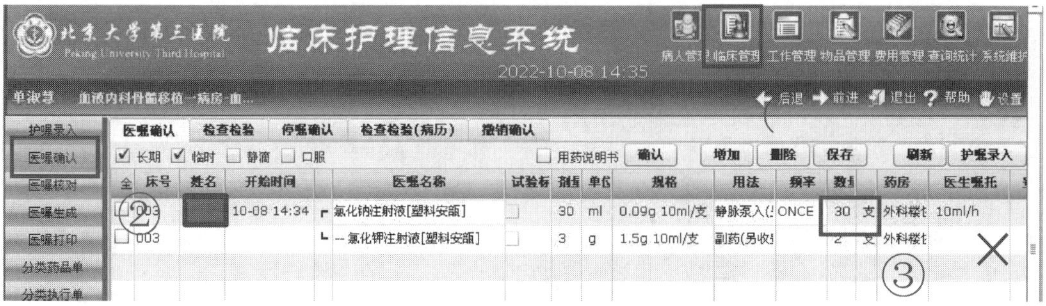

同时护士评估患者病情，查看患者化验结果：在“患者管理”界面，填写患者“床号”，点击“检验”“确定”，查看化验结果。

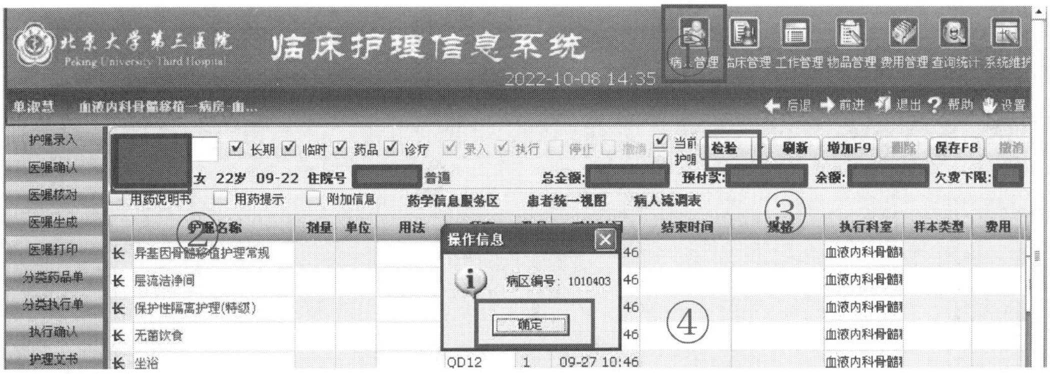

患者化验结果如下图，血钾 3.30 mmol/L，需要补钾。

UA	快速尿酸	329		149-369	GLU	快速葡萄糖	4.70		3.6-6.1
LIPA	脂肪酶	42		23-300	Cr	快速肌酐（酶法	72		53-130
ALT	快速丙氨酸氨	26		<35	CKMB/C	CK-MB/CK	45.8		
TP	快速总蛋白	70		60-82	AMY	快速淀粉酶	57		30-110
ALB	快速白蛋白	43.0		35-55	GGT	快速γ谷氨酰	30		7-45
TBIL	快速总胆红素	23.8	H	3.4-23.3	Mg	快速镁	0.61	L	0.7-1.0
ALP	快速碱性磷酸酶	46		40-130	CHE	快速胆碱酯酶	6003		4650-1044
AST	快速天门冬氨酸	21		8-40	eGFR	估算的肾小球滤	103		
CKMB	快速肌酸激酶同	11		≤24	溶血指	溶血指数	<15		
CK	快速肌酸激酶	24	L	30-170	黄疸指	黄疸指数	<2		
LDH	快速乳酸脱氢酶	190		120-246	脂血指	浊度	<20		
UREA	快速尿素	7.05		2.5-7.5					
TCO2	快速总二氧化碳	30.3		22-32					
K	快速钾	3.30	L	3.5-5.5					
Na	快速钠	140.0		135-145					
Cl	快速氯	97.7		96-107					
Ca	快速钙	2.20		2-2.7					

医生重新开具医嘱后，核对医嘱，无误后，点击确认。

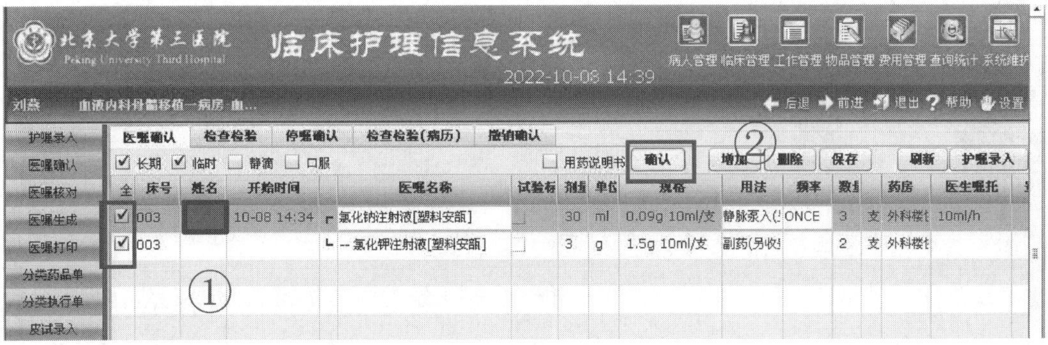

（3）生成医嘱：在“医嘱生成”界面，点击“药品”“刷新”，选中需要生成的医嘱，点击“生成”。

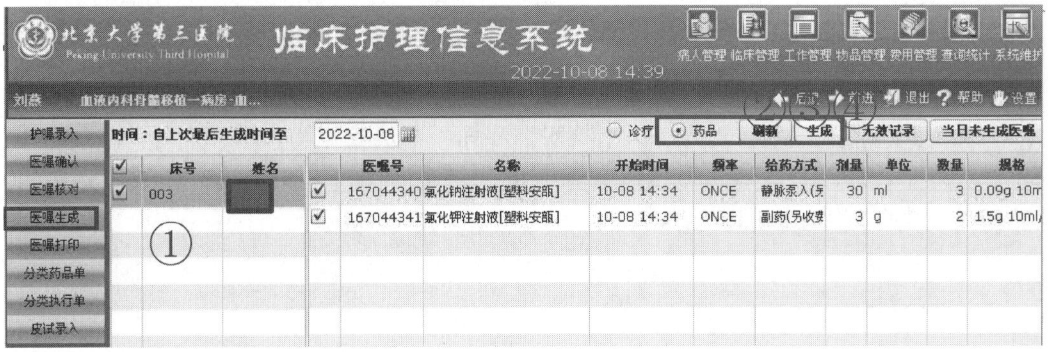

（4）发送：在“分类药品单”界面，根据“药品单类别”选择需要发送的“药品单类型”，本示例选择“统领单（针剂）”，点击“预览”，确认无误后点击“发送”，将药品发送至药房，等待药房发放药品。

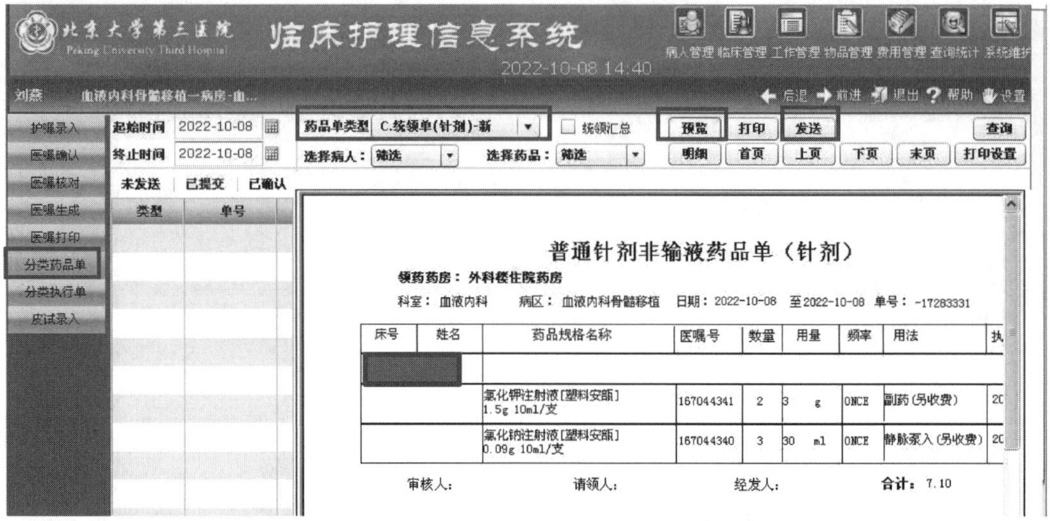

（5）打印执行单：在“分类执行单”界面，依次选中患者、临嘱、药品、打印，完成执行单的打印。执行单如下图所示。

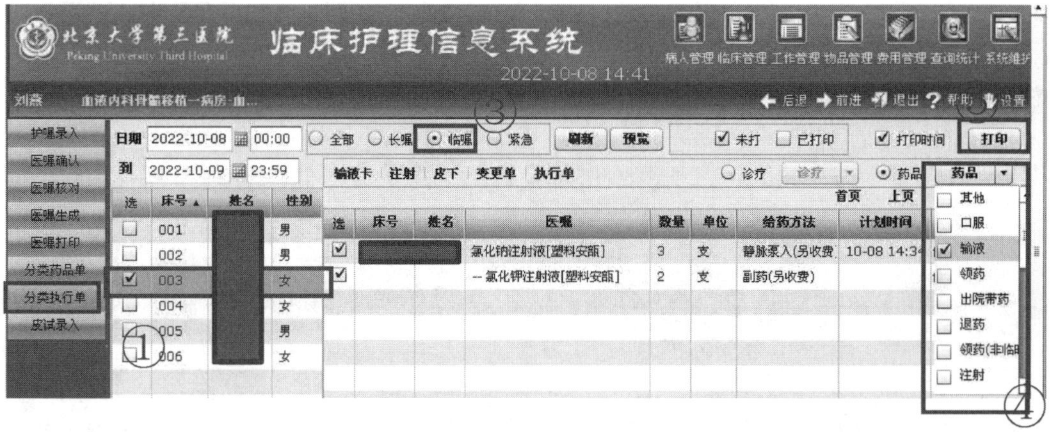

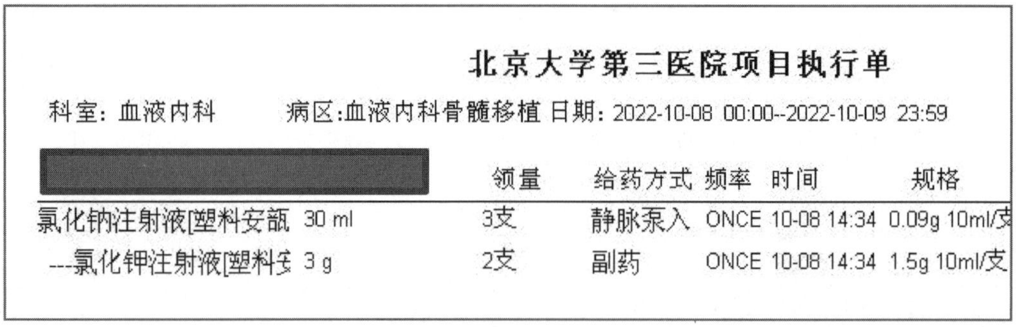
北京大学第三医院项目执行单

科室：血液内科　　病区：血液内科骨髓移植 日期：2022-10-08 00:00--2022-10-09 23:59

[redacted]		领量	给药方式	频率	时间	规格
氯化钠注射液[塑料安瓿	30 ml	3支	静脉泵入	ONCE	10-08 14:34	0.09g 10ml/支
---氯化钾注射液[塑料安	3 g	2支	副药	ONCE	10-08 14:34	1.5g 10ml/支

（6）另一护士再次核对：进入“医嘱核对”界面，再次核对“床号、姓名、医嘱名称、剂量、单位、规格、用法、频率、数量、开始时间、结束时间”是否正确，无误后选中，点击“确认”。并在执行单签字，准备执行。

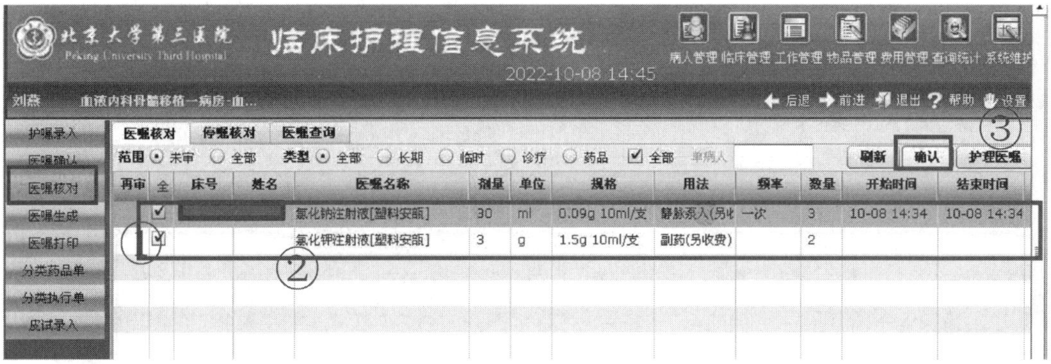

3. 问题分析与知识链接

卫生部 2010 年 2 月 4 日《病历书写基本规范》第二十八条指出：医嘱内容及起始、停止时间应当由医师书写。医嘱内容应当准确、清楚，每项医嘱应当只包含一个内容，并注明下达时间，应当具体到分钟。医嘱不得涂改。需要取消时，应当使用红色墨水标注“取消”字样并签名。

本案例中，医嘱内容不准确，0.9% 氯化钠剂量错误。护士应严格核对，发现疑问，及时和医生沟通，同时鼓励患者参与患者医疗安全。

【示例 2——检验类医嘱】

1. 资料背景

患者男性，56 岁，主因右侧肩部疼痛，活动时加重 1 年余，确诊多发性骨髓瘤收入院。主要治疗：内科护理常规，二级护理，普食，患者今日 15:40 测量体温为 38℃，无大汗、寒战等不适，遵医嘱给予患者立即抽取血常规一次。

2. 正确处理医嘱方法示范

（1）登录系统：护士接到电子医嘱后，首先登录“临床护理信息系统”。

（2）核对医嘱、确认医嘱：在“临床管理”“医嘱确认”“检验检查”界面，依次核对“床号、姓名、医嘱名称、频率、数量、开始时间、执行科室”，核对无误后，点击“确认”。

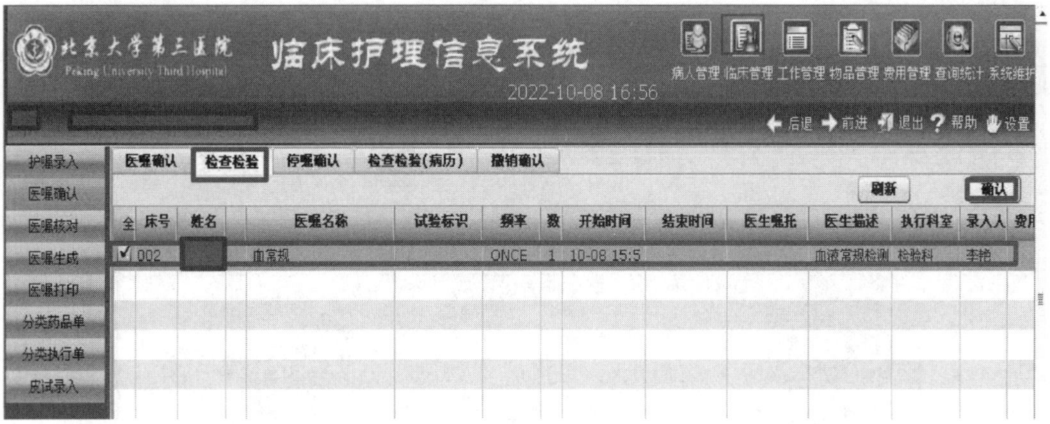

（3）生成医嘱：在“医嘱生成”界面，点击“诊疗”“刷新”“生成”。

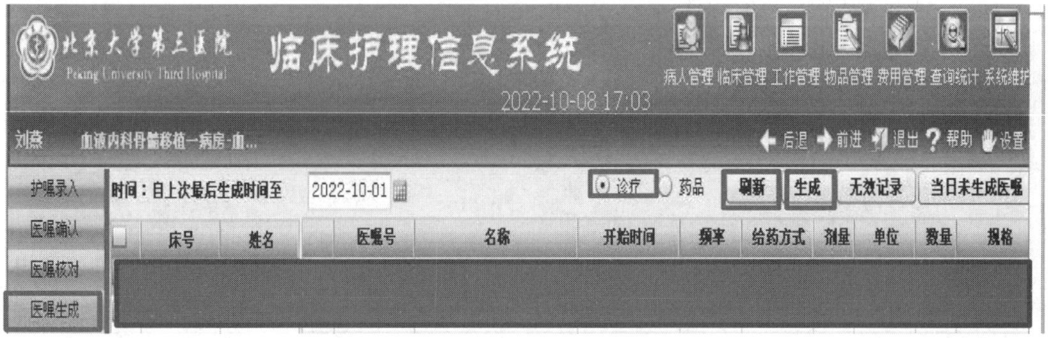

（4）**打印检验条码**：在“临床管理”界面，输入患者床号，点击“检验”“打印该患者条码”，选择时间，点击“确定”。

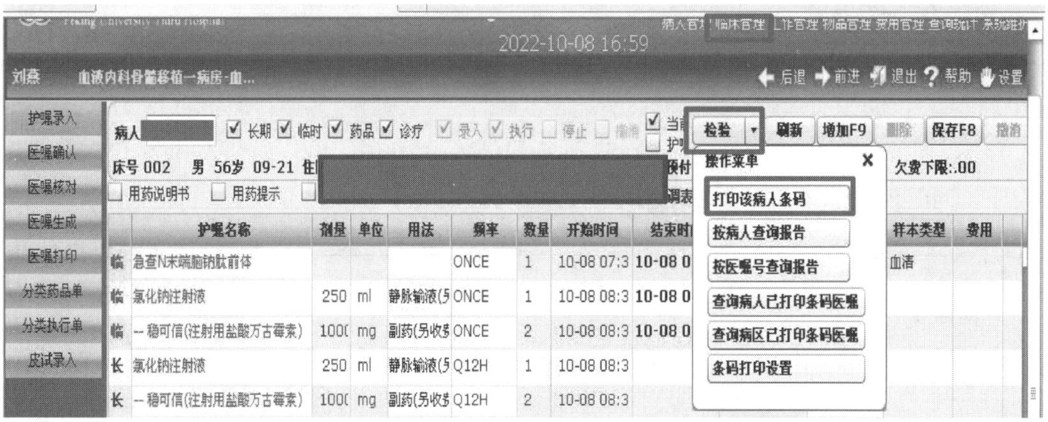

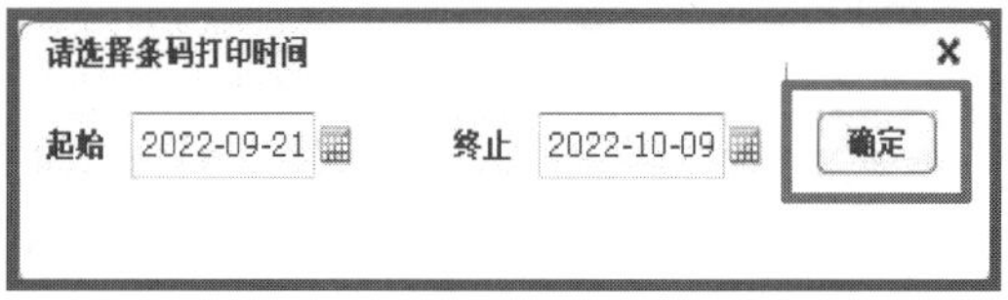

进入打印条码界面，依次点击“刷新”，选中患者并核对，设置时间，点击“打印”，如下图所示。

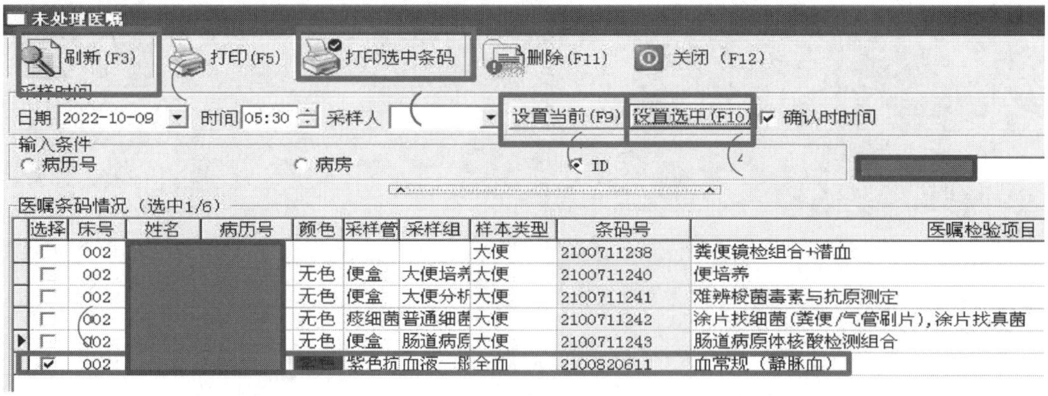

三、医嘱的执行流程

医嘱的执行流程分为执行药品类医嘱、执行检验类医嘱、执行检查类医嘱和执行护理类医嘱。

1. 执行药品类医嘱：护士将药品医嘱提交至药房，并打印执行单、条码，药品到达病房后，护士双人核对执行单与药品信息一致，向患者做好解释工作，扫码执行，根据患者病情确定复评患者病情时间。对于皮试医嘱，护士需要录入皮试结果。如果有退药情况，护士需要向药房提交退药申请，药房确认药品的规格、数量无误后，执行退药处理。

2. 执行检验类医嘱：护士将检验医嘱提交到相应医技科室，在“临床护理信息系统”检验模块，调出患者检验项目信息，打印相应条码，然后持贴有条码的容器采集样本，送至医技科室，由检验医师扫描条码计费后化验。

3. 执行检查类医嘱：护士将检验医嘱提交到相应医技科室，同时告知医辅人员将检查单送至相应科室预约检查时间，患者按约定的时间完成检查。

4. 执行护理类医嘱：护士双人核对护理项目执行单与电子医嘱信息一致，严格按照时间要求执行护理类医嘱，执行医嘱前扫描患者腕带，向患者做好解释工作，执行后打勾，注明执行时间，并签全名。

医嘱执行流程

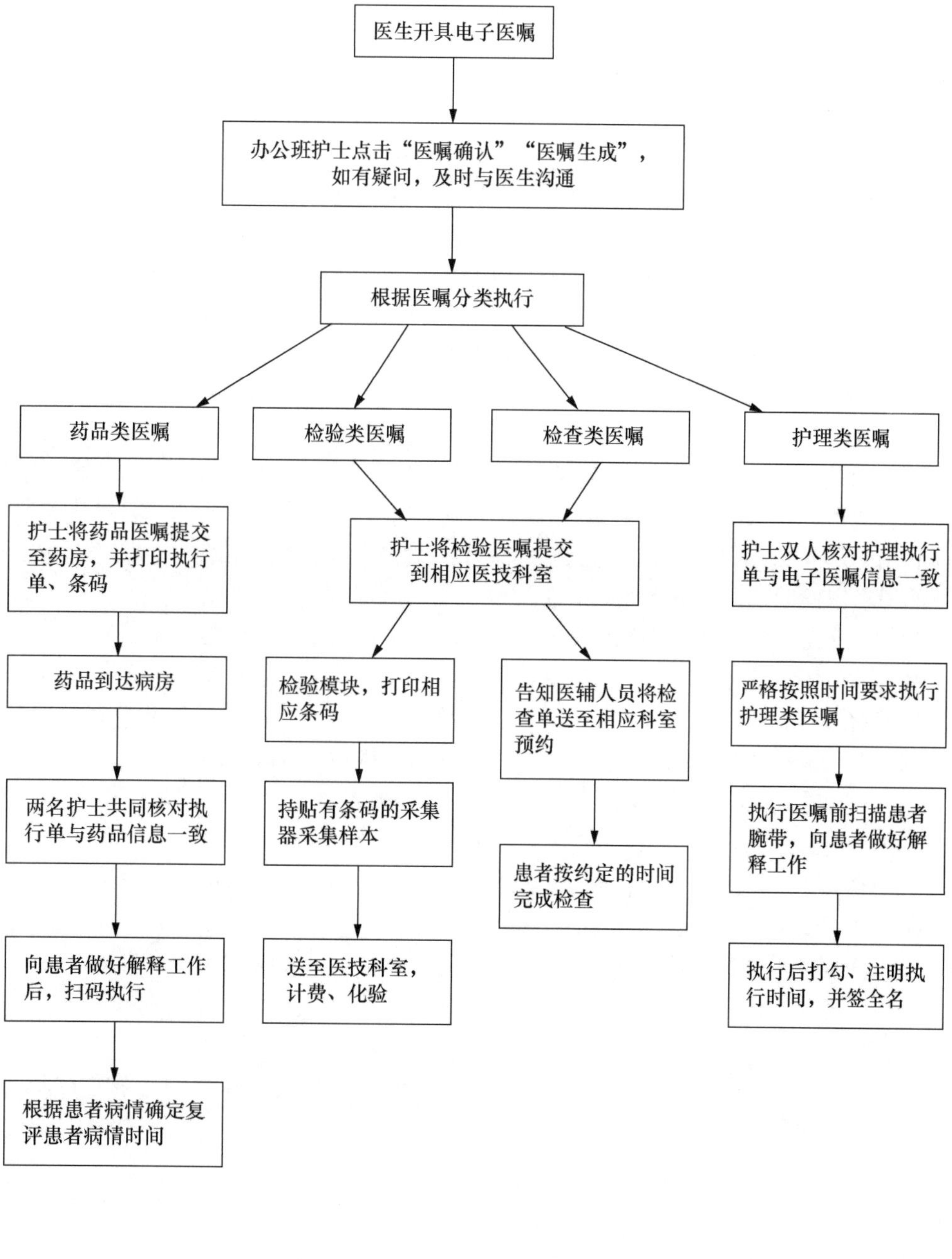

第三章

体温单

体温单是护理文书的重要组成部分，它直接反映了患者的生命体征变化和治疗效果，是医疗工作中实施医疗护理行为的重要参考资料之一。其记录时间点涉及“出入院、转科、手术、分娩、外出、死亡、住院期间”等，内容包括“体温、脉搏、呼吸、血压、大便、体重、疼痛、尿量、引流量、24 小时出入量”等。

一、记录内容

1. 眉栏：包括姓名、年龄、性别、科别、床号、入院日期、住院病历号。

2. 日期：住院日期首页第 1 日及跨年度第 1 日格式显示年、月、日。每页体温单的第 1 日及跨月的第 1 日格式显示月、日，其余只显示日期。

3. 住院天数：自入院当日开始连续记录至出院。

4. 手术 / 分娩后天数：自手术 / 分娩次日开始计算，连续书写 14 天。若在 14 天内进行第 2 次手术，则将第 1 次手术天数作为分母，第 2 次手术天数作为分子填写。例如：OP，1，2，OP/3，1/4，2/5……11/14，12，13，14。

5. 体温

（1）40 ～ 42℃之间的记录：红笔在 40 ～ 42℃之间，使用中文大写数字，纵向填写患者入院、转入、出院、死亡等。时间均按 24 小时制，精确到分钟。

（2）体温符号：口温以蓝“◉”表示，腋温以蓝“×”表示，肛温以蓝“O”表示。系统设置同一时间段显示此时间段录入的最高体温。

（3）每小格为 0.2℃，相邻温度用蓝线相连。

（4）体温不升时，用红笔将“不升”写在 35℃线以下，与相邻温度不连线。

（5）物理降温 30 分钟后复测体温，复测的体温以红圈“O”表示，划在物理降温前温度的同一纵格内，以红虚线与降温前温度相连，下次体温仍与降温前体温相连。

（6）新入院 / 转入 / 手术 / 分娩 / 病重（病危）患者需测 3 天体温，4 次 / 日（6 am、10 am、2 pm、6 pm），体温正常则 3 天后改为 2 次 / 日（10 am、2 pm）。

（7）高热患者按体温高热护理常规测量，每日 4 次或按医嘱或体温＞ 37.2℃时随时测量。发热患者体温降至正常满 3 天后改为 2 次 / 日。

（8）一般患者测温 2 次 / 日。

6. 心率、脉搏

（1）用红笔书写，心率以红圈“●”表示。

（2）外出检查后应及时补测补绘，超过系统设置时间段后仍未返回的患者，在此时间段录入“检查”。

（3）脉搏以红“●”表示，相邻的脉搏、心率之间各以红实线相连，心电监测患者划脉率。脉搏短绌时一人听心率，另一人测脉率，两曲线间空隙用红直线填充。

（4）脉搏与体温重叠时，先划体温符号，于体温符号外划红“O”表示脉搏。

7. 呼吸

（1）用阿拉伯数字表述每分钟呼吸次数。

（2）科室根据疾病特点测量并录入呼吸，相邻 2 次呼吸上下交错记录，第 1 次呼吸记录在上方。

（3）使用呼吸机患者在录入时，选呼吸机模式，呼吸以“®”表示。

8. 血压：新入院患者当日应测量并记录血压，每周最少测量一次血压；根据患者病情及医嘱测量并记录，如为下肢血压，应自定义标注。记录为收缩压 / 舒张压。

9. 大便

（1）应当将前 1 日 24 小时大便次数记录在相应日期栏内，每隔 24 小时记录 1 次。

（2）特殊情况：患者无大便，以“0”表示；灌肠后大便以“E”表示。分子记录大便次数。例如：1/E 表示灌肠后大便 1 次；0/E 表示灌肠后无排便；1 ～ 2/E 表示自行排便 1 次灌肠后又排便 2 次。“※”表示大便失禁，“☆”表示人工肛门。普食患者如 3 天无大便，应给予处理；如口服洗肠液，记录方式为 10/0E，表示口服洗肠液后大便 10 次。

10. 入量：应当将前一日 8 am 至当日 8 am 24 小时总入量记录在相应日期内，每隔 24 小时记录 1 次。

11. 出量：应当将前一日 8 am 至当日 8 am 24 小时总出量记录在相应日期内，每隔 24 小时记录 1 次。

12. 体重：新入院患者当日应测量体重并记录，以后每周测量一次；根据患者病情及医嘱测量并记录。如因病情重或特殊原因不能测量者，在体重内可填写“卧床”。

13. 身高：新入院患者当日应测量身高并记录。

14. 置管日期

（1）置管内容包括：中心静脉置管、经外周静脉穿刺的中心静脉导管（PICC）置管、气管插管（气管切开）、尿管、胃管等。

（2）记录要求：中心静脉置管、PICC、尿管、胃管及其他管路（在自定义项录入）应选择“置管”或“带入”，有变动的选择“重置”或“拔管”，并且每日记录管路天数；当日置管并拔除的，不在体温单上记录，在护理记录中描述；引流量，如医嘱要求夹闭引流管，应记录为“夹闭”，引流管拔除后应标记“拔管”。

15. 空格栏：为需观察的增加内容和项目，如记录管路情况、引流量等。

备注：特殊科室（儿科 & 新生儿和肿瘤放疗科）使用体温单模板与其他科室模板稍有差异。

二、书写要求

1. 推行及使用表格式护理文书书写。

2. 护理文书应由在本医疗机构注册的执业护士书写并签名。实习、进修期间或使用期、未注册护士书写的护理文件，应由在本医疗机构注册的执业护士审阅、确认，并共同签名。

3. 护理文书使用阿拉伯数字书写日期和时间，采用 24 小时制记录。

4. 眉栏、一般项目栏、特殊项目栏均用蓝色、蓝黑色或黑色水笔书写。

5. 各项目眉栏和日期填写齐全，准确、规范、字迹清晰，无刮、涂、贴等现象。

6. 其他内容的记录或特殊情况，如腹围、24 小时痰量、呕吐量、引流量等项目，可根据病情需要和医嘱要求进行测量，并记录。

7. 测量患者生命体征时如遇患者外出检查、手术等情况，需在患者返回病房后及时补测、补录。

三、电子体温单的录入

登录护理信息系统，点击患者姓名，选择体温单，点击录入，在不同描记栏输入相对应的数值，也可选择自定义描记栏添加其他条目及数据。

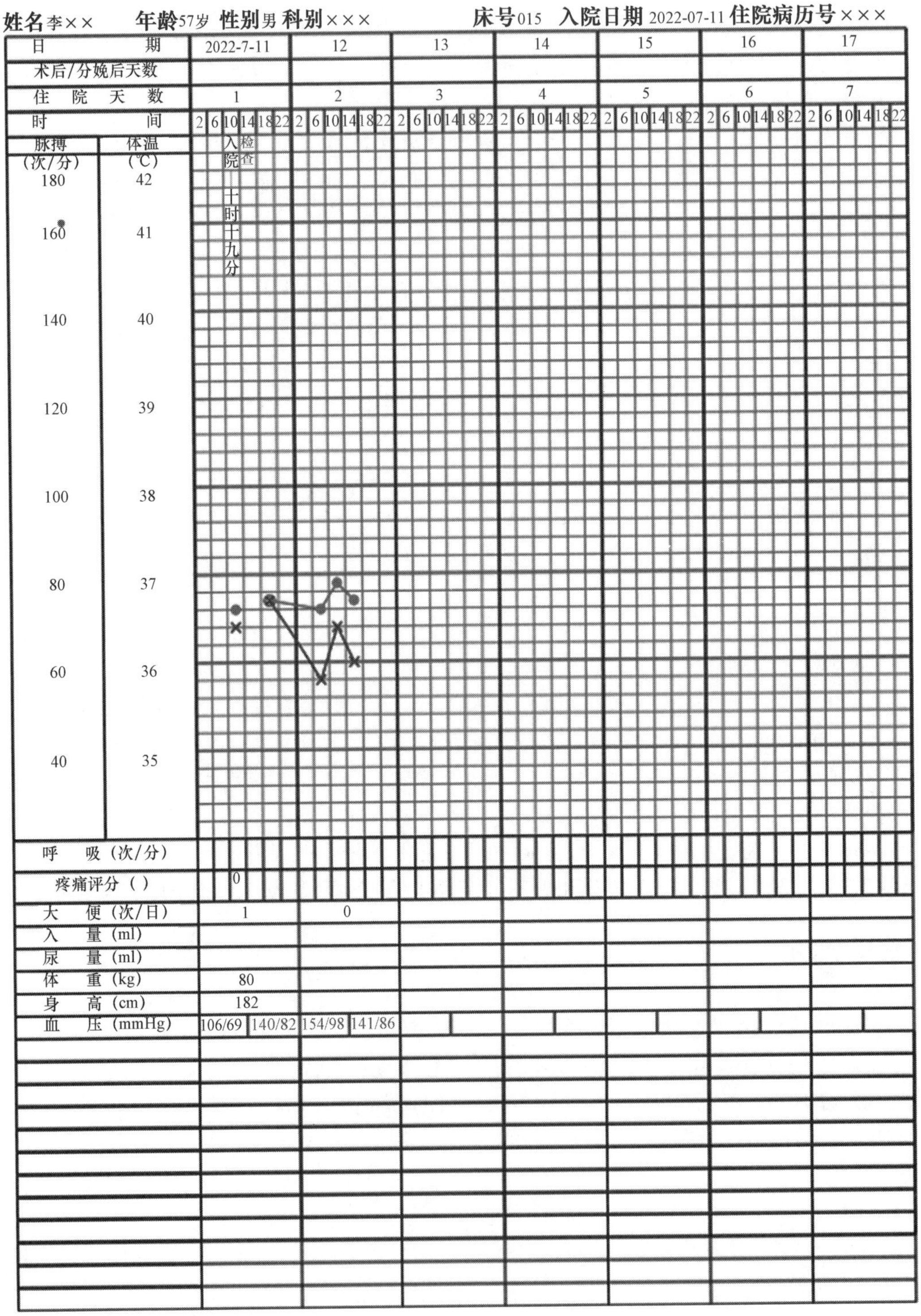

四、体温单相关问题及注意事项

1. 出现体温单漏填、错填

（1）大便次数漏记。

（2）出入量漏填或未填。

（3）灌肠未标记。

（4）失禁未标记。

（5）房颤未标记。

（6）未录入降温后体温。

（7）体温漏点等。

2. 体温单记录不全面

（1）生命体征录入不仔细，新入或转入患者未及时测量并绘制生命体征。

（2）外出患者返回病房未及时补测。

（3）皮试阳性结果未录入等。

3. 缺少连贯性：在绘制体温单的过程中只管自己的一部分，不看整个体温单的连贯性，导致发热、手术患者体温不能按规定次数测量绘制，异常体温和正常体温之间没有连贯性。

4. 数据与实际不符：护士在录入数据时不仔细，导致录入的数据错误，或者数据与栏目未能对应，或者体温单与护理记录单在同一时点记录数值不一致。

五、电子体温单评估标准

电子体温单评分标准

项目	要求	总分
入院方式 5	应及时录入转入、出院、死亡、分娩、手术等项目。入院为自动生成，不能重复录入	5
体温 25	新患者、病重（病危）患者、发热患者（37.2℃以上）及手术后 3 日内的患者，每日测 4 次，至少连续测量 12 次且正常后，每日不少于 1 次（2 pm）	10
	体温单上应显示该时间段内最高体温，同一时间段正常体温不可重复录入（OP 除外），如体温不升，录入“不升”	5
	体温≥ 38.5℃，降温后应有体温变化体现	5
	如果患者检查，回来后补测并录入；错过时间，在相应位置录入“检查”；患者拒测，则录入“拒测”	5
心率、脉率 25	如为窦性心律的患者，心率 / 脉率记录频率同体温	10
	如为房颤的患者，应测量心率、脉率，并选择“短绌”	10
	如患者每日间断出现（偶有）房颤，每页体温单仅绘制首次房颤，其余房颤应在护理记录或特护记录中描述，更换页码后如仍间断出现房颤，方法同上	5
呼吸 5	根据专科要求，如为自主呼吸患者，录入呼吸频率；如为使用呼吸机的患者，在录入时，选择“用呼吸机”	5
出入量和体重等 30	新入院患者当日测量体重并记录；至少每周测一次体重，不能下床者写“卧床”	5
	身高入院当日应有记录	
	每日准确记录大便次数，即前一日 2 pm 至当日 2 pm 的排便次数	10

续表

项目	要求	总分
	特殊情况的排便形式，应符合记录要求。如 1-1/E 表示自行排便 1 次，灌肠后又排便 1 次；“※”表示大便失禁；“☆”表示肠造口。如口服洗肠液，记录方式为 10/0E，表示口服洗肠液后大便 10 次；如患者同时进行口服洗肠和灌肠后排便 5 次，记录方式为 5/E	
	遵医嘱准确填写体温单的出入量，第一日不足 24 小时也记录	5
	新入院患者当日应测量血压并记录；在院患者每周至少测一次血压，如血压异常，至少记录 1 次 / 日或遵医嘱	10
管路和自定义项 10	中心静脉置管、PICC、尿管、胃管及其他管路（在自定义项录入）应选择“置管或带入”，有变动的选择“重置或拔管”，并且每日记录管路天数；当日置管并拔除的，不在体温单上记录，在护理记录中描述	5
	各种引流管需选择自定义项后准确记录引流量，引流管拔除后，应标记“停 / 拔管”	5
合计		100

第四章

一般护理记录单

一般护理记录单的记录内容包括患者科别、姓名、年龄、性别、床号、住院病历号（或病案号）、入院日期、诊断、记录日期和时间，根据专科特点需要观察、监测的项目以及采取的治疗和护理措施、护士签名、页码等。

一、书写内容

（一）眉栏部分

科别、姓名、年龄、性别、床号、住院病历号、入院日期、诊断。

（二）项目内容

1. 意识：根据患者实际意识状态选择填写：清醒、嗜睡、意识模糊、昏睡、浅昏迷、深昏迷、谵妄状态。

2. 体温：单位为℃，直接在“体温”栏内填入测得数值，无需填写数据单位。

3. 脉搏：单位为次 / 分，直接在“脉搏”栏内填入测得数值，无需填写数据单位。

4. 呼吸：单位为次 / 分，直接在“呼吸”栏内填入测得数值，无需填写数据单位。

5. 血压：单位为毫米汞柱（mmHg），直接在“血压”栏内填入测得数值，无需填写数据单位。

6. 血氧饱和度：根据实际填写数值。

7. 吸氧：单位为升 / 分（L/min），可根据实际情况在相应栏内填入数值，无需填写数据单位，并记录吸氧方式，如鼻导管、面罩等。

8. 出入量

（1）入量：单位为毫升（ml），入量项目包括：使用静脉输注的各种药物、口服的各种食物和饮料以及经鼻胃管、肠管输注的营养液等。

（2）出量：单位为毫升（ml），出量项目包括尿、便、呕吐物、引流物等，需要时，写明颜色、性状。

9. 皮肤情况：根据患者皮肤出现的异常情况选择填写，如压疮、出血点、破损、水肿等。

10. 管路护理：根据患者置管情况填写，如静脉置管、导尿管、引流管。

11. 病情观察及措施：简要记录护士观察患者病情的情况，以及根据医嘱或者患者病情变化采取的措施。

二、书写基本要求及规范

（一）一般护理记录单书写要求及规范

1. 护理记录内容应客观、真实、准确、及时、完整，并突出专科观察要点，体现护理的连续性。时间记录方式：按 24 小时制。

2. 缺陷护理记录需客观表述，语句通顺，单位名称记录正确，无错别字，标点正确。护理记录书写应当使用医学术语和通用的外文缩写。

3. 当患者发生病情变化或有不适的症状主诉时，经检查处理后，护士进行客观真实的记录，按时间顺序记录内容，其中包括患者的主诉、症状、体征，通知医生时间和处理及效果评价；需要时进行连续记录。

4. 常规检查以及择期手术患者的护理记录要求简洁、规范。

5. 对患者进行风险评估，并判断风险等级后，给予相应的健康教育及护理措施等。

6. 遵医嘱给患者输血，需记录生命体征，输注的时间、速度等。分时段记录如下：

（1）输血开始：详细记录患者输血开始时间、血型及血液成分、剂量、滴速和有无用药等。

（2）输血开始后 15 分钟：记录输注速度，观察有无输血反应并记录。

（3）输血完成：记录结束时间、输血过程中有无输血反应。

（4）输血完毕后 4 小时：记录患者有无迟发性输血反应。一旦发生输血反应，随时记录，记录包括患者出现不良反应的时间、症状及配合医生给予的紧急处理等内容，并协助上报输血不良反应报告单。

7. 手术患者记录麻醉方式、手术名称、意识状态、引流管及伤口、皮肤情况等。手术前后应做相关健康教育并记录。

8. 各种管路要求：如为患者进行有风险的侵入性操作（如导尿、置胃管等），须查看知情同意单，并记录。留置期间每班观察，按护理级别记录相应内容，管路拔除需记录时间及管路完整性。

9. 入院患者应记录相关的健康教育，转入 / 出科的患者应记录转入 / 转出时间、具体科室；出院患者应记录出院时间及相关教育。

（1）入院评估单的书写：护理单元应根据专科疾病特点开展各类护理评估，并于当班内完成电子护理评估单；填写及时、准确、完整。

1）入院及出院评估单：入院及出院时责任护士填写。死亡患者可不进行出院评估（包括不进行 ADL 评估）。

2）日常生活能力（ADL）评估：对所有住院患者在入院和出院时均需进行评估；病情发生变化时、手术后、转入时需重新进行评估（留置尿管患者自理能力该项评分为 0 分）。

3）健康教育评估单：根据患者需要，给予健康教育，入院、术前、术后、出院、特殊检查等需填写“健康教育评估单”。

（2）跌倒评估

1）评估频次：对所有入院患者在入院 6 小时内完成风险评估，≥ 75 岁患者认定为高危患者，给予护理措施；手术或绝对卧床后、首次下床活动时接受风险评估；病情发生变化或护理级别改变时需重新进行评估；特殊科室应用专科跌倒评分表，如产科、儿科（服用以下口服药物等同于输液：降压药、降糖药、抗精神病药、抗抑郁药、抗癫痫药、缓泻剂、利尿药、止痛药、麻醉药、镇静催眠药、氨基糖苷类抗菌药）。

2）记录要求：≥ 75 岁或 Morse 评估≥ 45 分需记录；特殊科室可根据疾病特点进行评估，并按科室要求记录。

（3）压力性损伤风险评估

1）评估频次：入院/转入时患者如为“一级护理、卧床或危重”中任意一项，则需应用Braden/Waterlow量表进行压力性损伤风险评估；有风险患者住院期间至少每周评估一次；当患者出现病情变化（加重/好转）时随时评估。

2）记录要求：Braden量表≤18分或Waterlow量表≥10分需记录相关内容。

（4）非计划性拔管风险评估

1）评估频次：Ⅲ类导管：每日评估一次；Ⅱ类导管：每周评估两次；Ⅰ类导管：每周评估一次；多条管路同时存在时，评估频次以最短评估频次为准；转科、病情变化、评估内容发生变化时需要进行再评估。

2）记录要求：≥6分的患者需记录相关内容。

（5）疼痛评估

1）评估频次：根据患者疾病特点进行疼痛评估，疼痛评估≥4分时，需通知医生，遵医嘱给予措施，30～60分钟后再次进行评估（清醒状态），当疼痛评估＜4分时停止评估。

2）记录要求：疼痛评估≥4分时需记录相关内容。

（6）静脉血栓风险评估

1）评估频次：卧床时间大于72小时、高凝状态等高风险患者需入院24小时内进行风险评估；住院期间有新增的高危因素或因病情需长期制动的患者，应适时评估并记录，高风险患者每周评估一次，已经发生血栓的患者不需要评估；各护理单元根据科室特点，选择合适的静脉血栓风险评估量表。

2）记录要求：记录风险评估分值及措施。

（7）营养风险评估

1）评估频次：营养不良、肿瘤恶液质、不能进食的患者，需在入院24小时内进行评估；高风险患者应每周评估一次；各护理单元根据科室特点，选择合适的营养评估量表。

2）记录要求：记录评估分值及措施。

（8）镇静评估

1）评估频次：静脉持续使用镇静药物的患者，需每班至少评估一次；护理单元根据科室特点，选择合适的镇静评估量表。

2）记录要求：记录评估分值。

10. 对异常化验给予处理时，应记录名称、项目观察内容及相关的健康教育。当患者出现危急值时，应详细记录危急值报告结果，报告医生的时间、采取的护理措施和观察护理的内容等。

11. 特殊情况下的护理记录书写要求

（1）特殊患者，如昏迷患者，应每班记录患者神志、瞳孔等［可根据科室要求进行格拉斯哥昏迷量表（GCS）评分，并记录分值］；若患者出现精神异常，要有相应的文字记录。

（2）发生压力性损伤、非计划性拔管等事件时，应有对患者症状、体征的描述，并有相应的处理经过及采取补救措施。

（3）异常生命体征的记录要求

1）体温≥37.3℃时，需要进行护理记录。体温≥38.5℃时，记录降温措施及降温效果（30～60分钟应复测体温）。

2）住院患者血压记录要求

入院当天记录患者血压；有高血压病史的患者，每天至少测量并记录一次血压。

患者血压发生变化或出现头晕、头痛等不适时，应通知医生，遵医嘱给予相应措施并记录。

12. 记录频次：病情平稳的一级护理患者，一周至少记录2次；二级/三级护理的患者，一周至少记录1次；有病情变化，随时记录；手术/转科当日应每班记录病情与专科观察护理内容。

13. 特级、病危、病重患者需使用危重患者护理记录单。
14. 抢救记录应在抢救结束后 6 小时内补记完整。

（二）一般护理记录单书写要求

入院护理评估单的书写：

入院护理评估单
基本信息 姓名　　性别　女　年龄 58　床号 004　住院号 ××× 入科时间 2022-10-01 23:09　　入院诊断 国籍　□中国　□其他　民族　□汉　□满　□回　□其他
主诉
生命体征
入院方式　□步行　□搀扶　□轮椅　□平车　□拄拐　□助行器　□其他
宗教　□基督教　□天主教　□佛教　□伊斯兰教　□其他
当日出入量 当日入量　ml　其中输液　ml　进食　ml 饮水　ml　尿量　ml 尿色　□清亮　□淡黄　□深黄　□有血尿　□其他　□无法评估
管路　□无　□有
意识状况 □清楚　□嗜睡　□昏睡　□浅昏迷　□中昏迷 □深昏迷　□谵妄　□去大脑强直　□无法评估　□其他
心理卫生行为表现 □正常　□淡漠　□亢奋　□躁动　□恐惧 □有轻生倾向　□无法评估　□不配合　□其他
语言沟通 □正常　□言语不清　□沟通障碍　□无法评估　□其他
压疮　□无　□有　□危重　□一级护理　□卧床　□无需评估 Braden 评分　□其他评分
跌倒 □年龄≥ 75 岁　跌倒评分　风险程度　低 / 中 / 高　家属签字　是 / 否 护理措施 □向患者和家属进行健康教育　□地面干燥　□随手取用物品方便　□陪护　□光线充足　□做好外出检查交接　□放置警示标牌　□扶手　□床档　□加强对患者的夜间巡视　□做好交接班　□其他
疼痛　□否　□是　疼痛评分
饮食 饮食类型 □普食　□半流食　□流食　□软食　□少渣饮食 □糖尿病饮食　□低盐饮食　□低脂饮食　□低嘌呤饮食 □低蛋白饮食　□高蛋白饮食　□禁食　□禁水　□禁药　□其他 进食　□正常　□吞咽困难　□食欲减退　□其他 禁忌　□无　□有
排泄 排尿　□正常　□尿失禁　□尿潴留　□尿路刺激征　□其他 排便　□正常　□便秘　□使用辅助药物　□腹泻　□失禁　□其他

续表

睡眠　□正常　□入睡困难　□失眠　□易醒　□其他　□服用辅助睡眠药物	
日常生活能力　Barthel 指数评定得分　分	
既往史　□否认 □有 □高血压　□输血史　□传染病史　□冠心病　□脑血管病 □手术史　□肾病　□肝病　□糖尿病　□其他	
过敏史　□否认　□有	
家族史　□否认　□有	
个人嗜好 吸烟　□不吸烟　□戒烟　□吸烟 饮酒　□不饮酒　□戒酒　□饮酒	
家庭社会支持 □独居　□与配偶生活　□与子女 / 父母居住　□与亲属居住 □与保姆或护工　□社区医院　□养老院　□其他	
资料来源　□患者　□家属　□其他	
专科评估	

出院患者护理评估单的书写：

出院患者护理评估单
基本信息 姓名　性别　女　年龄 58　病房 床号 004　住院号 ×××　出院时间 2022-10-01 23:09
生命体征
出院方式　□步行　□搀扶　□轮椅　□平车　□拄拐　□助行器　□其他
出院指导　□管路护理　□用药指导　□活动　□饮食　□复查预约 □预防压疮　□预防跌倒
接受指导者 □患者　□家属　□亲属　□护工或保姆
管路或造口 □与消化系统相关 □与排泄系统相关 □与静脉通路相关 □与气道管理相关 □其他管路
压疮 □无　□有
跌倒 在院期间是否有跌倒 □无　□有 家属是否掌握预防跌倒的措施 □是　□否

续表

日常生活能力 Barthel 指数评定得分： 分
心理行为表现 □正常 □淡漠 □亢奋 □躁动 □恐惧 □有轻生倾向 □无法评估 □不配合 □其他
出院后家庭社会支持 □其他医院 □养老院 □独居 □与配偶生活 □与子女 / 父母居住 □与亲属居住 □与保姆或护工 □其他
是否需要延续性护理 □否 □是

健康教育评估单的书写：

健康教育评估单
基本信息 姓名 性别 女 年龄 58 科室 床号 004 住院号 ×××
入院介绍 □环境 □责任护士 □护士长 □主管护士 □探视制度 □其他
安全教育 □预防跌倒 □预防压疮 □预防冻伤 □预防烫伤 □其他
生活指导 □活动 □饮食 □戒烟 □限酒
用药知识
疾病知识 □病因 □临床表现 □主要治疗原则 □复发预防 □其他
检查教育 □检查目的 □检查方法 □检查意义 □注意事项 □大概时间 □何人接送
出院指导 □复查 □用药 □管路 □活动 □预防跌倒和压疮 □其他
教育方式 □口头 □书面 □录像片 □示教 □个别指导 □座谈会 □其他
参与人员 □患者 □家属 □其他照顾者
教育效果 □表示理解 □部分了解 □不了解 □能正确操作
评估时间

三、一般护理记录单评分标准

一般护理记录单评分标准

项目	要求	分值
出入院评估单（10 分）	主诉和生命体征部分内容齐全	5
	其他部分选项填写正确、完整，并保证内容真实准确	3
	入院评估单应于当班内完成	2
各种评估单（30 分）	患者的 ADL 评分准确，填写频率符合要求	5
	压疮评分准确，填写频率符合要求	5
	跌倒评分准确，填写频率符合要求	5
	患者如有疼痛，疼痛评分与护理记录一致，评估准确	5
	根据患者需要，给予健康教育，并填写“健康教育评估单”（入院、术前、出院、特殊检查等）	5
	能根据患者病情特点，进行专科相关评估	5
护理记录单（60 分）	使用医学术语；描述内容通顺、准确，单位名称记录正确，无错别字	5
	记录频次：一级护理患者，每周至少记录 2 次；二级 / 三级护理的患者，每周至少记录 1 次；有病情变化，随时记录	10
	记录应客观、及时、准确、完整，反映患者的病情变化，体现护理的连续性，体现 P、I、O	10
	抢救记录在抢救结束后 6 小时内补记完整	5
	评估发现异常要有护理记录及评价	10
	记录内容应体现专科特色，手术患者应重点记录麻醉方式、手术名称、伤口出血、引流管情况、返回病室时间等	5
	转出（入）患者，应有记录	5
	危急值：接到报告 / 发现异常，应记录时间、报告具体医生和主管护士 / 护士长	5
	护理记录者与系统登录者一致	5
合计		100

四、一般护理记录书写问题及案例解析

胸外科病房案例

【案例 1】

1. 资料背景

（1）一般资料：患者男性，70 岁，半个月前因发热 3 天，至发热门诊就诊时行胸部 CT 检查，提示左肺上叶结节，以“左肺上叶结节”收入院。

（2）专科情况

①于 2022 年 10 月 9 日在全麻下行“胸腔镜辅助左肺上叶切除术”。

②术后安返病房，生命体征平稳，于术后第二日 8:30 停心电、血压、血氧饱和度监测，当日 9:10 **主诉胸闷、憋气，立即通知主管医生看患者，遵医嘱给予持续心电、血压、血氧饱和度监测，给予鼻导管吸氧，氧流量 2 L/min，心电示波为窦性心动过速，询问患者无心悸等不适主诉；呼吸浅快，口唇、甲床无发绀，查体伤口周围及颈部皮下气肿明显，范围约 10 cm×15 cm。**

气管位置居中。胸腔闭式引流通畅，波动明显，淡血性液 60 ml，Ⅱ度漏气。遵医嘱为患者更换三联胸腔闭式引流，持续负压吸引，观察患者生命体征。

2. 缺陷护理记录

项目 日时	神志	体温（℃）	脉搏（次/分）	心率（次/分）	血压（mmHg）	呼吸（次/分）	SpO_2（%）	记录	记录人
2022-10-10 09:10		36.0		112	115/70	24	94	患者胸腔镜左肺上叶切除术术后第二天，***主诉胸闷憋气，胸腔闭式引流通畅，波动明显，有气体引出，查体皮下气肿，***立即通知主管医生看患者，遵医嘱给予持续心电监测。鼻导管吸氧，氧流量 2 L/ 分。	张三
2022-10-10 09:20				99	120/72	20	97	***遵医嘱为患者更换三联胸腔闭式引流，持续负压吸引。***	张三

3. 护理记录正确书写方法示范

项目 日时	神志	体温（℃）	脉搏（次/分）	心率（次/分）	血压（mmHg）	呼吸（次/分）	SpO_2（%）	记录	记录人
2022-10-10 09:10		36.0		112	115/70	24	94	患者胸腔镜左肺上叶切除术术后第二天。***主诉胸闷、憋气，立即通知主管医生看患者，遵医嘱给予持续心电、血压、血氧饱和度监测，给予鼻导管吸氧，氧流量 2 L/min，心电示波为窦性心动过速，询问患者无心悸等不适主诉；呼吸浅快，口唇、甲床无发绀，查体伤口周围及颈部皮下气肿明显，范围约 10 cm×15 cm。气管位置居中。胸腔闭式引流通畅，波动明显，淡血性液 60 ml，Ⅱ度漏气。***遵医嘱继续观察。	张三
2022-10-10 09:20				99	120/72	20	97	持续心电、血压、血氧饱和度监测；心电示波为窦性心律、律齐，呼吸频率正常，遵医嘱继续观察患者生命体征变化。***遵医嘱为患者更换三联胸腔闭式引流，过程顺利，通畅，波动明显，淡血性液量约 5 ml，持续负压吸引为 0.02 MPa，Ⅱ度漏气，遵医嘱持续观察患者胸腔闭式引流漏气程度及变化。***	张三

4. 问题分析与知识链接：根据《卫生部关于加强医院临床护理工作的通知》（卫医政发〔2010〕7 号）中护士对住院患者履行的护理职责以及《病历书写基本规范》（卫医政发〔2010〕11 号）第一章第三条、第六条具体分析。

本案例中，病历书写缺少专科护理观察且表述不完整，单位名称不规范，具体如下。

（1）缺少专科护理观察："查体皮下气肿"，此项描述中未描述皮下气肿的部位、范围、程度、气管位置，推荐修改为"查体伤口周围及颈部皮下气肿明显，范围约 10 cm×15 cm。气管位置居中"。"主诉胸闷、憋气"，此项描写中未描述相关护理观察内容，推荐修改为"心电示波为窦性心动过速，询问患者无心悸等不适主诉；呼吸浅快，口唇、甲床无发绀"。

（2）专科观察描述不完整：胸腔闭式引流漏气应具体描述漏气的等级，推荐更改为"胸腔闭式引流通畅，波动明显，淡血性液 60 ml，Ⅱ度漏气"。

（3）相关剂量单位书写不规范："氧流量 2 L/ 分"，推荐修改为"氧流量 2 L/min"或"氧流量 2 升 / 分"等通用用法。

（4）专科观察护理不连续：更换为三联胸腔闭式引流，连接负压吸引后，需继续观察患者漏气改善情况，应添加漏气改善情况的观察，例如Ⅱ度改为Ⅰ度。

【案例 2】

1. 资料背景

（1）一般资料：患者女性，62 岁，体检行胸部 CT 检查时发现右肺上叶结节半年，以"右肺上叶结节"收入院。

（2）专科情况

①完善术前检查后，于 2022 年 9 月 17 日在全麻下行"VATS 右肺上叶切除、淋巴结清扫术"，于当日 14:00 安返病房，全麻清醒，给予心电、血压、血氧饱和度监测，窦性心律齐，面罩吸氧，氧流量 5 L/min，口唇、甲床无发绀，留置右侧胸腔闭式引流管，非计划性拔管评分 5 分。

②患者术后返室 1 小时出现窦性心动过速，110 次 / 分，血压低（89/55 mmHg），右侧胸腔闭式引流引出血性液 150 ml，遵医嘱给予止血药物注射用尖吻蝮蛇血凝酶 2 单位静脉冲入。

2. 缺陷护理记录

项目 日时	神志	体温（℃）	脉搏（次 / 分）	心率（次 / 分）	血压（mmHg）	呼吸（次 / 分）	SpO_2（%）	记录	记录人
2022-09-17 14:00	清楚	36		78	135/81	20	100	患者今日全麻下行"VATS 右肺上叶切除、淋巴结清扫术"，安返病房，全麻清醒，给予心电、血压、血氧饱和度监测，窦性心律、律齐，面罩吸氧，氧流量 5 升 / 分，口唇、甲床无发绀，***右侧胸腔闭式引流通畅，伤口敷料干燥，伤口周围无皮下气肿***，管路固定牢固，非计划性拔管评分 5 分，为低风险，给予低风险护理措施及健康教育。	张三
2022-09-17 14:30	清楚			80	125/71	19	100	窦性心律、律齐，右侧胸腔闭式引流通畅，波动明显，血性液 40 ml，无气体引出。	张三

续表

项目 日时	神志	体温（℃）	脉搏（次/分）	心率（次/分）	血压（mmHg）	呼吸（次/分）	SpO_2（%）	记录	记录人
2022-09-17 15:00	清楚			110	89/55	22	100	***心电示波窦性心律***、律齐，***血压低，发现患者右侧胸腔闭式引流引出血性液 150 ml，波动明显，无气体引出，伤口敷料干燥，***通知主管医生看患者，遵医嘱急查血常规，***并给予苏灵 2 单位静脉冲入。***	张三

3. 护理记录正确书写方法示范

项目 日时	神志	体温（℃）	脉搏（次/分）	心率（次/分）	血压（mmHg）	呼吸（次/分）	SpO_2（%）	记录	记录人
2022-09-17 14:00	清楚	36		78	135/81	20	100	患者今日全麻下行“VATS 右肺上叶切除，淋巴结清扫术”，安返病房，全麻清醒，给予心电、血压、血氧饱和度监测，窦性心律、律齐，面罩吸氧，氧流量 5 升/分，口唇、甲床无发绀，***右侧胸腔闭式引流通畅，波动明显，血性液 20 ml，无气体引出，伤口敷料干燥***，伤口周围无皮下气肿，管路固定牢固，非计划性拔管评分 5 分，为低风险，给予低风险护理措施及健康教育。	张三
2022-09-17 14:30	清楚			80	125/71	19	100	心电示波窦性心律、律齐，右侧胸腔闭式引流通畅，波动明显，血性液 40 ml，无气体引出。	张三
2022-09-17 15:00	清楚			110	89/55	20	100	***心电示波窦性心动过速，律齐，血压低，无心悸、头晕等不适主诉，***发现患者***右侧胸腔闭式引流引出血性液 150 ml，有血凝块，触之有温热感，波动明显，伤口敷料干燥。***通知主管医生看患者，遵医嘱急查血常规，并给予***注射用尖吻蝮蛇血凝酶 2 单位静脉冲入。***	张三

4. 问题分析与知识链接：根据《卫生部关于加强医院临床护理工作的通知》（卫医政发〔2010〕7 号）中护士对住院患者履行的护理职责以及《病历书写基本规范》（卫医政发〔2010〕

11 号）第一章第三条、第六条具体分析。

本案例中，病历书写不完整、不客观。具体见下。

（1）病历书写不完整

①患者返室时："右侧胸腔闭式引流通畅，伤口敷料干燥"，未描述引流的颜色、量及波动情况，对胸腔闭式引流的描述不完整，推荐改为"右侧胸腔闭式引流通畅，波动明显，血性液 20 ml，无气体引出，伤口敷料干燥"。

②患者胸腔闭式引流出现异常时："右侧胸腔闭式引流引出血性液 150 ml，波动明显，伤口敷料干燥"，未描述引流液的异常情况，推荐改为"右侧胸腔闭式引流引出血性液 150 ml，有血凝块，触之有温热感，波动明显，伤口敷料干燥"。

（2）病历书写不客观：患者出现心率快、血压低时，对心率的描述不正确，未描述患者主诉，推荐修改为"窦性心动过速，律齐，血压低，无心悸、头晕等不适主诉"。

（3）药物名称书写不规范：苏灵为商品名，推荐改为注射用尖吻蝮蛇血凝酶。

普外科病房案例

【案例 1】

1. 资料背景

（1）一般资料：患者男性，65 岁，于 2022 年 9 月 28 日在全麻下行腹腔镜全胃癌根治术返回病房。主要治疗：外科术后护理常规、一级护理、禁食水、抗炎、止痛、化痰、肠外营养等治疗。

（2）专科情况：2022 年 9 月 30 日为患者腹腔镜全胃癌根治术术后第 2 天。10:10 医生开具医嘱：5% 葡萄糖氯化钠注射液 250 ml，给予肠内营养，20 ml/h 经鼻空肠营养管泵入。

2. 缺陷护理记录

项目 日时	神志	体温（℃）	脉搏（次 / 分）	心率（次 / 分）	血压（mmHg）	呼吸（次 / 分）	SpO_2（%）	记录	记录人
2022-09-30 10:10								患者为腹腔镜全胃癌根治术术后第二天，***鼻空肠营养管妥善固定于 150 cm 处，0.9% 盐水冲胃管端通畅，接负压引出清亮胃液。遵医嘱予患者糖盐 250 ml，20 ml/h 经鼻空肠营养管空肠端泵入，抬高患者床头，***向患者宣教肠内营养的目的和意义。	张三
2022-09-30 11:10								***询问患者无腹痛、腹胀等不适***，继续给予肠内营养。	张三

3. 护理记录正确书写方法示范

项目 日时	神志	体温（℃）	脉搏（次 / 分）	心率（次 / 分）	血压（mmHg）	呼吸（次 / 分）	SpO_2（%）	记录	记录人
2022-09-30 10:10								患者腹腔镜全胃癌根治术术后第 2 天。***查看患者鼻空肠营养管置入深度为 150 cm，已妥善固定，0.9% 氯化钠注射液 20 ml 冲鼻空肠***	张三

续表

项目 日时	神志	体温（℃）	脉搏（次/分）	心率（次/分）	血压（mmHg）	呼吸（次/分）	SpO_2（%）	记录	记录人
								营养管胃管端通畅，接负压引出清亮胃液，吸引负压维持在 0.02 MPa。温水 20 ml 冲鼻空肠营养管空肠端通畅，遵医嘱给予患者 5% 葡萄糖氯化钠注射液 250 ml 经鼻空肠营养管空肠端，以 20 ml/h 营养泵泵入，将患者床头摇高 30°，温水 20 ml Q4h 冲鼻空肠营养管空肠端，保持管路通畅。向患者宣教肠内营养的目的和意义。	
2022-09-30 11:10								巡视病房，询问患者无恶心、呕吐、腹痛、腹胀等不适主诉，予患者查体：全腹软，无压痛、反跳痛及肌紧张，继续给予肠内营养。	张三

4. 问题分析与知识链接： 根据《病历书写基本规范》（卫医政发〔2010〕11 号）第一章的第三条、第六条具体分析。

（1）药物名称书写不规范："0.9% 盐水"和"糖盐"书写不规范，推荐修改为 0.9% 氯化钠注射液和 5% 葡萄糖氯化钠注射液。

（2）病历书写不规范："鼻空肠营养管妥善固定于 150 cm 处"，此项描写不规范，推荐修改为"查看患者鼻空肠营养管置入深度为 150 cm"。

（3）病历书写不完整："0.9% 盐水冲胃管端通畅，接负压引出清亮胃液。遵医嘱予患者糖盐 250 ml，20 ml/h 经鼻空肠营养管空肠端泵入，抬高患者床头"，此项描写缺失负压吸引的大小，缺失床头抬高的高度，缺失肠内营养前和使用中的管路维护，记录描写不完整，推荐修改为"0.9% 氯化钠注射液 20 ml 冲鼻空肠营养管胃管端通畅，接负压引出清亮胃液，吸引负压维持在 0.02 MPa。温水 20 ml 冲鼻空肠营养管空肠端通畅，遵医嘱给予患者 5% 葡萄糖氯化钠注射液 250 ml 经鼻空肠营养管空肠端，以 20 ml/h 泵入，将患者床头抬高 30°，温水 20 ml Q4h 冲鼻空肠营养管空肠端，保持管路通畅"。

"询问患者无腹痛、腹胀等不适"，此项描写中专科观察描述不完整，无查体记录，推荐修改为"巡视病房，询问患者无恶心、呕吐、腹痛、腹胀等不适主诉，予患者查体：全腹软，无压痛、反跳痛及肌紧张"。

【案例 2】

1. 资料背景

（1）一般资料： 患者女性，58 岁，于 6 个月前行腹腔镜直肠癌根治术＋末端回肠双腔造口术。本次入院拟行造口还纳术。

（2）专科情况： 患者于 2022 年 9 月 25 日 14:00 行肠镜检查。9:30 医生开具医嘱：造口清洁灌肠。

2. 缺陷护理记录

项目 日时	神志	体温（℃）	脉搏（次/分）	心率（次/分）	血压（mmHg）	呼吸（次/分）	SpO_2（%）	记录	记录人
2022-09-25 09:30								患者今日拟行肠镜检查，遵医嘱给予患者肥皂水 1500 ml + NS 6000 ml 自远端造口清洁灌肠，患者末次自肛门排出清亮无渣液，查看患者造口周围皮肤及肛门周围皮肤完好无破损。	张三

3. 护理记录正确书写方法示范

项目 日时	神志	体温（℃）	脉搏（次/分）	心率（次/分）	血压（mmHg）	呼吸（次/分）	SpO_2（%）	记录	记录人
2022-09-25 09:30								患者今日拟行肠镜检查，遵医嘱给予患者 0.5% 肥皂水 1500 ml + 0.9% 氯化钠注射液 6000 ml 自远端造口分次灌肠后，患者末次自肛门排出清亮无渣液，主诉无腹痛、腹胀、头晕等症状，查看患者造口处肠管黏膜红润无破损，造口周围皮肤及肛门周围皮肤完好无破损。	张三

4. 问题分析与知识链接： 根据《病历书写基本规范》（卫医政发〔2010〕11 号）第一章第三条、第六条具体分析。

（1）相关剂量单位书写不规范：肥皂水无浓度描写，推荐修改为 0.5% 肥皂水。

（2）药物名称书写不规范：NS 为简写，推荐修改为 0.9% 氯化钠注射液。

（3）病历书写不规范不完整："自远端造口清洁灌肠"，此项描述不规范，推荐修改为"自远端造口分次灌肠后"。"查看患者造口周围皮肤及肛门周围皮肤完好无破损"，此项记录描写不完整，无腹部体征描写，无造口肠管观察，推荐修改为"主诉无腹痛、腹胀、头晕等症状，查看患者造口处肠管黏膜红润无破损，造口周围皮肤及肛门周围皮肤完好无破损"。

【案例 3】

1. 资料背景

（1）一般资料： 患者男性，68 岁，腹腔镜直肠癌根治术＋末端回肠双腔造口术，术后第 5 天。

（2）专科情况： 2022 年 9 月 23 日 14:30 给予患者肠造口护理。

2. 缺陷护理记录

项目 日时	神志	体温（℃）	脉搏（次/分）	心率（次/分）	血压（mmHg）	呼吸（次/分）	SpO_2（%）	记录	记录人
2022-09-23 14:30								遵医嘱给予患者造口护理，更换造口底盘及造口袋，患者造口肠管轻度水肿，红润，排出黄色稀便。	张三

3. 护理记录正确书写方法示范

项目 日时	神志	体温（℃）	脉搏（次/分）	心率（次/分）	血压（mmHg）	呼吸（次/分）	SpO_2（%）	记录	记录人
2022-09-23 14:30								遵医嘱给予患者造口护理，*查看患者造口为位于右下腹的圆形双腔回肠造口，为临时性造口，大小约35 mm×35 mm，高度为20 mm，肠管轻度水肿，黏膜颜色红润，皮肤黏膜缝合处正常，周围皮肤完好，排泄物为黄色稀便，清洁后更换造口底盘及造口袋，患者无不适主诉。*	张三

4. 问题分析与知识链接：根据《病历书写基本规范》（卫医政发〔2010〕11号）第一章第三条具体分析。

病历书写不完整："更换造口底盘及造口袋，患者造口肠管轻度水肿，红润，排出黄色稀便"，此项描写不完整，缺少对肠管位置大小及高度的描写，缺少对造口周围皮肤的描写，推荐修改为"查看患者造口为位于右下腹的圆形双腔回肠造口，为临时性造口，大小约35 mm×35 mm，高度为20 mm，肠管轻度水肿，黏膜颜色红润，皮肤黏膜缝合处正常，周围皮肤完好，排泄物为黄色稀便，清洁后更换造口底盘及造口袋，患者无不适主诉"。

【案例4】

1. 资料背景

（1）一般资料：患者男性，61岁，主因"体检发现胰腺占位1周"于2022年9月17日以"胰腺占位"入院。患者既往高血压5年，血压最高175/90 mmHg，口服硝苯地平缓释片30 mg QD，血压控制在（122～135）/（69～78）mmHg。

（2）专科情况：患者于2022年9月21日在全麻下行腹腔镜胰十二指肠切除术，术中失血100 ml。今日术后第一天，22:10主诉恶心，呕吐血性胃内容物150 ml，遵医嘱给予持续心电监测，床旁留置胃管引出为血性液。遵医嘱经中心静脉给予羟乙基淀粉氯化钠注射液扩容治疗。

2. 缺陷护理记录

项目 日时	神志	体温（℃）	脉搏（次/分）	心率（次/分）	血压（mmHg）	呼吸（次/分）	SpO_2（%）	记录	记录人
2022-09-22 22:10	清楚	36.0		112	95/56	24	99	患者为腹腔镜胰十二指肠切除术术后第一天，*主诉恶心、呕吐胃内容物，自诉出虚汗。查看患者面色苍白，即刻通知值班医生看患者，即刻遵医嘱心电、血压、血氧饱和度监测，持续鼻导管吸氧3升/分。*	张三

续表

项目 日时	神志	体温 （℃）	脉搏 （次/分）	心率 （次/分）	血压 （mmHg）	呼吸 （次/分）	SpO_2 （%）	记录	记录人
2022-09-22 22:20	清楚							***遵医嘱留置胃管，胃管置入深度 45 cm 处，接负压引出血性液。输液泵控制输液速度 150 ml/h。***查看中心静脉置管穿刺处无红肿、渗液。	张三

3. 护理记录正确书写方法示范

项目 日时	神志	体温 （℃）	脉搏 （次/分）	心率 （次/分）	血压 （mmHg）	呼吸 （次/分）	SpO_2 （%）	记录	记录人
2022-09-22 22:10	清楚	36.0		112	95/56	24	99	患者为腹腔镜胰十二指肠切除术术后第一天，***主诉恶心，呕吐胃内容物混有血性液 150 ml。查看患者意识清楚，能正确回答问题，查看口唇、甲床无发绀，面色苍白，四肢湿冷，全身大汗。即刻通知值班医生看患者，遵医嘱给予心电、血压、血氧饱和度监测，心电示波为窦性心动过速、血压低、呼吸浅快，询问患者无头晕、心悸、胸闷等不适主诉，***持续给予鼻导管吸氧 3 L/min。	张三
2022-09-22 22:20	清楚			118	94/51	23	99	***遵医嘱与值班医生共同床旁留置胃管，患者胃管置入深度 45 cm 处，过程顺利，患者无呕吐、憋气等不适主诉，经三种方法证明胃管在胃内，妥善固定。遵医嘱予胃管接负压，负压维持在 0.01 MPa，引出血性胃液。遵医嘱给予羟乙基淀粉氯化钠注射液 500 ml 中心静脉输液 150 ml/h，***查看中心静脉置管穿刺处无红肿、渗液。	张三

4. 问题分析与知识链接：根据《病历书写基本规范》（卫医政发〔2010〕11 号）第一章第三条、第三章第十八条（七）具体分析。

本案例中，病历书写不完整、不客观，专科操作描述不具体。具体见下。

（1）病历书写不完整：22:20 时生命体征项未填全，患者出现休克前期表现，病情加重，应描述完整，体现出病情变化。

"主诉恶心、呕吐胃内容物"，此项描写中未描述胃内容物的颜色、性质、量，对病例描述不完整，推荐修改为“主诉恶心，呕吐胃内容物混有血性液 150 ml”。

“胃管置入深度 45 cm 处”后缺失确认胃管在胃内的检查方法描述，缺失放置胃管后负压吸引的大小、胃肠减压吸引物的性质。患者为胰十二指肠术后，置胃管操作可能出现穿透吻合口等并发症而造成出血，在描述此操作时应阐述详细过程，避免发生医疗纠纷。推荐修改为“与值班医生共同床旁留置胃管，患者胃管置入深度 45 cm 处，过程顺利，患者无呕吐、憋气等不适主诉，经三种方法证明胃管在胃内，妥善固定。遵医嘱予胃管接负压，负压维持在 0.01 MPa，引出血性胃液”。

（2）病历书写不客观：“遵医嘱心电、血压、血氧饱和度监测”，此项描述中未描述心电、血压、血氧饱和度监测的客观资料，如心电图波形、呼吸型态、皮肤黏膜颜色，推荐修改为“遵医嘱给予心电、血压、血氧饱和度监测，心电示波为窦性心动过速、血压低、呼吸浅快，询问患者无头晕、心悸、胸闷等不适主诉”。

【案例 5】

1. 资料背景

（1）一般资料：患者男性，75 岁，主因“右上腹间断腹痛 2 月余”于 2023 年 5 月 5 日以胆总管结石平诊入院。

（2）专科情况

术日情况：5 月 7 日在全麻下行腹腔镜探查胆囊切除，胆总管切开探查，T 管引流，腹腔引流术。

术后第 7 天：患者进食后无腹痛腹胀等不适主诉，今遵医嘱抬高 T 管，行相关健康指导。

2. 缺陷护理记录

项目 日时	神志	体温（℃）	脉搏（次 / 分）	心率（次 / 分）	血压（mmHg）	呼吸（次 / 分）	SpO_2（%）	记录	记录人
2023-5-5 8:20	清楚	36	78		132/78			患者今日平诊入院。已向患者介绍病室环境；介绍护士长、主管护士、探视制度以及相关疾病健康宣教。向患者强调住院期间需配合戴口罩，已向患者强调陪住要求，患者可理解。***患者高龄，行预防跌倒的相关健康宣教。***	张三
2023-5-14 09:52	清楚		76		139/79			双层腹带护腹，伤口无渗出，敷料干燥，患者进食后无腹痛、腹胀等不适主诉，***现遵医嘱将患者 T 管抬高，继续关注患者腹部体征变化。***	张三

3. 护理记录正确书写方法示范

项目 日时	神志	体温（℃）	脉搏（次 / 分）	心率（次 / 分）	血压（mmHg）	呼吸（次 / 分）	SpO_2（%）	记录	记录人
2023-5-5 8:20	清楚	36	78		132/78			患者今日平诊入院。已向患者介绍病室环境；介绍护士长、主管护士、探视制度以及相关疾病健康宣	张三

项目 日时	神志	体温(℃)	脉搏(次/分)	心率(次/分)	血压(mmHg)	呼吸(次/分)	SpO_2(%)	记录	记录人
								教。向患者强调住院期间需配合戴口罩，已向患者强调陪住要求，患者可理解。**患者高龄，跌倒危险评分为高风险，已向患者及家属行预防跌倒的相关护理措施，内容包括：保持该病室地面干燥、光线充足；随手物品取用方便；患者有陪护人员陪护；患者外出检查做好交接；床头放置警示牌；患者入睡期间床档拉起，各班做好该患者的交接班，并加强对患者的夜间巡视。**	
2023-5-14 09:52	清楚		76		139/79			双层腹带护腹，伤口无渗出，敷料干燥，患者进食后无腹痛、腹胀等不适主诉，**患者为术后第7日，现遵医嘱将T管引流抬高，向患者行抬高引流相关健康宣教：术后第7～10日，将引流管抬高至胸前第二颗纽扣的位置，保持引流管持续开放，防止引流管扭曲、打折；进食后如出现腹痛、腹胀、恶心、体温升高、皮肤及巩膜黄染等异常，需及时告知医护人员。**	张三

4. 问题分析与知识链接：根据《病历书写基本规范》(卫医政发〔2010〕11号)第一章第三条、第三章第十八条(七)、第三章第二十二条具体分析。

本病例中，病历书写不完整，缺乏健康教育内容，病程记录缺乏连续性，具体见下。

(1)高风险因素评估应有具体分值，并进行详细且全面的宣教及记录："患者高龄，行预防跌倒的相关健康宣教"，推荐改为"患者高龄，跌倒危险评分为高风险，已向患者及家属行预防跌倒的相关护理措施，内容包括：保持该病室地面干燥、光线充足；随手物品取用方便；患者有陪护人员陪护；患者外出检查做好交接；床头放置警示牌；患者入睡期间床档拉起，各班做好该患者的交接班，并加强对患者的夜间巡视"。

(2)病程记录是对患者病情和诊疗过程所进行的连续性记录，病历书写应当客观、真实、准确、及时、完整、规范并体现专科特点：T管术后如引流量正常，患者进食后无腹部不适，可开始进行T管抬高及夹闭训练，应明确告知T管抬高的位置及引流抬高后可能出现的异常情况。"现遵医嘱将患者T管抬高，继续关注患者腹部体征变化"，推荐改为"患者为术后第7日，现遵医嘱将T管引流抬高，向患者行抬高引流相关健康宣教：术后第7～10日，将引流管抬高至胸前第二颗纽扣的位置，保持引流管持续开放，防止引流管扭曲、打折；进食后如出现腹痛、腹胀、恶心、呕吐、体温升高、皮肤及巩膜黄染等异常，需及时告知医护人员"。

运动医学病房案例

【案例 1】

1. 资料背景

（1）一般资料： 患者男性，32 岁，主因踢球致右膝伤，右膝运动不稳伴间断疼痛 3 个月收入院。

（2）专科情况： 椎管内（硬膜外）麻醉下行右膝关节镜探查，前交叉韧带重建术，内侧半月板成形术，术后患肢棉腿加压包扎，膝关节支具固定，给予运动医学科腰麻术后护理常规，一级护理。术日 19:00 主诉右膝伤口及小腿疼痛，疼痛评分 5 分，遵医嘱给予盐酸曲马多缓释片 100 mg 口服。20:00 疼痛未缓解，疼痛范围在右膝小腿外侧疼痛，疼痛评分 6 分，查体：右膝足背动脉搏动较健侧弱，右侧踝关节背伸受限，通知医生，给予膝关节及其松开，棉腿松开，膝关节换药。21:00 患者诉疼痛减轻，疼痛评分 3 分，右膝足背动脉搏动同健侧，皮温同健侧，患肢背伸活动正常，感觉正常。

2. 缺陷护理记录

项目 日时	神志	体温（℃）	脉搏（次/分）	心率（次/分）	血压（mmHg）	呼吸（次/分）	SpO_2（%）	记录	记录人
2022-12-10 16:30	清楚	36.5	72		129/74	19		患者在椎管内（硬膜外）麻醉下行右膝关节镜探查，前交叉韧带重建，内侧半月板成形术，受压皮肤正常，呼吸正常。患肢足背动脉搏动正常，皮肤温度同健侧，皮肤碘酊消毒颜色未退，患肢踝背伸、踝跖屈、足趾活动正常，患肢无肿胀，患肢感觉正常，***患肢敷料包扎***，伤口敷料干燥。患者压疮 Braden 评分 19 分，低风险，告知压疮的危险因素，翻身技巧，协助患者翻身 Q2h，密切观察患者骨突处皮肤完整情况。ADL 评分为 60 分。	张三
19:00		36.3	76					患者主诉***右膝疼痛***，疼痛性质为胀痛，NRS 疼痛评分 5 分，疼痛频率为不规律，疼痛加重的因素不明显，疼痛缓解的因素不明显。疼痛对患者生活质量造成的影响：影响日常活动，患肢足背动脉搏动正常，皮肤温度同健侧，皮肤颜色正常，患肢踝背伸，踝跖屈，足趾活动正常，患肢感觉正常，伤口敷料干燥。给予患者的干预措施：即刻通知医生看患者，遵医嘱给予***舒敏片 100 mg*** 口服。	张三

日时＼项目	神志	体温（℃）	脉搏（次/分）	心率（次/分）	血压（mmHg）	呼吸（次/分）	SpO_2（%）	记录	记录人
20:00			76					患者主诉**疼痛未缓解**，疼痛性质为胀痛，NRS疼痛评分6分，疼痛频率为不规律，疼痛对患者生活质量造成的影响：影响日常活动，**患肢足背动脉搏动减弱**，**皮肤温度高**，皮肤颜色正常，**患肢踝背伸差**，踝跖屈，足趾活动正常，**患肢感觉麻木**，伤口敷料干燥。给予患者的干预措施：即刻通知医生看患者，协助医生给予打开膝关节支具，松开棉腿，**给予膝关节换药一次**。	张三
21:00			80					患者主诉小腿外侧疼痛缓解，NRS疼痛评分3分，无用药后不良反应，**患肢专科观察情况正常。**	张三

3. 护理记录正确书写方法示范

日时＼项目	神志	体温（℃）	脉搏（次/分）	心率（次/分）	血压（mmHg）	呼吸（次/分）	SpO_2（%）	记录	记录人
2022-12-10 16:30	清楚	36.5	72		129/74	19		患者在椎管内（硬膜外）麻醉下行右膝关节镜探查，前交叉韧带重建，内侧半月板成形术，受压皮肤正常，呼吸正常。患肢足背动脉搏动正常，皮肤温度同健侧，皮肤碘酊消毒颜色未退，患肢踝背伸，踝跖屈，足趾活动正常，患肢无肿胀，患肢感觉正常，**患肢棉腿加压包扎，支具外固定**，伤口敷料干燥。患者压疮Braden评分19分，低风险，告知压疮的危险因素、翻身技巧，协助患者翻身Q2h，密切观察患者骨突处皮肤完整情况。ADL评分为60分。	张三
19:00		36.3	76					患者主诉**右膝伤口及小腿疼痛**，疼痛性质为胀痛，NRS疼痛评分5分，疼痛频率为不规律，疼痛加重的因素不明显，疼痛缓	张三

续表

项目 日时	神志	体温（℃）	脉搏（次/分）	心率（次/分）	血压（mmHg）	呼吸（次/分）	SpO_2（%）	记录	记录人
								解的因素不明显。疼痛对患者生活质量造成的影响：影响日常活动，患肢足背动脉搏动正常，皮肤温度同健侧，皮肤颜色正常，患肢踝背伸，踝跖屈，足趾活动正常，患肢感觉正常，伤口敷料干燥。给予患者的干预措施：即刻通知医生看患者，遵医嘱给予**盐酸曲马多缓释片 100 mg** 口服。	
20:00			76					患者主诉**疼痛未缓解，疼痛部位在右膝小腿外侧**，疼痛性质为胀痛，NRS疼痛评分6分，疼痛频率为不规律。疼痛对患者生活质量造成的影响：影响日常活动，**患肢足背动脉搏动较健侧减弱**，**皮肤温度较健侧高**，皮肤颜色正常，**患肢踝背伸较健侧差，小腿三头肌肌力4级**，踝跖屈，足趾活动正常，**患肢小腿外侧感觉麻木**，伤口敷料干燥。给予患者的干预措施：即刻通知医生看患者，协助医生给予打开膝关节支具，松开棉腿，**查看内侧绷带在右膝关节外侧包扎过紧致腓总神经卡压，给予膝关节换药一次，换药后再次给予棉腿加压包扎，支具外固定，松紧度适宜，嘱继续观察患者情况。**	张三
21:00			80					患者主诉小腿外侧疼痛缓解，NRS疼痛评分3分，无用药后不良反应，**足背动脉搏动正常，皮肤温度同健侧，皮肤颜色正常，患肢踝背伸，踝跖屈，足趾活动正常，患肢无肿胀，患肢感觉正常。**	张三

4. 问题分析与知识链接：根据《病历书写基本规范》（卫医政发〔2010〕11号）第一章第三条、第五条、第六条具体分析。

（1）药物名称书写不规范：“舒敏片 100 mg”推荐修改为“盐酸曲马多缓释片 100 mg”。

（2）护理文书书写不规范

①“患肢敷料包扎”，此项描述中记录不规范，推荐修改为“患肢棉腿加压包扎，支具外固定”。

②“主诉右膝疼痛”，此项描述中缺乏描述右膝处疼痛范围，记录不准确，推荐修改为“主诉右膝伤口及小腿疼痛”。

③“疼痛未缓解”，此项描述中缺失疼痛未缓解后的疼痛范围，记录不完整，推荐修改为“主诉疼痛未缓解，疼痛部位在右膝小腿外侧”。

④“患肢足背动脉搏动减弱，皮肤温度高，皮肤颜色正常，患肢踝背伸差，踝跖屈，足趾活动正常，患肢感觉麻木”，此项描述记录不规范，未详细进行专科观察的对比，麻木范围记录不完整，推荐修改为“患肢足背动脉搏动较健侧减弱，皮肤温度较健侧高，皮肤颜色正常，患肢踝背伸较健侧差，小腿三头肌肌力 4 级，踝跖屈，足趾活动正常，患肢小腿外侧感觉麻木”。

⑤“给予膝关节换药一次”，此项描述缺失了松开敷料后的情况，缺失换药后的描述，记录不完整，推荐修改为“查看内侧绷带在右膝关节外侧包扎过紧致腓总神经卡压，给予膝关节换药一次，换药后再次给予棉腿加压包扎，支具外固定，松紧度适宜，嘱继续观察患者情况”。

⑥“患肢专科观察情况正常”，此项描述中记录不规范，缺失专科观察的内容，推荐修改为“足背动脉搏动正常，皮肤温度同健侧，皮肤颜色正常，患肢踝背伸，踝跖屈，足趾活动正常，患肢无肿胀，患肢感觉正常”。

【案例 2】

1. 资料背景

（1）一般资料：患者女性，75 岁，主因右膝关节无明显诱因间断疼痛 10 余年，加重 1 年收入院。

（2）专科情况

术日情况：在全麻＋下肢神经阻滞麻醉下行右膝切开、人工关节置换术，术后携带股神经管外接止痛泵返回病房，给予运动医学科全麻术后护理常规，一级护理。

10 月 10 日 22:00 患者主诉右膝伤口及腘窝处疼痛，疼痛评分 5 分，遵医嘱给予双氯芬酸钠缓释片 75 mg 口服。23:00 疼痛未缓解，疼痛评分 7 分，遵医嘱给予盐酸哌替啶注射液 50 mg＋盐酸异丙嗪注射液 25 mg 肌内注射，30 分钟后疼痛缓解，疼痛评分 2 分。

2. 缺陷护理记录

项目 日时	神志	体温（℃）	脉搏（次/分）	心率（次/分）	血压（mmHg）	呼吸（次/分）	SpO_2（%）	记录	记录人
17:00	清楚	36.2		74	126/74	18	98	患者在全麻＋下肢神经阻滞麻醉下行右膝切开、人工关节置换术，受压皮肤正常，呼吸正常，***携带股神经管返回病房***。遵医嘱持续***吸氧 2 L/min***，持续血压、血氧饱和度、***心电监测***。患肢足背动脉搏动正常，皮肤温度同健侧，皮肤碘酊消毒颜色未退，患肢踝背伸，踝跖屈，足趾活动正常，患肢无肿胀，	张三

续表

项目 日时	神志	体温（℃）	脉搏（次/分）	心率（次/分）	血压（mmHg）	呼吸（次/分）	SpO_2（%）	记录	记录人
								患肢感觉正常，伤口敷料干燥。患者压疮 Braden 评分 19 分，低风险，告知压疮的危险因素、翻身技巧，协助患者翻身 Q2h，密切观察患者骨突处皮肤完整情况。ADL 评分为 60 分。***患肢血栓评分 5 分，高风险***。非计划拔管风险评分 3 分，低风险，已向患者讲解非计划性拔管的相关注意事项，并向患者进行术后注意事项宣教，患者表示理解。	
22:00		36.3		72	131/76	19	99	患者主诉***右膝疼痛***，疼痛性质为胀痛，NRS 疼痛评分 5 分，疼痛频率为不规律，疼痛加重的因素不明显，疼痛缓解的因素不明显。疼痛对患者生活质量造成的影响：影响日常活动，患肢足背动脉搏动正常，皮肤温度同健侧，皮肤颜色正常，患肢踝背伸，踝跖屈，足趾活动正常，患肢感觉正常，伤口敷料干燥。给予患者的干预措施：即刻通知医生看患者，遵医嘱给予***扶他林 75 mg*** 口服。	张三
23:00				80	138/85	19	99	患者主诉***疼痛未缓解***，疼痛性质为胀痛，NRS 疼痛评分 7 分，疼痛频率为不规律。疼痛对患者生活质量造成的影响：影响***日常活动***，患肢足背动脉搏动正常，皮肤温度同健侧，皮肤颜色正常，患肢踝背伸，踝跖屈，足趾活动正常，患肢感觉正常，伤口敷料干燥。给予患者的干预措施：即刻通知医生看患者，遵医嘱给予***杜非肌注止痛***。	张三
23:30				84	133/74	18	99	患者主诉疼痛部位位于伤口，NRS 疼痛评分 2 分，主诉疼痛缓解，无用药后不良反应。	张三

3. 护理记录正确书写方法示范

项目 日时	神志	体温（℃）	脉搏（次/分）	心率（次/分）	血压（mmHg）	呼吸（次/分）	SpO_2（%）	记录	记录人
2022-10-10 17:00	清楚	36.2		74	126/74	18	98	患者在全麻＋下肢神经阻滞麻醉下行右膝切开、人工关节置换术，受压皮肤正常，呼吸正常，***携带股神经管外接止痛泵返回病房，穿刺点处给予无菌敷料覆盖，敷料干燥、无渗出，周围皮肤完整无破损，管路通畅，妥善固定***。遵医嘱持续***双鼻导管吸氧 2 L/min***，持续血压、血氧饱和度、***心电监测，示波：窦性心律，律齐***。患肢足背动脉搏动正常，皮肤温度同健侧，皮肤碘酊消毒颜色未退，患肢踝背伸，踝跖屈，足趾活动正常，患肢无肿胀，患肢感觉正常，伤口敷料干燥。患者压疮 Braden 评分 19 分，低风险，告知压疮的危险因素、翻身技巧，协助患者翻身 Q2h，密切观察患者骨突处皮肤完整情况。ADL 评分为 60 分。***患肢血栓 Caprini 危险因素评分 5 分，高危风险，已告知患者进行踝泵练习＞500 次/日，饮水量＞2000 ml/d***。非计划拔管风险评分 3 分，低风险，已向患者讲解非计划性拔管的相关注意事项，并向患者进行术后注意事项宣教，患者表示理解。	张三
22:00		36.3		72	131/76	19	99	患者主诉***右膝伤口及腘窝处疼痛***，疼痛性质为胀痛，NRS 疼痛评分 5 分，疼痛频率为不规律，疼痛加重的因素不明显，疼痛缓解的因素不明显。疼痛对患者生活质量造成的影响：影响日常活动，患肢足背动脉搏动正常，皮肤温度同健侧，皮肤颜色正常，患肢踝背伸，踝跖屈，足趾活动正常，患肢	张三

续表

项目 日时	神志	体温（℃）	脉搏（次/分）	心率（次/分）	血压（mmHg）	呼吸（次/分）	SpO_2（%）	记录	记录人
								感觉正常，伤口敷料干燥。给予患者的干预措施：即刻通知医生看患者，遵医嘱给予***双氯芬酸钠缓释片75 mg***口服。	
23:00				80	138/85	18	99	患者主诉***右膝伤口及腘窝处疼痛未缓解***，疼痛性质为胀痛，NRS疼痛评分7分，疼痛频率为不规律，疼痛加重的因素不明显，疼痛缓解的因素不明显。疼痛对患者生活质量造成的影响：影响***睡眠***，患肢足背动脉搏动正常，皮肤温度同健侧，皮肤颜色正常，患肢踝背伸，踝跖屈，足趾活动正常，患肢感觉正常，伤口敷料干燥。给予患者的干预措施：即刻通知医生看患者，遵医嘱给予***盐酸哌替啶注射液50 mg+盐酸异丙嗪注射液25 mg肌内注射***。	张三
23:30				84	133/74	18	99	患者主诉疼痛部位位于伤口，NRS疼痛评分2分，主诉疼痛缓解，无用药后不良反应。	张三

4. 问题分析与知识链接： 根据《病历书写基本规范》（卫医政发〔2010〕11号）第一章第三条、第五条、第六条具体分析。

本案例中，药物名称书写不规范，相关剂量单位书写不规范，病历书写不规范，未根据专科需要记录专科特殊情况，未对患者血栓评分高风险进行预防措施记录，疼痛出现后未对疼痛位置进行描述，具体见下。

（1）“扶他林75 mg口服”未使用药物通用名称，推荐修改为“双氯芬酸钠缓释片75 mg口服”。

（2）“杜非肌注”未明确正确的药物名称、剂量，推荐修改为“盐酸哌替啶注射液50 mg+盐酸异丙嗪注射液25 mg肌内注射”。

（3）“携带股神经管返回病房”，此项描述中未根据管路情况描述穿刺点处情况、管路固定及通畅状态、周围皮肤情况等，记录不完整，推荐修改为“携带股神经管外接止痛泵返回病房，穿刺点处给予无菌敷料覆盖，敷料干燥、无渗出，周围皮肤完整无破损，管路通畅，妥善固定”。

（4）“患肢血栓评分5分，高风险”，此项描述中缺失血栓评估应用的量表名称，血栓高风险后需要给予关注的相关措施、宣教内容，记录不完整，推荐修改为“患肢血栓Caprini危险因素评分5分，高危风险，已告知患者进行踝泵练习＞500次/日，饮水量＞2000 ml/d”。

（5）“吸氧 2 L/min……心电监测”，此项描述中缺失给氧的方式，心电监护的波形记录不完整，推荐修改为“吸氧 2 L/min……心电监测，示波：窦性心律，律齐”。

（6）“主诉右膝疼痛”，此项描述中缺乏右膝处疼痛范围，记录不准确，推荐修改为“主诉右膝伤口及腘窝处疼痛”。

【案例 3】

1. 资料背景

（1）一般资料：患者女性，70 岁，主因左肩关节间断疼痛 20 余年，加重 3 个月收入院。

（2）专科情况：在全麻＋臂丛神经阻滞麻醉下行左肩切开、人工关节置换术，术后给予运动医学科全麻术后护理常规，一级护理。术日血压低，血钾低，遵医嘱给予氯化钾缓释片 1 g TID，羟乙基淀粉氯化钠注射液 500 ml 静脉输液。术后第 1 日血红蛋白 88 g/L，食欲差，进食量明显减少，请营养科会诊，遵会诊意见，给予安素口服。

2. 缺陷护理记录

项目 日时	神志	体温（℃）	脉搏（次 / 分）	心率（次 / 分）	血压（mmHg）	呼吸（次 / 分）	SpO_2（%）	记录	记录人
2022-10-04 12:57	清楚	36.2		70	103/69	18	97	患者在全麻＋上肢神经阻滞麻醉下行左肩切开、人工关节置换术，受压皮肤正常，呼吸正常，携带静脉止痛泵，通畅，妥善固定，返回病房。遵医嘱持续双鼻导管吸氧 2 L/min，持续血压、血氧饱和度、心电监测。示波：窦性心律，律齐。患肢桡动脉搏动正常，皮肤温度同健侧，皮肤碘酊消毒颜色未退，患肢手指、手腕活动正常，患肢无肿胀，患肢感觉麻醉未恢复，伤口敷料干燥。患者压疮 Braden 评分 17 分，低风险，告知压疮的危险因素、翻身技巧，协助患者翻身 Q2h，密切观察患者骨突处皮肤完整情况。ADL 评分为 60 分。***血栓 Caprini 评分 7 分，极高风险。***非计划拔管风险评分 5 分，低风险，已向患者讲解非计划性拔管的相关注意事项，并向患者进行术后注意事项宣教，患者表示理解。	张三
13:30				68	83/53	19	97	***患者血压低，***通知二线医生，遵医嘱急查血常规、电解质，继续观察血压变化。	张三

续表

项目 日时	神志	体温（℃）	脉搏（次/分）	心率（次/分）	血压（mmHg）	呼吸（次/分）	SpO_2（%）	记录	记录人
15:20				77	99/61	19	99	患者血结果回报：***血钾 3.45，血色素 96 g，遵医嘱给予缓释钾 1 g 口服，万汶静脉点滴。***	张三
2022-10-5 10:30				76	100/61			***患者今日血色素回报 86 g/L，主诉食欲减退，通知医生，遵医嘱请营养科会诊。***	张三
15:30				70	100/62			***遵医嘱给予安素口服。***	张三

3. 护理记录正确书写方法示范

项目 日时	神志	体温（℃）	脉搏（次/分）	心率（次/分）	血压（mmHg）	呼吸（次/分）	SpO_2（%）	记录	记录人
2022-10-4 12:57	清楚	36.2		70	103/69	18	97	患者在全麻＋上肢神经阻滞麻醉下行左肩切开、人工关节置换术，受压皮肤正常，呼吸正常，携带静脉止痛泵，通畅，妥善固定，返回病房。遵医嘱持续双鼻导管吸氧 2 L/min，持续血压、血氧饱和度、心电监测。示波：窦性心律，律齐。患肢桡动脉搏动正常，皮肤温度同健侧，皮肤碘酊消毒颜色未退，患肢手指、手腕活动正常，患肢无肿胀，患肢感觉麻醉未恢复，伤口敷料干燥。患者压疮 Braden 评分 17 分，低风险，告知压疮的危险因素、翻身技巧，协助患者翻身 Q2h，密切观察患者骨突处皮肤完整情况。ADL 评分为 60 分。***血栓 Caprini 危险因素评分 7 分，极高风险，通知医生，已告知患者加强踝泵练习和张手握拳练习，每日大于 500 次，每日饮水量大于 2000 ml。***非计划拔管风险评分 5 分，低风险，已向患者讲解非计划性拔管的相关注意事项，并向患者进行术后注意事项宣教，患者表示理解。	张三

续表

项目 日时	神志	体温（℃）	脉搏（次/分）	心率（次/分）	血压（mmHg）	呼吸（次/分）	SpO_2（%）	记录	记录人
13:30				68	83/53	19	97	***患者血压低，主诉头晕、乏力，***通知二线医生，遵医嘱急查血常规、电解质，继续观察血压变化。	张三
15:20				77	99/61	19	99	患者血结果回报：***血钾3.45 mmol/L，血红蛋白96 g/L，患者诉乏力。查体：口唇、甲床、眼睑无苍白，通知医生，遵医嘱给予氯化钾缓释片1 g TID口服，羟乙基淀粉氯化钠注射液500 ml静脉输液，滴速80滴/分。并向患者进行饮食活动宣教。***	张三
2022-10-5 10:30				76	100/61			***患者今日血红蛋白回报86 g/L，主诉术后食欲减退，进食量较术前明显减少。查体：口唇、甲床、眼睑苍白，通知医生，告知患者多进食牛肉、猪肝、鸭血、红枣等补血食物，给予患者行营养风险筛查（NRS-2002）测评，为3分，有营养风险，应用SGA量表对患者进行营养评估，评定结果为A级，患者营养状态良好，遵医嘱请营养科会诊。***	张三
15:30				70	100/62			***营养科医生看患者，遵会诊意见，给予患者安素，早、午餐后2小时3平勺+100 ml温水冲调，晚餐后2小时6平勺+200 ml温水冲调慢饮，嘱患者正餐适当增加牛肉、猪肝等补血食物，继续关注患者饮食、出入量平衡及体重变化情况。***	张三

4. 问题分析与知识链接：根据《病历书写基本规范》（卫医政发〔2010〕11号）第一章第三条、第五条、第六条具体分析。

本案例中，药物名称书写不规范，相关剂量单位书写不规范，护理文书不完整，护理文书书写不规范，重要的化验检查未向患者告知注意事项等。具体见下。

（1）“缓释钾1 g口服”未体现出药物通用名称及使用频率等，推荐修改为“氯化钾缓释片

1 g TID 口服”。

（2）“血钾及血红蛋白”未标明数值单位，推荐修改为“血钾 3.45 mmol/L，血红蛋白 96 g/L”。

（3）“血栓 Caprini 评分 7 分，极高风险”，此项描述中未体现使用的评分表名称，缺失血栓高风险后需要给予关注的相关措施、宣教内容，记录不完整，推荐修改为“血栓 Caprini 危险因素评分 7 分，极高风险，通知医生，已告知患者加强踝泵练习和张手握拳练习，每日大于 500 次，每日饮水量大于 2000 ml”。

（4）“患者血压低”，此项描述中只有体征，没有描述患者相对应的症状有无，推荐修改为“患者血压低，主诉头晕、乏力”。

（5）“血钾 3.45，血色素 96 g，遵医嘱给予缓释钾 1 g 口服，万汶静脉点滴”，此项描述中血钾结果没有单位，输液没有描述毫升数及滴速，推荐修改为“血钾 3.45 mmol/L，血红蛋白 93 g/L，患者诉乏力。查体：口唇、甲床、眼睑无苍白，通知医生，遵医嘱给予氯化钾缓释片 1 g TID 口服，羟乙基淀粉氯化钠注射液 500 ml 静脉输液，滴速 80 滴 / 分”。

（6）“患者今日血色素回报 86 g/L，主诉食欲减退，通知医生，遵医嘱请营养科会诊”，此项描述中检验异常没有相应体征描述及所给予的护理措施，推荐修改为“患者今日血红蛋白回报 86 g/L，主诉术后食欲减退，进食量较术前明显减少。查体：口唇、甲床、眼睑苍白，通知医生，告知患者多进食牛肉、猪肝、鸭血、红枣等补血食物，给予患者行营养风险筛查（NRS-2002）测评，为 3 分，有营养风险，应用 SGA 量表对患者进行营养评估，评定结果为 A 级，患者营养状态良好，遵医嘱请营养科会诊”。

（7）“遵医嘱给予安素口服”，此项描述中没有回应此项为会诊意见，以及安素使用的方法、频率，医嘱为营养科医生所开具，推荐修改为“营养科医生看患者，遵会诊意见，给予患者安素早、午餐后 2 小时 3 平勺 + 100 ml 温水冲调，晚餐后 2 小时 6 平勺 + 200 ml 温水冲调慢饮，嘱患者正餐适当增加牛肉等补血食物，继续关注患者饮食、出入量平衡及体重变化情况”。

【案例 4】

1. 资料背景

（1）一般资料：患者男性，56 岁，主因左肘间断疼痛 3 年，伴手部麻木 1 个月收入院。

（2）专科情况：在上肢臂丛神经阻滞麻醉下行左肘关节镜探查、病灶清理、尺神经松解术，术后给予运动医学科术后护理常规，一级护理，伤口留置引流管外接负压引流球，手术当日伤口渗血、渗液，给予换药一次。

2. 缺陷护理记录

项目 日时	神志	体温（℃）	脉搏（次 / 分）	心率（次 / 分）	血压（mmHg）	呼吸（次 / 分）	SpO_2（%）	记录	记录人
2022-10-19 10:08	清楚	36.7	78		125/66			患者患肢桡动脉搏动正常，皮肤温度同健侧，皮肤颜色正常，患肢手指、手腕活动正常，患肢无肿胀，***患肢感觉麻木，肌力正常***。入院及术前健康宣教已指导。ADL 评分 100 分。	张三

项目 日时	神志	体温（℃）	脉搏（次 / 分）	心率（次 / 分）	血压（mmHg）	呼吸（次 / 分）	SpO_2（%）	记录	记录人
2022-10-20 9:57	清楚	36.5	60		103/69	18		患者在***局部麻醉***行左肘关节镜检、病灶清理、尺神经松解术，受压皮肤正常。患肢桡动脉搏动正常，皮肤温度同健侧，皮肤碘酊消毒颜色未退，患肢手指、手腕活动活动受限，患肢无肿胀，患肢感觉麻醉未恢复，伤口敷料干燥。***伤口外接引流管，妥善固定。***患者压疮Braden评分20分，无风险。ADL评分为80分。非计划拔管风险评分2分，低风险，已向患者讲解非计划性拔管的相关注意事项，并向患者进行术后注意事项宣教，患者表示理解。	张三
16:30			68					***患者伤口敷料渗血，通知医生看患者，遵医嘱给予肘关节换药一次。***	张三
18:00		37.8	76					患者患肢桡动脉搏动正常，皮肤温度同健侧，皮肤颜色正常，患肢手指、手腕活动正常，患肢无肿胀，***患肢感觉麻木***，伤口外接负压引流球，引流液为暗红色血性液，管路通畅，妥善固定。***患者体温高，已通知医生。***	张三
23:30		37	74					患者患肢桡动脉搏动正常，皮肤温度同健侧，皮肤颜色正常，患肢手指、手腕活动正常，***患肢无肿胀，患者麻木减轻***，伤口外接负压引流球，引流液为暗红色血性液，管路通畅，妥善固定。	张三
2022-10-21 10:00		36.8	72					***医生拔除患者患肢伤口引流管。***	张三

3. 护理记录正确书写方法示范

项目 日时	神志	体温（℃）	脉搏（次/分）	心率（次/分）	血压（mmHg）	呼吸（次/分）	SpO_2（%）	记录	记录人
2022-10-19 10:08	清楚	36.7	78		125/66			患者患肢桡动脉搏动正常，皮肤温度同健侧，皮肤颜色正常，患肢手指、手腕活动正常，患肢无肿胀，***患肢感觉麻木，麻木范围为肘关节至腕关节尺侧、手部尺侧、小指全部、环指尺侧。肱二头肌、肱三头肌肌力5级，屈腕抬腕肌力5级。***入院及术前健康宣教已指导。ADL评分100分。	张三
2022-10-20 9:57	清楚	36.5	60		103/69	18		患者在***臂丛神经阻滞麻醉下***行左肘关节镜检、病灶清理、尺神经松解术，受压皮肤正常。患肢桡动脉搏动正常，皮肤温度同健侧，皮肤碘酊消毒颜色未退，患肢手指、手腕活动受限，患肢无肿胀，患肢感觉麻醉未恢复，伤口敷料干燥。***伤口外接负压引流球，引流液为暗红色血性液，管路通畅，妥善固定。***患者压疮Braden评分20分，无风险。ADL评分为80分。非计划拔管风险评分2分，低风险，已向患者讲解非计划性拔管的相关注意事项，并向患者进行术后注意事项宣教，患者表示理解。	张三
16:30			68					***患者患肢肘关节处伤口敷料渗出暗红色血性液，渗血面积约为5 cm×3 cm，通知医生看患者，遵医嘱给予肘关节换药一次，现肘关节伤口敷料干燥，无渗出。***	张三
18:00		37.8	76					患者患肢桡动脉搏动正常，皮肤温度同健侧，皮肤颜色正常，患肢手指、手腕活动正常，患肢无肿胀，***患肢感觉麻木，麻木范围为腕关节尺侧、手部***	张三

续表

日时＼项目	神志	体温（℃）	脉搏（次/分）	心率（次/分）	血压（mmHg）	呼吸（次/分）	SpO_2（%）	记录	记录人
								尺侧、小指全部、环指尺侧。伤口外接负压引流球，引流液为暗红色血性液，管路通畅，妥善固定。***患者体温高，无寒战、大汗等不适主诉，通知医生，未予特殊处理，已向患者宣教术后体温升高的原因，协助患者饮水300 ml。***	
23:30		37	74					患者患肢桡动脉搏动正常，皮肤温度同健侧，皮肤颜色正常，患肢手指、手腕活动正常，患肢无肿胀，***患肢感觉麻木范围缩小，麻木范围为小指尺侧、环指尺侧。***伤口外接负压引流球，引流液为暗红色血性液，管路通畅，妥善固定。	张三
2022-10-21 10:00		36.8	72					***医生拔除患者患肢伤口引流管，予以无菌敷料包扎，敷料干燥、无渗出。***	张三

4. 问题分析与知识链接：根据《病历书写基本规范》（卫医政发〔2010〕11号）第一章第三条、第五条、第六条，以及《医疗事故处理条例》（2002）（国务院令第351号）第二章第10条规定具体分析。

本案例中，药物名称书写不规范，相关剂量单位书写不规范，护理文书不完整，未体现专科的特殊观察重要性。具体见下。

（1）“患肢感觉麻木，肌力正常”，此项描述中未明确麻木范围、肌力等级，记录不完整，推荐修改为“患肢感觉麻木，麻木范围为肘关节至腕关节尺侧、手部尺侧、小指全部、环指尺侧，查体肱二头肌、肱三头肌肌力5级，屈腕抬腕肌力5级”。

（2）“局部麻醉”，此项描述中未明确描述麻醉方式，记录不准确，推荐修改为“臂丛神经阻滞麻醉”。

（3）“伤口外接引流管，妥善固定”，此项描述缺失引流管是外接引流球还是引流袋，有无负压，引流液性质颜色也未给予描述。推荐修改为“伤口外接负压引流球，引流液为暗红色血性液，引流管通畅，妥善固定”。

（4）“患者伤口敷料渗血，通知医生看患者，遵医嘱给予肘关节换药一次”，此项描述中缺失渗血的范围、颜色、部位、换药后敷料情况，记录不完整，推荐修改为“患者患肢肘关节处伤口敷料渗出暗红色血性液，渗血面积约为5 cm×3 cm，通知医生看患者，遵医嘱给予肘关节换药一次，现肘关节伤口敷料干燥，无渗出”。

（5）“患者体温高，已通知医生”，此项描述中缺失体温升高后患者的表现及宣教内容，记录不完整。推荐修改为“患者体温高，无寒战、大汗等不适主诉，通知医生，未予特殊处理，已向患者宣教术后体温升高的原因，协助患者饮水 300 ml”。

（6）“患者麻木减轻”，此项描述中缺失减轻后的具体范围，记录不规范、准确，推荐修改为“患肢感觉麻木范围缩小，麻木范围为小指尺侧、环指尺侧”。

（7）“医生拔除患者患肢伤口引流管”，此项描述中缺失拔出引流管后的敷料情况，记录不完整，推荐修改为“医生拔除患者患肢伤口引流管，予以无菌敷料包扎，敷料干燥、无渗出”。

康复中医病房案例

【案例】

1. 资料背景

（1）一般资料： 患者男性，25 岁，右膝前交叉韧带重建术后，屈膝受限 1 月余。

（2）专科情况： 运动医学护理常规、二级护理、普食、红光照射治疗 W6D、红外线局部照射治疗 W6D、中药塌渍治疗 W6D、贴敷降温 BID。

2. 缺陷护理记录

项目 日时	神志	体温（℃）	脉搏（次/分）	心率（次/分）	血压（mmHg）	呼吸（次/分）	SpO_2（%）	记录	记录人
2022-9-1 8:00	清楚	36.5	72		126/70	17		患者生命体征平稳，在康复师陪同下去中医科进行红光照射治疗、红外线局部照射治疗、中药塌渍治疗，相关注意事项已宣教，患者表示理解。	张某
9:30	清楚	36.5	78		125/76	18		患者在康复师陪同下安返病房，生命体征平稳，***无不适主诉。***	张某
11:30	清楚	36.8	76		120/73	19		患者在康复师指导下进行***屈膝练习，患者主诉膝关节疼痛，*** NRS 疼痛评分 5 分，患肢足背动脉搏动正常，皮肤温度同健侧，皮肤颜色正常，患者踝背伸、踝跖屈、足趾活动正常，患肢无肿胀，感觉正常。给予患者的干预措施：贴敷降温，已告知患者相关注意事项。	张某
11:50	清楚		74					患者主诉膝关节疼痛症状减轻，NRS 疼痛评分 2 分，患肢膝关节冰敷部位皮肤颜色正常，无苍白，无红肿。	张某

3. 护理记录正确书写方法示范

项目 日时	神志	体温（℃）	脉搏（次/分）	心率（次/分）	血压（mmHg）	呼吸（次/分）	SpO_2（%）	记录	记录人
2022-9-1 8:00	清楚	36.5	72		126/70	17		患者生命体征平稳，在康复师陪同下去中医科进行红光照射治疗、红外线局部照射治疗、中药塌渍治疗，相关注意事项已宣教，患者表示理解。	张某
9:30	清楚	36.5	78		125/76	18		患者在康复师陪同下安返病房，生命体征平稳，***患肢皮肤无灼伤，无红肿，无破溃，嘱其 2 h 内注意保暖，避免受凉，配合中医饮食调护及情志调节，患者接受度高，患者表示理解。***	张某
11:30	清楚	36.8	76		120/73	19		患者在康复师指导下进行屈膝练习，***主动屈膝角度为 30°，被动屈膝角度为 70°，患者主诉膝关节疼痛，疼痛性质为胀痛，***NRS 疼痛评分 5 分，***疼痛频率为持续疼痛，疼痛对患者生活造成影响，***患肢足背动脉搏动正常，皮肤温度同健侧，皮肤颜色正常，患者踝背伸、踝跖屈、足趾活动正常，患肢无肿胀，感觉正常。给予患者的干预措施：贴敷降温，已告知患者相关注意事项。	张某
11:50	清楚		74					患者主诉膝关节疼痛症状减轻，NRS 疼痛评分 2 分，患肢膝关节冰敷部位皮肤颜色正常，无苍白，无红肿。	张某

4. 问题分析与知识链接：根据《病历书写基本规范》（卫医政发〔2010〕11 号）第一章第二条、第三条具体分析。

本案例中，患肢中医治疗后专科查体未评估，病历书写不完整，病历书写表达不准确。具体见下。

（1）患肢中医治疗后专科查体未评估："患者在康复师陪同下安返病房，患者生命体征平稳，无不适主诉"，此项描述中未描述患肢中医治疗后的专科情况，推荐修改为"患者在康复师陪同下安返病房，生命体征平稳，患肢皮肤无灼伤，无红肿，无破溃，嘱其 2 h 内注意保暖，避免受凉，配合中医饮食调护及情志调节，患者接受度高，患者表示理解"。

（2）病历书写不完整

①“患者在康复师指导下进行屈膝练习”，此项描述中未描述专科角度情况，推荐修改为“患者在康复师指导下进行屈膝练习，主动屈膝角度为30°，被动屈膝角度为70°”。

②“患者主诉膝关节疼痛，NRS疼痛评分5分，患肢足背动脉搏动正常，皮肤温度同健侧，皮肤颜色正常，患者踝背伸、踝跖屈、足趾活动正常，患肢无肿胀，感觉正常。给予患者的干预措施：贴敷降温，已告知患者相关注意事项”，此项描述中未描述疼痛的性质、持续时间，推荐修改为“患者主诉膝关节疼痛，疼痛性质为胀痛，NRS疼痛评分5分，疼痛频率为持续疼痛，疼痛对患者生活造成影响，患肢足背动脉搏动正常，皮肤温度同健侧，皮肤颜色正常，患者踝背伸、踝跖屈、足趾活动正常，患肢无肿胀，感觉正常。给予患者的干预措施：贴敷降温，已告知患者相关注意事项”。

肛肠科病房案例

【案例】

1. 资料背景

（1）一般资料： 患者男性，56岁，主因“肛门肿物脱出伴间断便血2月余”于2022年9月27日以混合痔、便血入院。

（2）专科情况

①术前情况：2022年9月27日患者血红蛋白112 g/L，无头晕、乏力等不适。遵医嘱术前一日口服聚乙二醇电解质散清洁洗肠。

②术日情况：患者于2022年9月28日在腰麻下行肠镜检查＋吻合器痔上黏膜环切钉合术，手术顺利，安返病房。协助患者床上翻身，查看肛门伤口，无菌敷料覆盖无渗出。

2. 缺陷护理记录

项目 时间	神志	体温（℃）	脉搏（次/分）	心率（次/分）	血压（mmHg）	呼吸（次/分）	SpO_2（%）	记录	记录人
2022-9-27 14:00		36.1	72		115/72			遵医嘱定于明日在腰麻下行肠镜检查＋手术治疗，***向患者做术前宣教，患者表示理解。***	张三
21:30		35.9	68		121/71			***遵医嘱协助患者口服舒泰清36A＋36B，共排黄色稀水便10次，末次为无渣水样便，肛周皮肤完好无破损。***	张三
2022-9-28 10:35		36.2	76		125/75			患者接入手术室。	张三
11:40	清楚	36.1	72		112/70		100	患者今日在腰麻下行肠镜检查＋***PPH***术，***伤口无菌敷料覆盖无渗出。皮肤完好，*** 压疮评分18分，生活自理评分40分，疼痛评分0分，给予患者定时翻身并观察受压部位皮肤，向患者讲解术后相关注意事项，将呼叫器置于患者可触及处。	张三

3. 护理记录正确书写方法示范

项目/时间	神志	体温（℃）	脉搏（次/分）	心率（次/分）	血压（mmHg）	呼吸（次/分）	SpO_2（%）	记录	记录人
2022.9.27 14:00		36.1	72		115/72			遵医嘱定于明日在腰麻下行肠镜检查＋手术治疗，***向患者做术前宣教，讲解肠道清洗剂的用法及注意事项，患者表示理解并可复述。***	张三
19:00		35.9	68		121/71			***协助患者口服复方聚乙二醇电解质散 36A＋36B 稀释至 3000 ml 温水中，嘱患者分次口服。向患者讲解服药过程中顺时针按摩腹部，以利于排便。***	张三
22:30								***患者服药完毕，过程顺利，未诉恶心、呕吐、腹痛等不适，现共排便 10 次，查看患者，末次排便为无渣水样便，肛周皮肤完好无破损。***	张三
2022.9.28 10:35		36.2	76		125/75			患者接入手术室。	张三
11:40	清楚	36.1	72		112/70	17	100	患者今日在腰麻下行肠镜检查＋***吻合器痔上黏膜环切钉合术***，现返回病房。***协助患者床上翻身，查看肛门伤口无菌敷料覆盖无渗出。骶尾部及受压皮肤完好***，压疮评分 18 分，生活自理评分 40 分，疼痛评分 0 分，给予患者定时翻身并观察受压部位皮肤，向患者讲解术后相关注意事项，将呼叫器置于患者可触及处。	张三

4. 问题分析与知识链接：根据《医疗事故处理条例》（国务院令第 351 号）第二章第十条、《病历书写基本规范》（卫医政发〔2010〕11 号）第一章第三条具体分析。

本案例中，病历书写不完整、不客观。具体见下。

（1）本案例错误记录中，患者口服聚乙二醇电解质散用商品名且剂量、配制方法不明确，未观察用药后的不良反应健康教育内容宣教不到位。

（2）手术名称“PPH 术”，应写中文全称“吻合器痔上黏膜环切钉合术”。

骨科病房案例

【案例 1】

1. 资料背景

（1）一般资料：患者女性，76 岁，主因“左膝疼痛 5 年加重半年”于 2022 年 9 月 6 日以“左膝骨性关节炎”收入院。

（2）专科情况

①术日情况：患者于 9 月 7 日在腰麻下行左膝关节置换术，术后 14:30 主诉患肢疼痛，遵医嘱给予患肢抬高冰敷，盐酸哌替啶注射液 50 mg 肌内注射。16:00 患者主诉排尿困难，给予患者留置导尿，首次放尿 500 ml，尿色淡黄，给予妥善固定。

②术后第一天：9 月 8 日 11:15 患者双下肢 B 超结果回报：左小腿肌间静脉血栓形成，遵医嘱给予患者利伐沙班片 10 mg 口服 Q12h，指导患者预防血栓知识宣教。

2. 缺陷护理记录

项目 日时	神志	体温（℃）	脉搏（次/分）	心率（次/分）	血压（mmHg）	呼吸（次/分）	SpO_2（%）	记录	记录人
2022-09-07 14:30			68		137/86		100	***患者主诉患肢疼痛，遵医嘱给予患者杜冷丁 1 支肌内注射。***	张三
16:00			72		132/75		100	***患者诉小便解不出***。查体：触诊膀胱充盈，腹部膨隆，叩诊为浊音，膀胱底位于耻骨联合上 2 横指。通知医生，***遵医嘱给予患者插尿管***，首次放尿 500 ml，尿色淡黄，给予妥善固定。向患者讲解预防脱管宣教，患者表示理解。	张三
2022-09-08 09:00			78		126/71		100	遵医嘱给予患者拔除尿管，***患者已自解小便***。	张三
11:15			70		133/81		100	患者双下肢 B 超结果回报：左小腿肌间静脉血栓形成。查体：***患者患肢轻度肿胀，皮温同健侧，皮肤残留消毒剂颜色。***患者无胸闷、憋气等不适主诉，***遵医嘱指导患者抬高患肢。***	张三

3. 护理记录正确书写方法示范

项目 日时	神志	体温（℃）	脉搏（次/分）	心率（次/分）	血压（mmHg）	呼吸（次/分）	SpO_2（%）	记录	记录人
2022-09-07 14:30			68		137/86		100	***患者主诉患肢手术伤口疼痛，疼痛评分为 6 分，性质为持续性撕裂痛，立即通知医生，遵医嘱给予患***	张三

续表

项目/日时	神志	体温（℃）	脉搏（次/分）	心率（次/分）	血压（mmHg）	呼吸（次/分）	SpO_2（%）	记录	记录人
								者盐酸哌替啶注射液 50 mg 肌内注射，抬高、冰敷患肢，继续观察。	
16:00			72		132/75		100	患者***主诉排尿困难***。查体：触诊膀胱充盈，腹部膨隆，叩诊为浊音，膀胱底位于耻骨联合上2横指。通知医生，***遵医嘱给予患者留置导尿***，首次放尿 500 ml，尿色淡黄，给予妥善固定。向患者讲解预防脱管宣教，患者表示理解。	张三
2022-09-08 09:00			78		126/71		100	遵医嘱给予患者拔除尿管，***患者已自解小便，尿色淡黄，量约 200 ml***。	张三
11:15			70		133/81		100	患者双下肢B超结果回报：左小腿肌间静脉血栓形成。查体：***患者患肢轻度肿胀，皮温同健侧，皮肤残留消毒剂颜色。遵医嘱给予患者测量双下肢周径：左髌骨上缘 10 cm 为 50 cm，左髌骨下缘 10 cm 为 39 cm，右髌骨上缘 10 cm 为 48 cm，右髌骨下缘 10 cm 为 37 cm。***患者无胸闷、憋气等不适主诉，***遵医嘱告知患者以卧床休息为主，禁止热敷、按摩、热水泡脚，指导患者患肢抬高和给予预防血栓宣教，患者表示理解。***遵医嘱给予患者利伐沙班片 10 mg 口服 Q12h。	张三

4. 问题分析与知识链接：根据《病历书写基本规范》（卫医政发〔2010〕11 号）第一章第二条、第三条、第六条，第三章第十八条（七）具体分析。

本案例中，患者给药记录不准确，病历书写未规范使用医学术语，专科情况未根据专科需要记录专科特殊情况，患者主诉、医学术语及查体书写不规范。具体见下。

（1）患者疼痛时应详细描述疼痛部位、性质以及疼痛评分。膝关节置换术后患者患肢可采取抬高及冰敷方式来消肿止痛。因此“患者主诉患肢疼痛，遵医嘱给予患者杜冷丁 1 支肌内注射”推荐修改为“患者主诉患肢手术伤口疼痛，疼痛评分为 6 分，性质为持续性撕裂痛，立即通知医生，遵医嘱给予患者盐酸哌替啶注射液 50 mg 肌内注射，抬高、冰敷患肢，继续观察”。

（2）护理记录中应使用医学术语。“患者诉小便解不出”推荐修改为“患者主诉排尿困难”；“遵医嘱给予患者插尿管”推荐修改为“遵医嘱给予患者留置导尿；“患者已自解小便”推荐修改为“患者已自解小便，尿色淡黄，量约 200 ml”。

（3）膝关节置换后患肢肿胀，同时 B 超提示有肌间静脉血栓，应测量腿围。“患肢轻度肿胀”推荐增加为“患肢轻度肿胀，皮温同健侧，皮肤残留消毒剂颜色。遵医嘱给予患者测量双下肢周径：左髌骨上缘 10 cm 为 50 cm，左髌骨下缘 10 cm 为 39 cm，右髌骨上缘 10 cm 为 48 cm，右髌骨下缘 10 cm 为 37 cm”。

（4）膝关节置换术后患肢肌间静脉血栓，需警惕栓子脱落的风险，应详尽地给予患者健康宣教及注意事项指导，同时应注意患者的反馈。“遵医嘱指导患者抬高患肢”推荐增加为“遵医嘱告知患者以卧床休息为主，禁止热敷、按摩、热水泡脚，指导患者患肢抬高和给予预防血栓宣教，患者表示理解”。

【案例 2】

1. 资料背景

（1）一般资料： 患者男性，62 岁，体重 60 kg。主因“腰部及左下肢疼痛麻木 2 年”于 2022 年 10 月 10 日以“腰椎管狭窄症”收入院。既往糖尿病病史 5 年，规律口服盐酸二甲双胍片 500 mg TID，无低血糖发作史，空腹血糖控制在 5.0 ～ 6.0 mmol/L，餐后血糖控制在 9.0 ～ 11.0 mmol/L。

（2）专科情况

患者术前查体：双下肢肌力正常。

患者于 10 月 12 日在全麻下行 L3 ～ 5 椎管减压融合内固定术，11:30 术毕安返病房。13:30 患者主诉左脚麻木，13:35 医生开具医嘱“20% 甘露醇 50 g 静脉输液 ONCE＋Q12h”，16:00 患者主诉左脚麻木症状较前稍缓解。

21:00 患者主诉左脚活动受限，不能背伸。查体：左侧胫前肌肌力、踇背伸肌肌力均为 0 级，其余双下肢肌力正常。通知医生，遵医嘱给予患者行甲泼尼龙冲击治疗。

2. 缺陷护理记录

项目 日时	神志	体温（℃）	脉搏（次/分）	心率（次/分）	血压（mmHg）	呼吸（次/分）	SpO_2（%）	记录	记录人
2022-10-10 09:00	清楚	36.5	78		132/70	18		患者***主因“腰部及左下肢疼痛麻木”***于今日步行入院收入我科。既往糖尿病病史 5 年，规律口服***格华止*** 500 mg TID，无低血糖发作史，空腹血糖控制在 ***5.0 mmol/L ～ 6.0 mmol/L***，餐后血糖控制在 ***9.0 mmol/L～11.0 mmol/L***。	张三
2022-10-12 11:30	清楚	36	74		129/68	18	100	患者今日在全麻下行***腰椎手术，***现安返病房。遵医嘱给予患者血压、脉搏、血氧饱和度监测，双鼻导管吸氧 2 L/min，患者口唇、甲床色泽红润，呼吸平顺。患者伤口敷料干燥，引流管通畅，为暗红	张三

续表

项目 日时	神志	体温（℃）	脉搏（次/分）	心率（次/分）	血压（mmHg）	呼吸（次/分）	SpO_2（%）	记录	记录人
								色血性液，外接引流球。留置尿管通畅，尿色淡黄。双下肢无肿胀，双下肢肌力正常，双足背动脉可触及，左右一致，无腹胀。	
12:30			73		121/70		100	患者伤口引流管通畅，为暗红色血性液。	张三
13:30			75		131/76		100	***患者主诉左脚麻木***，伤口负压引流管通畅，为暗红色血性液，立即通知医生，医生床旁看患者。	张三
2022-10-12 13:37								遵医嘱给予患者***甘露醇*** 50 g once 静脉输液，滴速为160滴/分，静脉输液管路通畅。	张三
14:30			79		130/78		100	患者伤口敷料干燥，负压引流管通畅。	张三
15:30			80		123/69		100	协助患者翻身，受压皮肤完好无破损。	张三
16:30			77		119/81		100	患者双下肢无肿胀，双下肢肌力正常。	张三
17:30			73		120/78		100	患者无不适主诉，遵医嘱停止血压、脉搏、血氧饱和度监测和双鼻导管吸氧 2 L/min。	张三
21:00	清楚		***76***		127/82	18	100	患者主诉左脚活动受限，不能背伸。给予患者查体：左侧胫前肌肌力、踇背伸肌肌力为0级，其余双下肢肌力正常。立即通知医生，遵医嘱给予患者0.9%氯化钠注射液100 ml＋***甲泼尼龙*** 1800 mg静脉输液，调节输液速度为100滴/分，15 min内滴完，输液管路通畅，穿刺点无红肿、渗液。	张三
21:15	清楚		***72***		131/78		100	遵医嘱给予患者0.9%氯化钠注射液100 ml＋***洛赛克*** 40 mg静脉输液，调节输液速度为34滴/分，45 min内滴完。	张三

续表

项目 日时	神志	体温（℃）	脉搏（次/分）	心率（次/分）	血压（mmHg）	呼吸（次/分）	SpO_2（%）	记录	记录人
22:00	清楚		***74***		124/71		100	遵医嘱给予患者 0.9% 氯化钠注射液 500 ml＋***甲泼尼龙*** 7452 mg 以 21.7 ml/h 速度静脉泵入，输液泵连接紧密，管路通畅。	张三

3. 护理记录正确书写方法示范

项目 日时	神志	体温（℃）	脉搏（次/分）	心率（次/分）	血压（mmHg）	呼吸（次/分）	SpO_2（%）	记录	记录人
2022-10-10 09:00	清楚	36.5	78		132/70	18		患者***主因“腰部及左下肢疼痛麻木 2 年”***于今日步行入院收入我科。既往糖尿病病史 5 年，规律口服***盐酸二甲双胍片*** 500 mg TID，无低血糖发作史，空腹血糖控制在 ***5.0～6.0 mmol/L***，餐后血糖控制在 ***9.0～11.0 mmol/L***。	张三
2022-10-12 11:30	清楚	36	74		129/68	18	100	患者今日在全麻下行 ***L3～5 椎管减压融合内固定手术，***现安返病房。遵医嘱给予患者血压、脉搏、血氧饱和度监测，双鼻导管吸氧 2 L/min，患者口唇、甲床色泽红润，呼吸平顺。患者伤口敷料干燥，引流管通畅，为暗红色血性液，外接引流球。留置尿管通畅，尿色淡黄。双下肢无肿胀，双下肢肌力正常，双足背动脉搏动可触及，左右一致，无腹胀。	张三
12:30			73		121/70		100	患者伤口引流管通畅，为暗红色血性液。	张三
13:30			75		131/76		100	患者主诉左脚麻木，***给予患者查体：患者双下肢肌力正常，较术前无变化。***伤口负压引流管通畅，为暗红色血性液，立即通知医生，医生床旁看患者。	张三
13:37			***75***		***123/74***		***100***	遵医嘱给予患者 ***20% 甘露醇注射液*** 50 g 静脉输液，滴速为 160 滴/分，静脉输液管路通畅，***患者左手静脉穿刺点处无红肿、渗液***。	张三

续表

项目 日时	神志	体温（℃）	脉搏（次/分）	心率（次/分）	血压（mmHg）	呼吸（次/分）	SpO_2（%）	记录	记录人
14:30			79		130/78		100	患者伤口敷料干燥，负压引流管通畅。	张三
15:30			80		123/69		100	协助患者翻身，受压皮肤完好无破损。	张三
16:00			***78***		***130/78***		***100***	***患者主诉左下肢麻木症状较前稍缓解，通知医生，遵医嘱继续观察。***	张三
16:30			77		119/81		100	患者双下肢无肿胀，双下肢肌力正常。	张三
17:30			73		120/78		100	***患者伤口敷料干燥，引流管通畅，为暗红色血性液，外接引流球。留置尿管通畅，尿色淡黄。双下肢无肿胀，双下肢肌力正常，双足背动脉可触及，左右一致。***患者无不适主诉，遵医嘱停止血压、脉搏、血氧饱和度监测和双鼻导管吸氧 2 L/min。	张三
21:00	清楚			***76***	127/82	18	100	患者主诉左脚活动受限，不能背伸。给予患者查体：左侧胫前肌肌力、踇背伸肌肌力为0级，其余双下肢肌力正常。立即通知医生，***遵医嘱给予患者持续心电监测，心电示波：窦性心律，律齐；双鼻导管吸氧 2 L/min，患者口唇、甲床、颜面未见明显缺氧表现，呼吸平顺，***遵医嘱给予患者 0.9% 氯化钠注射液 100 ml＋***注射用甲泼尼龙琥珀酸钠*** 1800 mg 静脉输液，调节输液速度为 100 滴/分，15 min 内滴完，输液管路通畅，穿刺点无红肿、渗液。	张三
21:15	清楚			***72***	131/78		100	***心电示波：窦性心律，律齐。***遵医嘱给予患者 0.9% 氯化钠注射液 100 ml＋***注射用奥美拉唑钠*** 40 mg 静脉输液，调节输液速度为 34 滴/分，45 min 内滴完。	张三

续表

项目 日时	神志	体温（℃）	脉搏（次/分）	心率（次/分）	血压（mmHg）	呼吸（次/分）	SpO_2（%）	记录	记录人
2022-10-12 22:00	清楚			***74***	124/71		100	***心电示波：窦性心律，律齐。***遵医嘱给予患者 0.9% 氯化钠注射液 500 ml＋***注射用甲泼尼龙琥珀酸钠*** 7452 mg 以 21.7 ml/h 速度静脉泵入，输液泵连接紧密，管路通畅。	张三

4. 问题分析与知识链接：根据《卫生部办公厅关于在医疗机构推行表格式护理文书的通知》（卫办医政发〔2010〕125 号）第二条（五），《病历书写基本规范》第一章第三条、第三章第十八条（二）以及《卫生部关于加强医院临床护理工作的通知》（卫医政发〔2010〕7 号）中护士对住院患者履行的护理职责，具体分析如下。

本案例中，药物名称和相关剂量单位书写不规范；患者入院不适主诉未描述持续时间；护理记录书写不完整、不准确；患者出现肢体麻木时、白夜班交接班之后未描述相应专科观察要点；行甲泼尼龙冲击时未监测患者心律变化。具体见下。

（1）药物名称书写不规范：药物“格华止”为商品名，推荐修改为“盐酸二甲双胍片”；药物“甘露醇”未描述具体浓度，推荐修改为“20% 甘露醇”；药物“甲泼尼龙”“洛赛克”为通用名，推荐分别修改为“注射用甲泼尼龙琥珀酸钠”“注射用奥美拉唑钠”。

（2）相关剂量单位书写不规范：血糖值范围单位注明不规范，“5.0 mmol/L ～ 6.0 mmol/L”“9.0 mmol/L ～ 11.0 mmol/L”推荐分别修改为“5.0 ～ 6.0 mmol/L”“9.0 ～ 11.0 mmol/L”。

（3）患者入院主诉书写未描述持续时间：“主因腰部及左下肢疼痛麻木”推荐修改为“主因腰部及左下肢疼痛麻木 2 年”。

（4）护理记录书写不完整、不准确、不规范

①手术名称书写不规范：“腰椎手术”推荐修改为“L3 ～ 5 椎管减压融合内固定手术”。

②“患者左脚麻木，用药后无连续症状观察”，推荐修改为“患者主诉左脚麻木症状较前稍缓解，通知医生，遵医嘱继续观察”及相应生命体征“脉搏 78 次 / 分，血压 130/78 mmHg，血氧饱和度 100%”。

（5）患者出现肢体麻木时、白夜班交接班之后未描述相应专科观察要点

①患者主诉左下肢麻木时，未给予相应查体，推荐增加“给予患者查体：患者双下肢肌力正常，较术前无变化”。

②白夜班交接班之后未描述专科观察要点，推荐增加“患者伤口敷料干燥，引流管通畅，为暗红色血性液，外接引流球。留置尿管通畅，尿色淡黄。双下肢无肿胀，双下肢肌力正常，双足背动脉搏动可触及，左右一致。”

（6）患者相关生命体征及用药反应描述不全面

① 13:37 未记录患者生命体征，推荐增加“脉搏 75 次 / 分，血压 123/74 mmHg，血氧饱和度 100%”。

②甘露醇属于高渗性液体，静脉滴注时需关注局部血管情况，推荐增加“患者左手静脉穿刺点处无红肿、渗液”。

③甲泼尼龙冲击可导致心律不齐、停搏，因此需给予患者持续心电监测，观察患者基本生命体征变化，推荐增加“遵医嘱给予患者持续心电监测，心电示波：窦性心律，律齐；双鼻导管吸氧 2 L/min，患者口唇、甲床、颜面未见明显缺氧表现，呼吸平顺”。

【案例 3】

1. 资料背景

（1）一般资料：患者男性，68 岁，主因“腰痛伴左臀部、大腿疼痛麻木 2 个月”于 2022 年 5 月 14 日以“腰椎管狭窄症”收入院。患者既往有格林–巴利综合征病史，未服药；高血压病史十余年，口服降压药物名称不详，血压控制在 120/80 mmHg 左右。

（2）专科情况

查体：患者双上肢肌力正常，双下肢左髂腰肌、左股四头肌肌力均为 4 级，右髂腰肌、右股四头肌肌力均为 2 级，双侧胫前肌、踇背伸肌、小腿三头肌均为 0 级，下肢可凹性水肿。测量双下肢周径：左髌骨上缘 10 cm 处 40.5 cm、右髌骨上缘 10 cm 处 40.5 cm；左髌骨下缘 10 cm 处 28.5 cm、右髌骨下缘 10 cm 处 29 cm。

风险评估：患者 Morse 跌倒评分为 60 分，高危风险，给予患者预防跌倒知识宣教及签署预防跌倒告知书、床头放置标识等措施预防跌倒。血栓 Caprini 风险评分 6 分，高危风险，通知医生，遵医嘱继续观察。给予患者讲解伴随疾病知识的康宣教，患者表示可以理解配合。

2. 缺陷护理记录

项目 日时	神志	体温（℃）	脉搏（次/分）	心率（次/分）	血压（mmHg）	呼吸（次/分）	SpO_2（%）	记录
2022-05-14 09:00	清楚	36.5	78		120/80	18		患者今日轮椅收入院，主诉***因 2 个月前，无明显诱因出现腰痛、右侧臀部疼痛，右大腿内、前、外侧疼痛麻木，伴大小便困难，大腿无力感，为进一步治疗来我院就诊。***患者既往有格林–巴利综合征病史。查体：***患者四肢肌力部分正常。高血压病史十余年，口服药物名称不详。患者有双下肢可凹性水肿。患者有跌倒高危风险，血栓高危风险，***给患者讲解伴随疾病知识，患者表示可以理解配合。

3. 护理记录正确书写方法示范

项目 日时	神志	体温（℃）	脉搏（次/分）	心率（次/分）	血压（mmHg）	呼吸（次/分）	SpO_2（%）	记录	记录人
2022-05-14 09:00	清楚	36.5	78		120/80	18		患者今日轮椅收入院，主诉***腰痛伴左臀部、大腿疼痛麻木 2 个月***。给予患者查体：***患者双上肢肌力正常，双下肢左髂腰肌、左股四头肌肌力均为 4 级；右髂腰肌、股四头肌肌力均为 3 级；双侧胫前肌、踇背伸肌、小腿三头肌肌力均为 0 级。查体发现患者双下肢可凹性水肿，测量***	

续表

日时 \ 项目	神志	体温（℃）	脉搏（次/分）	心率（次/分）	血压（mmHg）	呼吸（次/分）	SpO_2（%）	记录	记录人
								双下肢周径：左髌骨上缘10 cm处40.5 cm、右髌骨上缘10 cm处40.5 cm；左髌骨下缘10 cm处28.5 cm、右髌骨下缘10 cm处29 cm。患者既往有格林-巴利综合征病史，高血压病史十余年，口服药物名称不详，血压控制在120/80 mmHg左右。患者Morse跌倒评分为60分，高危风险，给予患者预防跌倒知识宣教及签署预防跌倒告知书、床头放置标识等措施预防跌倒。血栓Caprini风险评分6分，高危风险，通知医生，遵医嘱继续观察。指导患者进行踝泵练习3～5 min/h，给予患者预防下肢静脉血栓、伴随疾病等知识宣教，患者表示可以理解配合。	张三

4. 问题分析与知识链接：根据《病历书写基本规范》（卫医政发〔2010〕11号）第一章第三条、第三章第十八条（二）具体分析。

本案例中，入院主诉过于繁复，入院专科查体内容未体现患者真实病情。病历书写不完整，未体现高危风险因素护理措施。具体见下。

（1）主诉“因2个月前，无明显诱因出现腰痛，右侧臀部疼痛，右大腿内、前、外侧疼痛麻木，伴大小便困难，大腿无力感，为进一步治疗来我院就诊”，推荐修改为“腰痛伴左臀部、大腿疼痛麻木2个月”。

（2）“患者四肢肌力部分正常”应详细记录肌力情况。推荐修改为“患者双上肢肌力正常；双下肢左髂腰肌、左股四头肌肌力均为4级，右髂腰肌、右股四头肌肌力均为3级，双侧胫前肌、踇背伸肌、小腿三头肌均为0级”。

（3）“高血压病史十余年，口服药物名称不详”推荐修改为“高血压病史十余年，口服药物名称不详，血压控制在120/80 mmHg左右”。

（4）“患者双下肢可凹性水肿”推荐修改为“查体发现患者双下肢可凹性水肿，测量双下肢周径：左髌骨上缘10 cm处40.5 cm、右髌骨上缘10 cm处40.5 cm；左髌骨下缘10 cm处28.5 cm、右髌骨下缘10 cm处29 cm”。

（5）“患者跌倒高危风险”推荐修改为“患者Morse跌倒评分为60分，高危风险”。

（6）“患者血栓高危风险”推荐修改为“血栓Caprini风险评分6分，高危风险，通知医生，遵医嘱继续观察。指导患者进行踝泵练习3～5 min/h，给予患者预防下肢静脉血栓、伴随疾病等知识宣教，患者表示可以理解配合”。

【案例 4】

1. 资料背景

（1）一般资料： 患者男性，36 岁，2022 年 8 月 31 日 23:00 饮酒后下台阶时右脚扭伤，伤后 2 小时急诊就诊，急诊医生给予患者右小腿短腿石膏托固定。完善检查后于 2022 年 9 月 1 日主因“右踝外伤 10 小时”以“右三踝骨折”轮椅入院，入院时无家属陪住。既往饮酒史 3 年，啤酒 3 ～ 10 瓶 / 天，未戒酒。

（2）专科情况： 入院时患者体温 37.1℃、脉搏 102 次 / 分、呼吸 20 次 / 分、血压 126/74 mmHg。协助患者搬运至病床的过程中，患者主诉右踝关节胀痛，NRS 疼痛评分为 5 分，卧床休息 10 分钟主诉疼痛有所减轻，NRS 疼痛评分 3 分，脉搏 78 次 / 分。查体：患肢感觉、运动、皮肤温度正常。

2022 年 9 月 1 日 9:25 医嘱：骨科护理常规、一级护理、普食、患肢抬高、持续冰敷、20% 甘露醇注射液 250 ml Q12h + ONCE 静脉输液。9:30 护士给予患者左手留置静脉输液。11:00 患者主诉右踝疼痛症状缓解。

2022 年 9 月 2 日硬膜外麻醉下行“右三踝骨折切开复位内固定术”，10:35 安返病房，患肢感觉及运动功能恢复，皮肤温度正常。医嘱：一级护理，持续血压、脉搏、血氧饱和度监测，双鼻导管低流量吸氧 6 h。11:20 内踝伤口渗出血性液，医生嘱继续观察。13:40 伤口继续渗出，医生给予更换敷料。

2022 年 9 月 3 日 8:30 医生拔除伤口引流条，建议 3 周内患肢不负重。9:20 患者外出行右踝关节正侧位 X 线检查。11:10 患者离院。

2. 缺陷护理记录

项目 日时	神志	体温（℃）	脉搏（次 / 分）	心率（次 / 分）	血压（mmHg）	呼吸（次 / 分）	SpO_2（%）	记录	记录人
2022-09-01 10:30		37.1	***102***		126/74	20		***患者 9 点以右三踝骨折轮椅入院，*** 患者既往体健，***无不良嗜好，*** 已完善入院检查，***疼痛评分 5 分。9:25 给予 20% 甘露醇 250 静滴。***	张某
2022-09-02 7:40	清楚	36.5	72		126/74			患者接入手术室。	张某
10:35	清楚	36.8	78		130/79	16	100	患者在硬膜外麻醉下行***切开复位内固定术***，安返病房，遵医嘱给予***监测吸氧 6 h***。	张某
11:23			72		124/70			患者***内踝伤口渗出***，遵医嘱继续观察。	张某
13:20			70		122/72			患者***解小便***。	张某
13:45								***医生给予伤口换药***。	张某
2022-09-03 8:40								***医生给予换药***。	张某
9:20								患者由医辅人员陪同，坐轮椅外出检查。	张某
9:55								***给予患者出院指导***。	张某
11:10								患者离院。	张某

3. 护理记录正确书写方法示范

项目 日时	神志	体温（℃）	脉搏（次/分）	心率（次/分）	血压（mmHg）	呼吸（次/分）	SpO_2（%）	记录	记录人
2022-09-01 09:12		37.1	102		126/74	20		患者以右三踝骨折轮椅入院。患者既往体健，饮酒史3年，3～5天/周，啤酒3～10瓶/天。已完善入院检查。患者右踝部石膏托固定，搬运过程中主诉右踝部疼痛明显，NRS疼痛评分5分，为持续性胀痛，踝关节中度肿胀，皮肤残留石膏及绷带勒痕，皮肤颜色及温度与健侧一致，右足背动脉可以触及。患者脉搏102次/分，律齐，未主诉心悸等不适症状，已通知医生。	张某
09:24			78					患者主诉疼痛有所减轻，NRS疼痛评分3分。	张某
09:33								遵医嘱给予患者患肢抬高、持续冰敷，20%甘露醇注射液250 ml静脉输液，滴速160滴/分，左手背静脉留置针穿刺部位无红肿。	张某
11:00								患者主诉右踝疼痛减轻，NRS疼痛评分2分。	张某
2022-09-02 7:40	清楚	36.5	72		126/74			患者接入手术室。	张某
10:35	清楚	36.8	78		130/79	16	100	患者在硬膜外麻醉下行右三踝骨折切开复位钢板＋螺钉内固定术，安返病房。患者感觉及运动功能恢复，患肢足背动脉搏动可触及，伤口敷料干燥。遵医嘱给予持续监测，双鼻导管吸氧，氧流量2 L/min，患者颜面、口唇、甲床色泽红润。	张某
11:23			72		124/70			护士巡视发现患者内踝伤口有渗出，敷料外渗红色血性液面积2 cm×2 cm，医生查看患者，标记渗出范围，遵医嘱继续观察。	张某
13:20			70		122/72			患者自解小便约200 ml，尿色淡黄。	张某

续表

项目 日时	神志	体温（℃）	脉搏（次/分）	心率（次/分）	血压（mmHg）	呼吸（次/分）	SpO_2（%）	记录	记录人
13:45								***患者内踝伤口渗出增加，红色血性液超出标记范围，面积为 4 cm×6 cm，医生给予伤口换药。***	张某
2022-09-03 8:40								***医生给予患者拔除伤口引流条，伤口重新换药。***	张某
9:20								患者由医辅人员陪同，坐轮椅外出检查。	张某
9:55								***给予患者出院指导，嘱注意 3 周患肢不负重，患者表示理解。***	张某
11:10								患者离院。	张某

4. 问题分析与知识链接：根据《病历书写基本规范》（卫医政发〔2010〕11 号）第一章第三条、第五条、第六条、第九条具体分析。

本案例中，时间记录格式不准确，采用总结式记录造成记录及时性不足，记录的连续性不够，既往嗜好记录不准确，体征描述不完整，没有容量单位，标点符号不准确。具体如下。

（1）脉搏异常未关注

①脉搏 102 次 / 分，没有记录患者有无心悸、期前收缩等情况，没有通知医生。推荐修改为“患者脉搏 102 次 / 分，律齐，未主诉心悸等不适症状”，已通知医生。

② 10 分钟后缓解没有记录，推荐增加 10 分钟后有脉搏记录“78 次 / 分”。

（2）记录不及时、不完整

①出现总结式的记录，推荐按照实际发生时间记录，按时间段记录。

② 10 分钟后要有持续观察记录，推荐增加“患者主诉疼痛有所减轻，NRS 疼痛评分 3 分”。

（3）标点符号不正确

①“患者以右三踝骨折轮椅入院”，推荐修改为“患者以右三踝骨折轮椅入院”。

②“已完善入院检查”，推荐修改为“已完善入院检查”。

（4）记录不准确、不完整、不规范、不客观

①“无不良嗜好”推荐修改为“饮酒史 3 年，3 ～ 5 天 / 周，啤酒 3 ～ 10 瓶 / 天”。

②对搬运过程中的疼痛没有客观记录，推荐修改为“患者右踝部石膏托固定，搬运过程中主诉右踝部疼痛明显，NRS 疼痛评分 5 分，为持续胀痛，患者踝关节中度肿胀，皮肤残留石膏及绷带勒痕，皮肤颜色及温度与健侧一致，右足背动脉可以触及”。

③“静滴”推荐修改为“静脉输液”。

④第一次应用甘露醇溶液血管刺激药物建议描述穿刺部位情况，推荐修改为“遵医嘱给予患者患肢抬高、持续冰敷，20% 甘露醇注射液 250 ml 静脉输液，滴速 160 滴 / 分，左手背静脉留置针穿刺部位无红肿”。

⑤手术返回病房没有记录患者麻醉恢复情况及患者感觉和运动情况。推荐增加“患者感觉及运动功能恢复，患肢足背动脉搏动可触及，伤口敷料干燥”。

⑥手术名称记录不准确：“切开复位内固定术”推荐修改为“右三踝骨折切开复位钢板＋螺钉内固定术”。

⑦监测吸氧记录不规范：“监测吸氧 6 h”推荐修改为“持续监测，双鼻导管吸氧，氧流量

2 L/min，患者颜面、口唇、甲床色泽红润”。

⑧伤口渗出记录不完整：“内踝伤口渗出，”推荐修改为“内踝伤口有渗出，敷料外渗红色血性液面积 2 cm×2 cm，医生查看患者，标记渗出范围”。

⑨第一次排尿记录不准确：“解小便”推荐修改为“自解小便约 200 ml，尿色淡黄”。

⑩伤口继续渗出，医生换药记录不完整：“医生给予伤口换药”推荐修改为“患者内踝伤口渗出增加，红色血性液超出标记范围，面积为 4 cm×6 cm，医生给予伤口换药”。

⑪非常规性换药建议详细记录，提示后续持续观察伤口渗出情况。“医生给予换药”推荐修改为“医生给予患者拔除伤口引流条，伤口重新换药”。

⑫重点告知的内容要有记录及患者理解程度反馈。“给予患者出院指导”推荐增加“嘱注意 3 周患肢不负重，患者表示理解”。

（5）相关剂量单位书写不规范：液体都要有容积单位，“20% 甘露醇 250”，推荐修改为“20% 甘露醇注射液 250 ml”。

【案例 5】

1. 资料背景

（1）一般资料：患者男性，82 岁，主因“四肢麻木无力 2 个月，加重 2 周”于 2023 年 5 月 31 日以“脊髓型颈椎病”入院。患者既往高血压病史 10 年，口服替米沙坦、氨氯地平治疗，血压控制在（120 ～ 130）/（70 ～ 85）mmHg。糖尿病病史 20 年，注射胰岛素治疗，无低血糖发作史，空腹血糖控制在 5.5 ～ 6.2 mmol/L，餐后血糖控制在 9.0 ～ 11.0 mmol/L。

（2）专科情况

①术日情况：患者于 2023 年 6 月 1 日在全麻下行后路 C2 ～ 6 单开门椎管扩大成形术（保留右侧棘突韧带肌肉复合体），C7 上部椎板切除术（保留 C7 棘突项韧带附着点）。

②术后第一天：8:38 倾倒患者伤口引流 500 ml，淡红色血性液。11:10 医生将负压引流球引流更换为引流袋引流。16:38 患者主诉头痛，遵医嘱给予患者乳酸林格液静脉输液。患者急查电解质结果回报：钠 132 mmol/L。遵医嘱给予患者氯化钠注射液 100 ml＋浓氯化钠注射液 30 ml，TID 静脉输液。

③术后第 5 日：患者术后引流较多，淡红色引流液，置管 5 日后拔除伤口引流管。

2. 缺陷护理记录

项目 日时	神志	体温（℃）	脉搏（次 / 分）	心率（次 / 分）	血压（mmHg）	呼吸（次 / 分）	SpO_2（%）	记录	记录人
2023-06-02 08:38	清楚	36.3	72		125/73	19	100	***患者今晨引流 500 ml。***	王某某
11:10	清楚	36.5	84		116/71	18		***医生将伤口引流球更换为引流袋。***	王某某
13:38	清楚		90		134/83	18		患者主诉头痛，通知医生，***遵医嘱给予患者乳酸林格液静脉输液，***穿刺处无红肿、渗液，滴入通畅，输液速度为 60 滴 / 分。给予患者急查电解质，现结果未归。	王某某
15:03	清楚							患者急查电解质结果回报：钠 132 mmol/L，通知医生，***遵医嘱给予患者氯化钠注射液 100 ml＋浓氯化钠注射液 30 g 静脉输液。***	王某某

3. 护理记录正确书写方法示范

项目 日时	神志	体温（℃）	脉搏（次/分）	心率（次/分）	血压（mmHg）	呼吸（次/分）	SpO_2（%）	记录	记录人
2023-06-02 08:38	清楚	36.3	72		125/73	19	100	患者今晨引流 500 ml，***引流液为淡红色血性液，询问患者，无头痛、头晕、恶心等不适主诉。***	王某某
10:20	清楚							***指导患者头高脚低位，多进食含钠食物，患者表示理解配合。***	王某某
11:10	清楚	36.5	84		116/71	18		医生将伤口引流球更换为引流袋。***患者伤口敷料干燥，引流通畅，淡红色血性液。***	王某某
13:38	清楚		90		134/83	18		患者主诉头痛，通知医生，遵医嘱给予患者乳酸林格液 ***500 ml*** 静脉输液，穿刺处无红肿、渗液，滴入通畅，输液速度为 60 滴/分。给予患者急查电解质，现结果未归。	王某某
15:03	清楚							患者急查电解质结果回报：钠 132 mmol/L，通知医生，遵医嘱给予患者氯化钠注射液 100 ml＋浓氯化钠注射液 ***30 ml，TID*** 静脉输液，***穿刺处无红肿渗液，静脉输液滴入通畅，输液速度为 60 滴/分。***	王某某

4. 问题分析与知识链接：根据《病历书写基本规范》（卫医政发〔2010〕11 号）第一章第三条、第六条，第三章第十八条（七）、第二十二条，具体分析。

本案例中未根据专科需要记录专科特殊情况，未向患者及其近亲属告知重要事项，未对患者病情和诊疗过程进行连续性记录，相关剂量单位书写不规范。具体见下：

（1）脑脊液漏患者引流液量、性质同常规颈后路患者不同，同时，脑脊液漏患者因脑脊液丢失，会出现低颅压症状。因此“患者今晨引流 500 ml”推荐增加为“患者今晨引流 500 ml，引流液为淡红色血性液，询问患者，无头痛、头晕、恶心等不适主诉”。

（2）脑脊液漏患者应注意钠盐的补充，同时应根据漏口位置不同采取不同体位，因此应增加患者饮食及体位宣教及指导。推荐增加“指导患者头高脚低位，多进食含钠食物，患者表示理解配合”。

（3）脑脊液漏发生后视患者病情变化可将负压引流更改为常压引流，同时应关注引流管更换后是否通畅以及引流液的颜色、性质等。因此“医生将伤口引流球更换为引流袋”推荐增加为“医生将伤口引流球更换为引流袋。患者伤口敷料干燥，引流通畅，淡红色血性液”。

（4）“患者主诉头痛，通知医生，遵医嘱给予患者乳酸钠林格液静脉输液，穿刺处无红肿、渗液，滴入通畅，输液速度为 60 滴/分。给予患者急查电解质，现结果未归”推荐修改为“患者主诉头痛，通知医生，遵医嘱给予患者乳酸林格液 500 ml 静脉输液，穿刺处无红肿、渗液，滴入通畅，输液速度为 60 滴 / 分。给予患者急查电解质，现结果未归”。

（5）“患者急查电解质结果回报：钠 132 mmol/L，通知医生，遵医嘱给予患者氯化钠注射液 100 ml＋浓氯化钠注射液 30 g 静脉输液”推荐修改为“患者急查电解质结果回报：钠 132 mmol/L，通知医生，遵医嘱给予患者氯化钠注射液 100 ml＋浓氯化钠注射液 30 ml TID 静脉输液。穿刺处无红肿、渗液，静脉输液滴入通畅，输液速度为 60 滴 / 分”。

神经外科病房案例

【案例 1】

1. 资料背景

（1）一般资料：患者男性，35 岁，主因“左腿变细、小便无力 3 年，腰腿痛 1 年，加重 2 个月”以“腰椎管肿瘤”入院。

（2）专科情况：患者于 2022 年 10 月 17 日在全麻下行后正中全椎板入路 L2 ～ 4 椎管内髓内硬膜下肿物切除术，术毕 21:39 安返病房。术后俯卧位，留置腰部引流管、导尿管，手术切口沙袋加压。

查体：患者神清语利，双上肢肌力 5 级，右下肢肌力 3 级，左下肢肌力 4 级。患者下颌处有压红，压之不褪色，有水疱形成，双侧髂前上棘有压红，压之可褪色。

10 月 17 日 21:50 患者主诉腰部伤口疼痛明显，疼痛评分为 5 分，遵医嘱予以盐酸曲马多注射液（舒敏注射剂）0.1 g 肌内注射镇痛，30 分钟后疼痛缓解，疼痛评分为 3 分。

2. 缺陷护理记录

项目 日时	神志	体温（℃）	脉搏（次 / 分）	心率（次 / 分）	血压（mmHg）	呼吸（次 / 分）	SpO_2（%）	记录	记录人
2022-10-17 21:39	清楚	36.5		84	125/74	18	100	患者今日在全麻下行“***显微镜下硬脊膜下病变切除术（腰）***”，术毕安返病房，现全麻已醒，遵医嘱给予患者心电监测，示波：窦性心律，律齐。鼻导管吸氧 2 L/min，自主呼吸平稳，节律均匀，颜面、口唇、甲床色泽红润。遵医嘱俯卧位，伤口敷料干燥，接负压引流球，引流通畅，引出少许暗红色血性液，沙袋压迫。外周静脉输液通畅，穿刺部位无红肿及渗出，***患者右下肢肌力 3 级，***其余肢体肌力正常，患者下颌处有 ***5×2 cm*** 压红，压之不褪色，***有水疱形成***，双侧髂前上棘有 ***1×1 cm*** 压红，压之褪色，其他受压部位皮肤完好、无压红。留置尿管通畅，尿色淡黄。日常生	张三

续表

项目 日时	神志	体温（℃）	脉搏（次/分）	心率（次/分）	血压（mmHg）	呼吸（次/分）	SpO_2（%）	记录	记录人
								活能力评分20分；Braden评分17分，放置预防压疮警示牌，血栓Caprini风险评分6分，已通知主管医生，遵医嘱继续观察。非计划性拔管评分4分，向患者及家属讲解预防拔管、预防血栓及预防压疮相关知识。	
21:55	清楚			74	128/76	18	100	心电监测，示波：窦性心律，律齐。***晚9:50***患者主诉伤口疼痛，性质为刀割痛，特定体位时疼痛加重，变换体位缓解，NRS疼痛评分为5分，立即通知医生，遵医嘱给予***舒敏注射剂0.1 g im***，病情观察，嘱患者卧床休息。	张三
22:25	清楚			82	133/72	19	100	心电监测，示波：窦性心律，律齐。患者主诉疼痛较前减轻，疼痛评分为3分，遵医嘱继续观察。	张三
2022-10-18 8:30	清楚							心电监测，示波：窦性心律，律齐。***患者全身受压部位皮肤完好、无压红。***	张三

3. 护理记录正确书写方法示范

项目 日时	神志	体温（℃）	脉搏（次/分）	心率（次/分）	血压（mmHg）	呼吸（次/分）	SpO_2（%）	记录	记录人
2022-10-17 21:39	清楚	36.5		84	125/74	18	100	患者今日在全麻下行“***后正中全椎板入路L2～4椎管内髓内硬膜下肿物切除术***”，术毕安返病房，现全麻已醒，遵医嘱给予患者心电监测，示波：窦性心律，律齐。鼻导管吸氧2 L/min，自主呼吸平稳，节律均匀，颜面、口唇、甲床色泽红润。遵医嘱俯卧位，伤口敷料干燥，接负压引流球，引流通畅，引出少许暗红色血性液，沙袋压迫。外周静脉输液通畅，穿刺部位无红肿及渗出，***患者右下肢肌力3***	张三

续表

项目 日时	神志	体温（℃）	脉搏（次/分）	心率（次/分）	血压（mmHg）	呼吸（次/分）	SpO_2（%）	记录	记录人
								级，左下肢肌力4级，其余肢体肌力正常，患者下颌处有***2 cm×5 cm***压红，压之不褪色，***压红皮肤周围表面可见两个大小约0.5 cm×0.5 cm张力性水疱，触之有波动感，水疱表面无渗出***。双侧髂前上棘有***1 cm×1 cm***压红，压之褪色，其他受压部位皮肤完好、无压红。留置尿管通畅，尿色淡黄。生活自理能力评分20分；压疮危险因素评估17分，放置预防压疮警示牌；血栓Caprini风险评估6分，已通知主管医生，遵医嘱继续观察。非计划性拔管评分4分，向患者及家属讲解预防拔管、预防血栓及预防压疮相关知识。	
21:55	清楚			74	128/76	18	100	心电监测，示波：窦性心律，律齐。***21:50***患者主诉伤口疼痛，性质为刀割痛，特定体位时疼痛加重，变换体位缓解，NRS疼痛评分为5分，立即通知医生，遵医嘱给予***盐酸曲马多注射液0.1 g肌内注射***，病情观察，嘱患者卧床休息。	张三
22:25	清楚			82	133/72	19	100	患者主诉疼痛较前减轻，疼痛评分为3分，遵医嘱继续观察。	张三
2022-10-18 8:30	清楚							心电监测，示波：窦性心律，律齐。***患者下颌处两处水疱已吸收，下颌及双侧髂前上棘压红已褪色，其他受压部位皮肤完好、无压红。***留置尿管通畅，尿色淡黄。	

4. 问题分析与知识链接：根据《病历书写基本规范》（卫医政发〔2010〕11号）第一章第三条、第五条、第六条、第九条具体分析。

本案例中，护理记录对于肌力书写不规范，药物名称书写不规范。具体见下。

（1）肌力书写不规范，药物名称书写不规范

①患者术后双下肢肌力未达到正常，应如实记录。“患者右下肢肌力 3 级”，推荐修改为“患者右下肢肌力 3 级，左下肢肌力 4 级”。

②药物“舒敏注射剂”为商品名，推荐修改为“盐酸曲马多注射液”；“im”推荐修改为“肌内注射”。

（2）书写内容不规范、不完整

①伤口长宽的测量：无论伤口在身体的任何部位，伤口的长度总是与身体的长轴平行，宽度与长轴垂直。对于规则伤口，用直尺测量伤口的最大长径及最大宽径。压红之处“5×2 cm”推荐修改为“2 cm×5 cm”，“1×1 cm”推荐修改为“1 cm×1 cm”。

②患者术后返回皮肤有压红，需要描述压红部位的转归，“患者全身受压部位皮肤完好、无压红”建议修改为“患者下颌处水疱已吸收，下颌及双侧髂前上棘压红已褪色，其他受压部位皮肤完好、无压红”。

③患者下颌处有水疱形成，需要对水疱性质进行描述，“颌处有水疱形成”建议修改为“压红皮肤周围表面可见两个大小约 0.5 cm×0.5 cm 张力性水疱，触之有波动感，水疱表面无渗出”。

【案例 2】

1. 资料背景

（1）一般资料：患者男性，65 岁，主因“记忆力减退 2 年，发现左侧颈动脉狭窄 1 个月”收入院。

（2）专科情况：患者于 2022 年 10 月 17 日在全麻下行“颈动脉内膜剥脱术”，术后病情平稳。

2022 年 10 月 22 日 1:00 突发脑出血，意识为浅昏迷，医生陪同外出行急诊颅脑 CT 检查，返回病房后，患者出现血压升高，血压最高达到 202/100 mmHg，遵医嘱静脉使用降压药物治疗，并由麻醉科医生给予患者行气管插管，由医生推床送入手术室，患者在全麻下行“左额颞顶部开颅脑内血肿清除术＋硬脑膜扩大成形术＋去骨瓣减压术”，术后转入危重医学科病房。

2. 缺陷护理记录

项目 日时	神志	体温（℃）	脉搏（次/分）	心率（次/分）	血压（mmHg）	呼吸（次/分）	SpO_2（%）	记录	记录人
2022-10-22 1:00	浅昏迷			88	134/78	19	95	巡视病房，呼唤患者无反应，患者压眶反射存在，小便失禁，双侧瞳孔直径 2 mm，对光反射迟钝，四肢未见自主活动，即刻通知医生床旁看患者，遵医嘱给予患者心电监测，示波：窦性心律，律齐。鼻导管吸氧 2 L/min 自主呼吸平稳，颜面、口唇、甲床色泽红润。***即刻携带氧气袋、简易呼吸器外出行颅脑 CT 检查***。	张三
1:25	浅昏迷			88	202/100	15	94	患者返回病房，双侧瞳孔不等大，右侧瞳孔直径 4 mm，	张三

续表

项目 日时	神志	体温（℃）	脉搏（次/分）	心率（次/分）	血压（mmHg）	呼吸（次/分）	SpO_2（%）	记录	记录人
								左侧瞳孔直径 3 mm，对光反射消失，即刻通知医生，患者持续心电监测，示波：窦性心律，律齐。持续鼻导管吸氧 2 L/min，自主呼吸平稳，节律均匀，颜面、口唇、甲床色泽红润。遵医嘱给予患者 20% 甘露醇注射液 250 ml 快速静脉输液，给予呋塞米 20 mg 静脉冲入，患者血压高，遵医嘱给予患者**亚宁定** 200 mg＋0.9% 氯化钠注射液 10 ml 以 2 ml/h 静脉泵入控制血压，外周静脉输液通畅，穿刺点无红肿及渗出。四肢未见自主活动。	
1:30	浅昏迷			83	177/95	17	99	医生给予患者留置尿管，置管顺利，留置尿管通畅，尿色淡黄。给予患者备皮，抽配血。	张三
1:45	浅昏迷			82	178/99	21	97	麻醉师到床旁看患者，患者持续心电监测，示波：窦性心律，律齐。持续鼻导管吸氧 2 L/min，自主呼吸平稳，节律均匀，颜面、口唇、甲床色泽红润。患者血压高，遵医嘱调节**亚宁定** 200 mg＋0.9% 氯化钠注射液 10 ml 以 6 ml/h 静脉泵入控制血压，外周静脉输液通畅，穿刺点无红肿及渗出。	张三
2:09	浅昏迷			80	181/98	22	99	***协助麻醉科医生行床旁气管插管，***气管插管接人工鼻吸氧 5 L/min，自主呼吸平稳，颜面、口唇、甲床红润，经气管插管吸痰，为少量白色黏痰。双侧瞳孔直径 4 mm，对光反射消失，持续心电监测示波：窦性心律，律齐。患者血压高，遵医嘱调节**亚宁定** 200 mg＋0.9% 氯化钠注射液 10 ml 以 8 ml/h	张三

续表

项目 日时	神志	体温（℃）	脉搏（次/分）	心率（次/分）	血压（mmHg）	呼吸（次/分）	SpO_2（%）	记录	记录人
								静脉泵入控制血压，外周静脉输液通畅，穿刺点无红肿及渗出。	张三
2:29	浅昏迷			82	180/97	17	98	患者双侧瞳孔直径4 mm，对光反射消失，持续心电监测示波：窦性心律，律齐。持续气管插管接人工鼻吸氧5 L/min，自主呼吸平稳，节律均匀，颜面、口唇、甲床色泽红润。四肢未见自主活动，遵医嘱携带氧气袋、简易呼吸器、监测仪，由医生推床入手术室行手术治疗。	张三
8:48								患者术后转入 ***icu*** 继续治疗。	张三

3. 护理记录正确书写方法示范

项目 日时	神志	体温（℃）	脉搏（次/分）	心率（次/分）	血压（mmHg）	呼吸（次/分）	SpO_2（%）	记录	记录人
2022-10-22 1:00	浅昏迷			88	134/78	19	95	巡视病房，呼唤患者无反应，患者压眶反射存在，小便失禁，双侧瞳孔直径2 mm，对光反射迟钝，四肢未见自主活动，即刻通知医生床旁看患者，遵医嘱给予患者心电监测，示波：窦性心律，心律齐。鼻导管吸氧2 L/min，自主呼吸平稳，颜面、口唇、甲床色泽红润。***即刻携带氧气袋、简易呼吸器，医生陪同外出行颅脑CT检查。***	张三
1:25	浅昏迷			88	202/100	15	94	患者返回病房，双侧瞳孔不等大，右侧瞳孔直径4 mm，左侧瞳孔直径3 mm，对光反射消失，即刻通知医生，患者持续心电监测，示波：窦性心律，律齐。持续鼻导管吸氧2 L/min，自主呼吸平稳，节律均匀，颜面、口唇、甲床色泽红润。遵医嘱给予患者20%甘露醇注射液250 ml快	张三

续表

项目 日时	神志	体温（℃）	脉搏（次/分）	心率（次/分）	血压（mmHg）	呼吸（次/分）	SpO_2（%）	记录	记录人
								速静脉输液，给予呋塞米20 mg静脉冲入，患者血压高，遵医嘱给予患者***盐酸乌拉地尔注射液***200 mg＋0.9%氯化钠注射液10 ml以2 ml/h静脉泵入控制血压，外周静脉输液通畅，穿刺点无红肿及渗出。四肢未见自主活动。	
1:30	浅昏迷			83	177/95	17	99	***患者血压较前下降，通知医生，遵医嘱继续观察血压变化。***医生给予患者留置尿管，置管顺利，留置尿管通畅，尿色淡黄。给予患者备皮，抽配血。	张三
1:45	浅昏迷			82	178/99	21	97	麻醉师到床旁看患者，患者持续心电监测，示波：窦性心律，律齐。持续鼻导管吸氧2 L/min，自主呼吸平稳，节律均匀，颜面、口唇、甲床色泽红润。患者血压高，遵医嘱调节***盐酸乌拉地尔注射液***200 mg＋0.9%氯化钠注射液10 ml以6 ml/h静脉泵入控制血压，外周静脉输液通畅，穿刺点无红肿及渗出。	张三
2:09	浅昏迷			80	181/98	22	99	***协助麻醉科医生气管插管，插管过程顺利，气管插管深度23 cm，气囊压力30 cmH_2O，***患者气管插管接人工鼻吸氧5 L/min，自主呼吸平稳，颜面、口唇、甲床红润，经气管插管、口鼻吸痰，为少量白色黏痰。双侧瞳孔直径4 mm，对光反射消失，持续心电监测示波：窦性心律，律齐。患者血压高，遵医嘱调节***盐酸乌拉地尔注射液***200 mg＋0.9%氯化钠注射液10 ml以8 ml/h静脉泵入控制血压，外周静脉输液通畅，穿刺点无红肿及渗出。	张三

续表

项目 日时	神志	体温（℃）	脉搏（次/分）	心率（次/分）	血压（mmHg）	呼吸（次/分）	SpO_2（%）	记录	记录人
2:29	浅昏迷			82	180/97	17	98	患者双侧瞳孔直径 4 mm，对光反射消失，持续心电监测示波：窦性心律，律齐。持续气管插管接人工鼻吸氧 5 L/min，自主呼吸平稳，节律均匀，颜面、口唇、甲床色泽红润。四肢未见自主活动，遵医嘱携带氧气袋、简易呼吸器、监测仪，由医生推床入手术室行手术治疗。	张三
8:48								患者术后转入 ***ICU*** 继续治疗。	张三

4. 问题分析与知识链接：根据《病历书写基本规范》（卫医政发〔2010〕11 号）第一章第六条、第三章第二十二条（九）具体分析。

本案例中，药物名称、病历书写内容等书写不规范，相关剂量单位书写不规范。具体见下。

（1）病历书写不规范

①药物亚宁定为商品名，推荐修改为“盐酸乌拉地尔注射液”。

②患者使用降压药物后应采取 PIO 形式对用药后血压观察进行护理记录书写，应添加“患者血压较前下降，通知医生，遵医嘱继续观察血压变化”。

③患者病情随时发生变化，患者外出检查时应有大夫陪同，“即刻携带氧气袋、简易呼吸器外出行颅脑 CT 检查”推荐修改为“即刻携带氧气袋、简易呼吸器，医生陪同外出行颅脑 CT 检查”。

（2）相关剂量单位、英文缩写书写不规范：“icu”推荐修改为“ICU”或“危重医学科”等通用用法。

（3）有创诊疗操作记录内容书写不规范：医生为患者进行有创操作，需描述操作过程，“协助麻醉科医生气管插管”推荐修改为“协助麻醉科医生气管插管，插管过程顺利，气管插管深度 23 cm，气囊压力 30 cmH_2O”。

【案例 3】

1. 资料背景

（1）一般资料：患者男性，65 岁，7 小时前晚餐饮酒后突然出现意识障碍，摔倒于地，呼之不应，呕吐数次，呈喷射样呕吐，呕吐物为胃内容物。患者以“急性脑出血”诊断急诊收入院。

（2）专科情况

患者于 2022 年 10 月 11 日急诊行“侧脑室穿刺外引流术”，术后返回病房，遵医嘱给予特级护理，持续心电监测，心电示波：窦性心动过缓，律齐。气管插管接呼吸机辅助呼吸，神志为昏迷，呼之不应，查体不合作。GCS 评分：1＋1＋2。右侧瞳孔直径 4 mm，对光反射消失；左侧瞳孔 3 mm，对光反射消失。刺痛右侧肢体强直，左侧无反应。患者留置脑室引流管，遵医嘱距外耳道悬高 20 cm，引流液为淡血性脑脊液，引流通畅，妥善固定。患者口周皮肤多发疱疹，其余皮肤完整无破损。

2022 年 10 月 15 日 10:00 患者出现高热，给予患者冰毯物理降温，温开水 100 ml 鼻饲 Qid，注意观察患者的瞳孔、神志、生命体征的变化。

2. 缺陷护理记录

项目 日时	神志	瞳孔	体温（℃）	脉搏（次/分）	心率（次/分）	血压（mmHg）	呼吸（次/分）	SpO_2（%）	入量内容	入量（ml）	出量内容	出量（ml）	记录	记录人
2022-10-15 09:00	深昏迷	4/3			56	110/66	12	100	0.9% 氯化钠注射液 100 ml＋美平（注射用美罗培南）2 g		尿	500	患者双侧瞳孔不等大，对光反射消失。患者口周多发疱疹，局部破溃，较前好转。心电监测：***窦性心律，律齐***。持续气管插管接呼吸机辅助呼吸，气管插管深度 24 cm，测气囊压力 29 cmH_2O，呼吸模式 A/C，氧浓度 50%，PEEP 5 cmH_2O，呼吸频率 12 次 / 分，患者颜面、口唇、甲床色泽红润。头部伤口敷料干燥，脑室引流通畅，遵医嘱***悬高 20 cm***，引流液为淡血性脑脊液。留置胃管通畅，插入深度 60 cm，妥善固定。外周静脉输液通畅，穿刺处无红肿、渗出。全身皮肤完整无压红，防压疮气垫床工作正常，抬高床头 30°。保留尿管通畅，尿色淡黄。	张三
10:00	深昏迷	4/3	39.1		59	112/62	12	100	0.9% 氯化钠注射液 100 ml＋***沐舒坦 30 mg***	100			患者双侧瞳孔不等大，对光反射消失，口周多发疱疹，局部破溃，较前好转。***心电监测，窦性心律，律齐***。患者体温高，遵医嘱给予患者冰毯机物理降温，体控模式，温度设置 36℃，水温设置 10～16℃，肾区垫毛巾预防冻伤。***向患者宣教体温升高的原因，并指导患者冰毯使用的注意事项，患者表示理解。***	张三
10:40	深昏迷	4/3	37.8		56	108/67	***12***	100	温开水	100	尿	200	患者双侧瞳孔不等大，对光反射消失。心电监测：窦性心律，律齐。***患者留置胃管通畅，插入深度 60 cm，妥善固定，遵医嘱给予患者经鼻胃管温开水 100 ml***，体温较前下降，遵医嘱继续观察。	张三

3. 护理记录正确书写方法示范

项目 / 日时	神志	瞳孔	体温（℃）	脉搏（次/分）	心率（次/分）	血压（mmHg）	呼吸（次/分）	SpO_2（%）	入量内容	入量（ml）	出量内容	出量（ml）	记录	记录人
2022-10-15 09:00	深昏迷	4/3			56	110/66	⑫	100	0.9% 氯化钠注射液 100 ml＋美平（注射用美罗培南）2 g	100	尿	500	患者双侧瞳孔不等大，对光反射消失，***Glasgow 昏迷指数评分为 4 分，***患者口周多发疱疹，局部破溃，较前好转。心电监测，示波：***窦性心动过缓，律齐***。持续气管插管接呼吸机辅助呼吸，气管插管深度 24 cm，测气囊压力 29 cmH_2O，呼吸模式 A/C，氧浓度 50%，PEEP 5 cmH_2O，呼吸频率 12 次 / 分，患者颜面、口唇、甲床色泽红润。头部伤口敷料干燥，脑室引流通畅，遵医嘱***距外耳道悬高 20 cm***，引流液为淡血性脑脊液。留置胃管通畅，插入深度 60 cm，妥善固定。外周静脉输液通畅，穿刺处无红肿、无渗出。全身皮肤完整无压红，防压疮气垫床工作正常，抬高床头 30°。保留尿管通畅，尿色淡黄。	张三
10:00	深昏迷	4/3	39.1		59	112/62	⑫	100	0.9% 氯化钠注射液 100 ml＋***盐酸氨溴索 30 mg***	100			患者双侧瞳孔不等大，对光反射消失，口周多发疱疹，局部破溃，较前好转。***心电监测：窦性心动过缓，律齐。***患者体温高，遵医嘱给予患者冰毯机物理降温，体控模式，温度设置 36℃，水温设置 10 ～ 16℃，肾区垫毛巾预防冻伤。***向患者家属宣教体温升高的原因，并指导家属冰毯使用的注意事项，家属表示理解。***	张三
10:40	深昏迷	4/3	37.9		56	114/70	⑫	100	温开水	100	尿量	200	患者双侧瞳孔不等大，对光反射消失。心电监测，***示波：窦性心动过缓，律齐。患者留置胃管通畅，插入深度 60 cm，妥善固定，回抽有少量胃液，听诊有气过水声，无气泡产生，抬高床头 30°，遵医嘱给予患者经鼻胃管温开水 100 ml 鼻饲***，体温较前下降，继续关注患者的生命体征变化。	张三

4. 问题分析与知识链接：根据《病历书写基本规范》（卫医政发〔2010〕11 号）第一章第六条、第二十二条（二十三）具体分析。

本案例中，患者生命体征描述、药物名称书写不规范，未客观记录护理过程。具体见下。

（1）生命体征、药物名称书写不规范

①患者心率 56 次 / 分，“心电监测：窦性心律，律齐”推荐修改为“心电监测，示波：窦性心动过缓，律齐”。

②患者使用呼吸机，呼吸频率“12”次 / 分修改为“⑫”次 / 分。

（2）未客观记录护理过程

①患者静脉输液的入量应写出具体的量。

②“悬高 20 cm”推荐修改为“距外耳道悬高 20 cm”。

③患者处于深昏迷，在进行宣教时，应对患者家属进行宣教，“向患者宣教术后体温升高的原因，并指导使用冰毯等注意事项，患者表示理解”推荐修改为“向患者家属宣教术后体温升高的原因，并指导家属使用冰毯等注意事项，家属表示理解”。

④“患者留置胃管通畅，插入深度 60 cm，妥善固定，鼻饲饮用温开水 100 ml”推荐修改为“患者留置胃管通畅，插入深度 60 cm，妥善固定，回抽有少量胃液，听诊有气过水声，无气泡产生，抬高床头 30°，遵医嘱给予患者经鼻胃管温开水 100 ml 鼻饲”。

泌尿外科病房案例

【案例 1】

1. 资料背景

（1）一般资料：患者男性，70 岁，因“膀胱肿瘤”入院，于 2022 年 9 月 17 日在全身麻醉下行腹腔镜膀胱癌根治术、回肠膀胱造口术。

（2）专科情况：术后第 7 日：遵医嘱给予患者扣造口底盘及安装造口袋，造口内可见左右输尿管支架管。

2. 缺陷护理记录

项目 日时	神志	体温（℃）	脉搏（次 / 分）	心率（次 / 分）	血压（mmHg）	呼吸（次 / 分）	SpO_2（%）	记录	记录人
2022-09-24 10:00		36.0		89	122/77	20		***给予患者造口护理，观察造口周围皮肤完好无破损***。造口大小为长 30 mm× 宽 30 mm，高度为 20 mm。***造口内引出左右输尿管支架管，引流通畅***。清洁后更换造口底盘及造口袋，支架管妥善放置在造口袋内，患者无不适主诉。并给予患者及家属造口护理相关指导，嘱患者多饮水，每日饮水量 2000 ml，预防尿路感染，患者及家属表示理解。	张三

3. 护理记录正确书写方法示范

项目 日时	神志	体温（℃）	脉搏（次/分）	心率（次/分）	血压（mmHg）	呼吸（次/分）	SpO_2（%）	记录	记录人
2022-09-24 10:00		36.0		89	122/77	20		***给予患者造口护理，造口类型为回肠膀胱造口，位于右下腹，观察造口周围皮肤完好无破损，***造口大小为长 30 mm× 宽 30 mm，高度为 20 mm，***造口黏膜红润，皮肤黏膜缝合处正常。造口内引出左右输尿管支架管，引流通畅，引出淡黄色尿液，左侧支架管外露长度为 10 cm，右侧支架管外露长度为 10 cm。***清洁后更换造口底盘及造口袋，支架管妥善放置在造口袋内，患者无不适主诉。并给予患者及家属造口护理相关指导，嘱患者多饮水，每日饮水量 2000 ml，预防尿路感染，患者及家属表示理解。	张三

4. 问题分析与知识链接：根据《医疗事故处理条例》（2002）（国务院令第 351 号）第二章第十条具体分析。

病历书写不完整、不准确，欠缺规范性。

（1）“给予患者造口护理，观察造口周围皮肤完好无破损”，此项描写中未描述患者造口类型、造口位置。推荐修改为“给予患者造口护理，造口类型为回肠膀胱造口，位于右下腹，观察造口周围皮肤完好无破损”“造口黏膜红润，皮肤黏膜缝合处正常”。

（2）“造口内引出左右输尿管支架管，引流通畅”，此描写中未描述支架管引流液性质及支架管外露长度。推荐修改为“造口内引出左右输尿管支架管，引流通畅，引出淡黄色尿液，左侧支架管外露长度为 10 cm，右侧支架管外露长度为 10 cm”。

【案例 2】

1. 资料背景

（1）一般资料：患者男性，70 岁，因“前列腺癌”收入院。于 2022 年 8 月 29 在全身麻醉下行“腹腔镜前列腺癌根治性切除术”。

（2）专科情况

①术后第 3 日：盆腔引流管引出淡红色液体 400 ml，遵医嘱予以患者留取引流液测肌酐，结果回报为 1250 μmol/L。医生予以患者使用纱布牵拉尿管并固定于大腿内侧。

②术后第 4 日：患者体温偏高，盆腔引流液颜色同尿液颜色，为淡黄色。患者白细胞 13.4×10^9/L，遵医嘱给予患者抗生素静脉输液治疗。

2. 缺陷护理记录

项目 日时	神志	体温（℃）	脉搏（次/分）	心率（次/分）	血压（mmHg）	呼吸（次/分）	SpO_2（%）	记录	记录人
2022-09-01 15:30		36	88		125/70			患者目前盆腔引流总量为400 ml，通知医生，遵医嘱予以患者留取引流液测肌酐，医生予以患者牵拉尿管并固定于大腿内侧。	张三
16:30		36.5	80		120/80			患者化验回报：***肌酐1250***。	张三
2022-09-02 06:00		37.5	89		125/70			患者全天入量2000 ml，尿量1000 ml，盆腔引流量为600 ml，均为淡黄色液体，伤口敷料干燥。患者体温高，无寒战等不适，通知医生。	张三
07:00								患者晨血常规结果回报：***WBC 1.34万***。遵医嘱予以患者***盐水100 cc＋舒普深***3 g，Q12h，***静脉点滴***，静脉输液通畅，滴速***50 gtt/min***。	张三

3. 护理记录正确书写方法示范

项目 日时	神志	体温（℃）	脉搏（次/分）	心率（次/分）	血压（mmHg）	呼吸（次/分）	SpO_2（%）	记录	记录人
2022-09-01 15:30		36	88		125/70			患者目前盆腔引总量为400 ml，***引流袋内为淡红色液体，当前入量1000 ml，尿量300 ml，同盆腔引流液颜色，目前患者尿管引流通畅，查看伤口敷料有少量渗出，伤口周围皮肤完好，无隆起，患者主诉无不适，***通知医生，遵医嘱予以患者留取引流液测肌酐，医生予以患者牵拉尿管并固定于大腿内侧。	张三
16:30		36.5	80		120/80			患者化验回报：***肌酐1250 μmol/L***。	张三
2022-09-02 06:00		37.5	89		125/70			患者全天入量2000 ml，尿量1000 ml，盆腔引流量为600 ml，均为淡黄色液体，伤口敷料干燥，患者体温高，无寒战等不适，通知医生。	张三

续表

项目 日时	神志	体温 （℃）	脉搏 （次/分）	心率 （次/分）	血压 （mmHg）	呼吸 （次/分）	SpO_2 （%）	记录	记录人
07:00								患者晨血常规结果回报：**白细胞计数 13.4×10^9/L**。遵医嘱予以患者 **0.9% 氯化钠注射液 100 ml＋注射用头孢哌酮钠舒巴坦钠 3 g**，Q12h，**静脉输液**，静脉输液通畅，滴速 **50 滴/分**。	张三

4. 问题分析与知识链接：根据《病历书写基本规范》第一章第五条、第六条及第三章第十八条（七）具体分析。

本案例中，病历书写不完整、无专科护理观察内容；化验检查书写不规范，相关剂量单位书写不规范，具体见下。

（1）缺乏对患者专科观察内容的记录：前列腺癌根治术存在膀胱及尿道吻合问题，故术后引流增多时护理记录要体现专科观察内容，以区分术后出血或尿瘘情况。上述护理记录中仅描述了引流量，还应描述引流液性质及颜色、当时患者出入量、尿管是否通畅、伤口周围情况以及患者不适主诉。

（2）化验检查和药物名称等书写不规范

① WBC 为简写，推荐修改为“白细胞计数”；药物“盐水”推荐修改为“0.9% 氯化钠注射液”；舒普深为商品名，推荐修改为“注射用头孢哌酮钠舒巴坦钠”；“静脉点滴”推荐修改为“静脉输液”。

②化验数值后面应有相关单位，如肌酐值为 1250 μmol/L，白细胞计数 13.4×10^9/L。

（3）相关剂量单位书写不规范

①输液中“cc”推荐修改为“ml”“L”等通用用法。

②输液速度“gtt/min”推荐修改为“滴/分”。

【案例 3】

1. 资料背景

（1）一般资料：患者女性，38 岁，以“皮质醇增多症”收入院。于 2022 年 9 月 27 日在全身麻醉下行腹腔镜肾上腺腺瘤切除术。

（2）专科情况

①当前护理：给予患者一级护理常规、泌尿外科患者护理常规、普通饮食。

②术后第 2 日：患者主诉“不想进食，不想说话，只想睡觉”，自觉精神差，下床活动后出现心悸。测量生命体征：体温 37.8℃，血压 100/54 mmHg，脉搏 120 次/分。通知医生看患者，遵医嘱给予患者 0.9% 氯化钠注射液 500 ml＋氢化可的松注射液 125 mg 静脉输液 ONCE。

2. 缺陷护理记录

项目 日时	神志	体温 （℃）	脉搏 （次/分）	心率 （次/分）	血压 （mmHg）	呼吸 （次/分）	SpO_2 （%）	记录	记录人
2022-09-28 08:50		36	70		112/78			患者留置肾周引流管通畅，予二次固定，引流液为淡红色血性液，伤口敷料干燥；留置尿管通畅，予二	张三

续表

项目 日时	神志	体温 （℃）	脉搏 （次/分）	心率 （次/分）	血压 （mmHg）	呼吸 （次/分）	SpO_2 （%）	记录	记录人
								次固定，尿色为淡黄色，患者今日已进普通饮食。	
09:05	***淡漠***	37.8	120		100/54			患者主诉精神差，不想进食，只想睡觉，轻度活动后出现心悸。协助患者卧床休息，予生命体征测量，患者体温高，脉搏快，血压低，通知医生即刻看患者。	张三
09:15								医生床旁看患者，考虑为术后糖皮质激素缺乏所致，遵医嘱给予患者***静点激素***治疗，予***生理盐水***500 ml＋***氢考***125 mg静脉输液，继续观察患者神志及生命体征变化，谨防肾上腺危象。	张三

3. 护理记录正确书写方法示范

项目 日时	神志	体温 （℃）	脉搏 （次/分）	心率 （次/分）	血压 （mmHg）	呼吸 （次/分）	SpO_2 （%）	记录	记录人
2022-09-28 08:50		36	70		112/78			患者留置肾周引流管通畅，予二次固定，引流液为淡红色血性液，伤口敷料干燥；留置尿管通畅，予二次固定，尿色为淡黄色，患者今日已进普通饮食。	张三
09:05	***清楚***	37.8	120		100/54			患者主诉精神差，不想进食，只想睡觉，轻度活动后出现心悸。协助患者卧床休息，予生命体征测量，患者体温高，脉搏快，血压低，通知医生即刻看患者。	张三
09:15	***清楚***		118		90/50			医生床旁看患者，考虑为术后糖皮质激素缺乏所致，遵医嘱给予患者***激素补充治疗***，予***0.9%氯化钠注射液***500 ml＋***氢化可的松注射液***125 mg静脉输液，继续观察患者神志及生命体征变化，谨防肾上腺危象。***患者脉搏偏快，血压偏低如前，主诉心悸不适较前缓解，遵医嘱继续观察患者病情变化。***	张三

4. 问题分析与知识链接根据《病历书写基本规范》（卫医政发〔2010〕11 号）第一章第三条、第五条、第六条及第三章二十二条具体分析。

本案例中，病情变化描述欠缺准确、完整、及时和规范性，药物名称、给药方式、化验单位书写不规范，护理记录描述欠缺连续性。具体见下。

（1）对神志的描述不准确：神志“淡漠”是指对外界反应迟钝，呼唤无应答，而患者的表现为“主诉不想进食，只想睡觉，轻度活动后出现心悸”，此处对患者的神志描述应为“清楚”。

（2）药物名称、给药方式书写不规范

①“静点激素治疗”推荐修改为“补充激素治疗”。

②“生理盐水”推荐修改为“0.9% 氯化钠注射液”。

③“氢考”推荐修改为“氢化可的松注射液”。

（3）护理记录描述欠缺连续性：患者出现不适主诉后，应给予连续性病情观察和记录。在给予处理措施后，应再次评估生命体征，关注患者不适主诉是否有变化。故应增加生命体征记录“脉搏 118 次 / 分，血压 90/50 mmHg”及连续性护理记录“患者脉搏偏快，血压偏低如前，主诉心悸不适较前缓解，遵医嘱继续观察患者病情变化。”

美容病房案例

【案例 1】

1. 资料背景

（1）一般资料：患者女性，25 岁，主因“自感下颌肥大，对容貌不满意 2 年余”于 2022 年 8 月 31 日以“下颌角肥大”入院。

（2）专科情况

①术日情况：2022 年 9 月 1 日 13:00 在全麻下行双侧下颌角肥大截骨术后返回病房。体温 36.3℃，脉搏 80 次 / 分，呼吸 20 次 / 分，血压 120/65 mmHg，血氧饱和度 99%。

②病情变化：返回病房时，患者即主诉轻微憋气。查体：患者意识清楚，可正确回答问题。去枕平卧位，持续血压、脉搏、血氧饱和度监测，鼻导管吸氧 2 L/min，口唇及甲床无青紫、无苍白，患者可自主经口排出少量鲜红色血性液体，双侧伤口接手雷式负压引流通畅，引出少量鲜红色血性液，管路固定牢靠。头面部弹力绷带加压包扎平整，双侧面部外露部位及双侧颈部无肿胀且左右对称，询问患者无头晕、无伤口疼痛主诉。

③处理措施：通知医生床旁查看，遵医嘱将鼻导管吸氧调整为 3 L/min，并继续观察患者出血倾向等情况。15:00 主诉憋气感消失，遵医嘱将鼻导管吸氧调回至 2 L/min，并于头下垫枕，取平卧、侧卧位。

2. 缺陷护理记录

项目 日时	神志	体温（℃）	脉搏（次 / 分）	心率（次 / 分）	血压（mmHg）	呼吸（次 / 分）	SpO_2（%）	记录	记录人
2022-09-02 13:00	清楚	36.3	80		120/65	20	99	患者在全麻下行双侧下颌角肥大截骨术后返回病房。***主诉感轻微憋气，无其他不适主诉，查体无出血倾向。***遵医嘱将鼻导管吸氧调整为 3 L/min，并继续观察患者出血倾向等问题。	张三
15:00								***患者主诉憋气感消失。***	张三

3. 护理记录正确书写方法示范

项目 日时	神志	体温（℃）	脉搏（次/分）	心率（次/分）	血压（mmHg）	呼吸（次/分）	SpO_2（%）	记录	记录人
2022-09-02 13:00	清楚	36.3	80		120/65	20	99	患者在全麻下行双侧下颌角肥大截骨术后返回病房，主诉轻微憋气。查体：患者意识清楚，可正确回答问题。去枕平卧位，持续血压、脉搏、血氧饱和度监测，鼻导管吸氧 2 L/min，口唇及甲床无青紫、无苍白，患者可自主经口排出少量鲜红色血性液体，双侧伤口接手雷式负压引流通畅，引出少量鲜红色血性液，管路固定牢靠。头面部弹力绷带加压包扎平整，双侧面部外露部位及双侧颈部无肿胀且左右对称，询问患者无头晕、无伤口疼痛主诉。通知医生床旁查看，遵医嘱将鼻导管吸氧调整为 3 L/min，并继续观察患者出血倾向等情况。	张三
13:30			89		123/73	20	99	患者主诉憋气感较前稍缓解。查体：口唇及甲床无青紫、无苍白，头面部弹力绷带加压包扎平整，双侧面部外露部位及双侧颈部无肿胀且左右对称，遵医嘱继续观察。	张三
14:30	清楚	36.3	83		116/68	20	98	患者主诉憋气感较前进一步缓解。查体：口唇及甲床无青紫、无苍白，患者可自主经口排出少量鲜红色血性液体，双侧伤口接手雷式负压引流通畅，引出少量鲜红色血性液，管路固定牢靠。	张三
15:00			80		125/76	20	99	患者主诉憋气感消失，遵医嘱将鼻导管吸氧调回至 2 L/min。查体：口唇及甲床无青紫、无苍白，患者可自主经口排出少量鲜红色血性液体，双侧伤口接手雷式负压引流通畅，引出少量鲜红色血性液，	张三

续表

项目 日时	神志	体温（℃）	脉搏（次/分）	心率（次/分）	血压（mmHg）	呼吸（次/分）	SpO_2（%）	记录	记录人
								管路固定牢靠。头面部弹力绷带加压包扎平整，双侧面部外露部位及双侧颈部无肿胀且左右对称。遵医嘱为患者头下垫枕，指导患者取平卧位与侧卧位交替，并指导其保护伤口，避免患处受压，告知禁食、禁水，并指导患者经口排出口腔分泌物的正确方法，患者表示理解并可正确回示。	

4. 问题分析与知识链接： 根据《病历书写基本规范》（卫医政发〔2010〕11号）第一章第三条、第三章第二十二条具体分析。

本案例在发生病情变化时缺少专科观察内容，也缺少及时和连续性记录。具体见下。

（1）发生病情变化时，专科观察内容不足：患者主诉“感轻微憋气”后，护士未记录查体内容，如缺氧情况、伤口出血情况等，无法准确说明问题，建议予以添加。憋气症状缓解后，对患者开展的健康指导是护理措施之一，也需进行相应记录。

（2）发生病情变化时缺少连续性记录：患者13:00主诉“感轻微憋气”后，再次记录时间为15:00，未体现护士及时、连续的观察，应根据实际护理工作行为进行添加。

【案例2】

1. 资料背景

（1）一般资料： 患者男性，19岁，主因“右前臂皮肤肿物17年余，伴间断破溃出血”于2022年9月1日以“右前臂血管瘤”入院。

（2）专科情况： 2022年9月2日13:00患者在局麻下行右前臂血管瘤切除术后返回病房，体温36.3℃、脉搏80次/分、呼吸20次/分、血压120/65 mmHg。患者告知责任护士自感右手麻木。查体：患者右前臂伤口部位弹力绷带加压包扎，伤口无渗血。随即通知医生床旁查看，遵医嘱继续观察。

2. 缺陷护理记录举例

项目 日时	神志	体温（℃）	脉搏（次/分）	心率（次/分）	血压（mmHg）	呼吸（次/分）	SpO_2（%）	记录	记录人
2022-09-02 13:00		36.3	80		120/65	20		患者主诉右手麻木，查体：右前臂伤口部位弹力绷带加压包扎，伤口无渗血。通知值班医生床旁查看患者情况，遵医嘱继续观察。	张三
13:30								患者主诉右手麻木情况较前好转。	张三

3. 护理记录正确书写方法示范

项目 日时	神志	体温（℃）	脉搏（次/分）	心率（次/分）	血压（mmHg）	呼吸（次/分）	SpO_2（%）	记录	记录人
2022-09-02 13:00		36.3	80		120/65	20		患者在局麻下行右前臂血管瘤切除术后返回病房，主诉右手麻木。查体：右前臂伤口部位弹力绷带加压包扎松紧度适宜，伤口无渗血，右手皮温、皮色正常，无肿胀，右侧桡动脉搏动可触及。通知值班医生床旁查看患者情况，遵医嘱继续观察。指导患者做握拳-放松动作，以缓解症状，患者表示理解并可正确回示。	张三
13:30								患者主诉右手麻木症状较前缓解。查体：患者右手皮温、皮色正常，无肿胀，右侧桡动脉搏动可触及，右前臂伤口部位弹力绷带加压包扎松紧度适宜，伤口无渗血。指导患者可继续做握拳-放松动作。	张三
14:10								患者主诉右手麻木症状消失。	张三

4. 问题分析与知识链接：根据《病历书写基本规范》（卫医政发〔2010〕11 号）第三章第二十二条具体分析。

本案例在发生病情变化时缺少专科查体与观察记录，且缺少及时和连续性记录。具体见下。

（1）发生病情变化时，专科观察内容不足：患者发生“右手麻木”后，护士查体内容仅限伤口包扎情况，未描述患侧肢体末梢血液循环情况等的专科观察，无法准确说明问题，建议予以添加。同时根据患者的病情变化，护士应随时予以健康指导（如“指导患者做握拳-放松动作”），这是护理措施之一，也应进行相应记录。

（2）发生病情变化时缺少连续性记录：患者 13:00 主诉“右手麻木”后，再次记录时间为 13:30，患者右手麻木情况较前缓解，后续未再描述右手麻木症状，未体现护士及时、连续的观察，应根据实际护理工作行为进行添加。

介入外科 / 成形科病房案例

【案例 1】

1. 资料背景

（1）一般资料：患者女性，62 岁，主因“外伤后伤口愈合不良 2 个月”于 2022 年 10 月 17 日入院。

（2）专科情况

①术日情况：10 月 20 日在全麻下行右足伤口清创＋VSD 置入术。患者术后返回病房，查

看患者右足伤口处透明敷料覆盖、无卷边、无漏气，留置VSD管路一根，右足外露部分皮温暖，较左足一致，皮色无苍白、发绀、花斑。遵医嘱给予0.9%氯化钠注射液1000 ml经VSD管路伤口冲洗，20滴/分，通畅，持续负压吸引，压力0.02 MPa，引出淡黄色浑浊液体。

②术后第一天：遵医嘱持续0.9%氯化钠注射液1000 ml QD伤口冲洗，伤口持续负压吸引QD。患者体温高，无寒战，遵医嘱给予0.9%氯化钠注射液100 ml＋注射头孢哌酮钠舒巴坦钠1.5 g静脉输液。

2. 缺陷护理记录

项目 日时	神志	体温（℃）	脉搏（次/分）	心率（次/分）	血压（mmHg）	呼吸（次/分）	SpO_2（%）	记录	记录人
2022-10-20 15:00		37.5		80	110/78	20	100	患者全麻下行右足伤口清创、VSD置入术，皮瓣转移修复术，术后返回病房，意识清楚，可正确回答问题，四肢可自主活动。***遵医嘱给予患者心电监护，经鼻导管吸氧2 L/min。***患者右足伤口处透明敷料覆盖、无卷边、无漏气，留置VSD管路一根，右足外露部分皮温暖，较左足一致，皮色无苍白、发绀、花斑。观察患者右小腿伤口无新鲜渗血，右小腿皮瓣颜色较周围皮肤发紫，触之皮温较周围皮肤稍凉，指压反应正常。遵医嘱给予***盐水***1000 ml经VSD管路伤口冲洗，20滴/分，通畅，***持续负压吸引，压力0.02 MPa***。患者体温高，无寒战，遵医嘱给予***盐水100 ml***＋***舒普深***1.5 g静脉输液。患者自主翻身，骶尾部受压部位皮肤完好，Braden压疮评分16分，住院非计划性拔管评分4分，VAS疼痛评分0分，给予患者及家属预防压疮、预防拔管及饮食、药物宣教，均表示理解。	张三

3. 护理记录正确书写方法示范

项目 日时	神志	体温（℃）	脉搏（次/分）	心率（次/分）	血压（mmHg）	呼吸（次/分）	SpO_2（%）	记录	记录人
2022-10-20 15:00		37.5		80	110/78	20	100	患者全麻下行右足伤口清创、VSD置入术，皮瓣转移修复术，术后返回病房，意识清楚，可正确回答问	张三

续表

项目 日时	神志	体温（℃）	脉搏（次/分）	心率（次/分）	血压（mmHg）	呼吸（次/分）	SpO_2（%）	记录	记录人
								题，四肢可自主活动。***遵医嘱给予心电监护，示波：窦性心律，律齐。给予经鼻导管吸氧 2 L/min，患者口唇、甲床无发绀。***患者右足伤口处透明敷料覆盖、无卷边、无漏气，留置 VSD 管路一根，右足外露部分皮温暖，较左足一致，皮色无苍白、发绀、花斑。观察患者右小腿伤口无新鲜渗血，右小腿皮瓣颜色较周围皮肤发紫，触之皮温较周围皮肤稍凉，指压反应正常。遵医嘱给予 ***0.9% 氯化钠注射液*** 1000 ml 经 VSD 管路伤口冲洗，20 滴/分，通畅，***持续负压吸引，压力 0.02 MPa，引出淡黄色浑浊液体，VSD 敷料管型清晰***。患者体温高，无寒战，遵医嘱给予 ***0.9% 氯化钠注射液*** 100 ml ＋***注射头孢哌酮钠舒巴坦钠*** 1.5 g 静脉输液。患者自主翻身，骶尾部受压部位皮肤完好。压疮评分 16 分，住院非计划性拔管评分 4 分，VAS 疼痛评分 0 分，给予患者及家属预防压疮、预防拔管及饮食、药物宣教，均表示理解。	
2022-10-20 16:00				***76***	***108/70***		***100***	***示波：窦性心律，律齐。观察患者右小腿伤口无新鲜渗血，右小腿皮瓣颜色发紫较前变浅，皮温较周围皮肤一致，指压反应正常。***	张三

4. 问题分析与知识链接：根据《病历书写基本规范》（卫医政发〔2010〕11 号）第一章第三条、第五条、第六条及第三章第二十二条具体分析。

本案例中，药物名称书写不规范，病历书写不完整、不客观，具体见下。

（1）药物名称书写不规范："盐水"推荐修改为"0.9% 氯化钠注射液"；"舒普深"为商品名，推荐修改为"头孢哌酮钠舒巴坦钠"。

（2）病历书写不完整、不客观

①"遵医嘱给予患者心电监护，给予经鼻导管吸氧 2 L/min"，未客观描述监护情况，推荐修改为"遵医嘱给予患者心电监护，示波：窦性心律，律齐。给予经鼻导管吸氧 2 L/min，患者

口唇、甲床无发绀，VSD 敷料管型清晰”。

②“持续负压吸引，压力 0.02 MPa”，未描述负压吸引的情况，推荐修改为“持续负压吸引，压力 0.02 MPa，引出淡黄色浑浊液体，VSD 敷料管型清晰”。

（3）发生病情变化时缺少连续性观察和记录：16:00 记录应补充连续性观察记录“示波：窦性心律、律齐。观察患者右小腿伤口无新鲜渗血，右小腿皮瓣颜色发紫较前变浅，皮温较周围皮肤一致，指压反应正常”。

【案例 2】

1. 资料背景

（1）一般资料：患者男性，60 岁，主因“肝部占位性病变”于 2022 年 6 月 8 日以肝癌入院。

（2）专科情况

术日情况：6 月 10 日在局麻下行肝动脉化疗栓塞术。患者术后返回病房，主诉右上腹烧灼样疼痛、恶心，疼痛评分为 6 分，遵医嘱予以盐酸曲马多注射液（舒敏）100 mg 肌内注射镇痛治疗，遵医嘱给予甲氧氯普胺注射液（胃复安）10 mg 静脉冲入镇吐治疗，30 分钟后疼痛及恶心症状缓解，疼痛评分为 2 分。

2. 缺陷护理记录

项目 日时	神志	体温（℃）	脉搏（次/分）	心率（次/分）	血压（mmHg）	呼吸（次/分）	SpO_2（%）	记录	记录人
2022-06-10 10:00		36.5		68	129/78	20	100	患者在局麻下行肝动脉化疗栓塞术，术后返回病房，遵医嘱给予患者心电监护，示波：窦性心律，律齐。患者右腹股沟穿刺处无渗血、无血肿，纱布卷压迫止血，弹力绷带加压包扎，右下肢皮温较左下肢一致，皮色无苍白、发绀、花斑，右足背动脉搏动可触及。***询问患者主诉右上腹疼痛、恶心，未呕吐，***疼痛评分 6 分，性质为烧灼样疼痛，为持续性疼痛，疼痛加重及缓解原因不明显，疼痛影响患者睡眠、情绪，立即告知医生，遵医嘱给予患者盐酸曲马多注射液 100 mg 肌内注射，遵医嘱给予甲氧氯普胺注射液 10 mg 静脉冲入，向患者宣教手术相关知识及药物相关知识，指导患者如有呕吐，头偏向一侧，避免误吸，患者表示理解。	张三
10:30								询问患者主诉疼痛较前减轻，疼痛评分为 2 分，***患者无眩晕、头痛主诉。***	张三

3. 护理记录正确书写方法示范

项目 日时	神志	体温 （℃）	脉搏 （次/分）	心率 （次/分）	血压 （mmHg）	呼吸 （次/分）	SpO_2 （%）	记录	记录人
2022-06-10 10:00		36.5		68	129/78	20	100	患者在局麻下行肝动脉化疗栓塞术，术后返回病房，遵医嘱给予患者心电监护，示波：窦性心律，律齐。患者右腹股沟穿刺处无渗血、无血肿，纱布卷压迫止血，弹力绷带加压包扎，右下肢皮温较左下肢一致，皮色无苍白、发绀、花斑，右足背动脉搏动可触及。**询问患者主诉右上腹疼痛、恶心，未呕吐。查体：腹软，右上腹压痛，无反跳痛，无肌紧张。**疼痛评分6分，性质为烧灼样疼痛，为持续性，疼痛加重及缓解原因不明显，疼痛影响患者睡眠、情绪，立即告知医生，遵医嘱给予患者盐酸曲马多注射液100 mg肌内注射，遵医嘱给予甲氧氯普胺注射液10 mg静脉冲入，向患者宣教手术相关知识及药物相关知识，指导患者如有呕吐，头偏向一侧，避免误吸，患者表示理解。	张三
10:30								询问患者主诉疼痛较前减轻，疼痛评分为2分，**询问患者主诉恶心症状已缓解。患者无眩晕、头痛、烦躁、疲怠无力主诉。**	张三

4. 问题分析与知识链接：根据《病历书写基本规范》（卫医政发〔2010〕11号）第一章第三条、第三章第二十二条分析，具体见下。

（1）书写不客观，未体现专科护理要点，病历书写不完整："询问患者主诉右上腹疼痛、恶心，未呕吐"，此记录未体现专科观察要点，未进行腹部查体，推荐修改为"询问患者主诉右上腹疼痛、恶心，未呕吐。查体：腹软，右上腹压痛，无反跳痛，无肌紧张"。

（2）病历书写不完整："遵医嘱给予甲氧氯普胺注射液10 mg静脉冲入"后，未连续性观察患者恶心症状是否缓解，未观察使用甲氧氯普胺后药物不良反应，推荐修改为"询问患者主诉恶心症状已缓解。患者无眩晕、头痛、烦躁、疲怠无力主诉"。

【案例3】

1. 资料背景

（1）一般资料：患者男性，50岁，主因“发现腹部波动性肿块5天”以“腹主动脉瘤”入院。

（2）专科情况

术日情况：1月10日在全麻下行腹主动脉瘤腔内隔绝术，患者术后返回病房，查看右腹股沟股动脉穿刺处并给予纱布卷压迫止血，弹力绷带加压包扎。患者主诉右足麻木，右下肢至足部皮色发绀、花斑，右足皮温较左足凉，右足背动脉搏动可触及，医生给予调整弹力绷带松紧度，患者右足麻木缓解，右下肢至足部皮色发绀、花斑消失，右足皮温暖，与左足一致。

2. 缺陷护理记录

项目 日时	神志	体温（℃）	脉搏（次/分）	心率（次/分）	血压（mmHg）	呼吸（次/分）	SpO_2（%）	记录	记录人
2022-01-10 13:00		36.0		80	135/75	18	99	患者在全麻下行腹主动脉瘤腔内隔绝术，术后返回病房，遵医嘱给予患者心电监护，示波：窦性心律，律齐。查体：患者腹软，无压痛、反跳痛及肌紧张。无腹痛、腹胀主诉。右腹股沟穿刺处伤口敷料清洁干燥，无渗血，予以纱布卷压迫止血，弹力绷带加压包扎。患者左下肢皮温暖，与周围皮肤温度一致，皮色无苍白、发绀、花斑，左足背动脉搏动可触及。右下肢至足部皮色呈紫色花斑，右下肢至踝部皮温与左下肢一致，右足皮温较左足凉，右足背动脉搏动弱，立即告知医生。***APTT 80.6 s，遵医嘱给予0.9%氯化钠注射液250 ml＋肝素钠12 500单位静脉泵入，16 ml/h。***	张三
13:10								***医生予以调整弹力绷带松紧度后，询问患者，主诉右足麻木缓解。***观察右腹股沟穿刺处无渗血、无血肿。	张三

3. 护理记录正确书写方法示范

项目 日时	神志	体温（℃）	脉搏（次/分）	心率（次/分）	血压（mmHg）	呼吸（次/分）	SpO_2（%）	记录	记录人
2022-01-10 13:00		36.0		80	135/75	18	99	患者全麻下行腹主动脉瘤腔内隔绝术，术后返回病房，遵医嘱给予患者心电监护，示波：窦性心律，律齐。查体：患者腹软，无压痛、反跳痛及肌紧张。无腹痛、腹胀主诉。右腹股沟穿刺处伤口敷料清洁干燥，无渗血，予以纱布卷压迫止血，弹力绷带加压包扎。患者左下肢皮温暖，与周围皮肤温度一致，皮色无苍白、发绀、花斑，左足背动脉搏动可触及。右下肢至足部皮色呈紫色花斑，右下肢至踝部皮温与左下肢一致，右足皮温较左足凉，右足背动脉搏动弱，立即告知医生。***APTT 80.6 s，遵医嘱给予 0.9% 氯化钠注射液 250 ml + 肝素钠注射液 12 500 单位静脉泵入，16 ml/h。观察患者留置针穿刺处无渗血、无肿胀，患者口腔黏膜及外露皮肤无出血点。***	张三
13:10								***医生予以调整弹力绷带松紧度后，观察患者右下肢至足部皮色发绀、花斑消失，右足皮温暖，与左足一致，右足背动脉搏动可触及，询问患者，主诉右足麻木缓解。***观察右腹股沟穿刺处无渗血、无血肿。	张三

4. 问题分析与知识链接：根据《病历书写基本规范》（卫医政发〔2010〕11 号）第一章第三条、《卫生部关于加强医院临床护理工作的通知》（卫医政发〔2010〕7 号）护士对住院患者履行的护理职责，具体分析。

本案例中，病历记录不完整，未连续性观察患者病情变化并记录，具体见下。

（1）病例记录不完整："APTT 80.6 s，遵医嘱给予 0.9% 氯化钠注射液 250 ml＋肝素钠注射液 12500 单位静脉泵入，16 ml/h"，此记录中，APTT 高于正常值（正常值 28 ～ 42 s），应用肝素钠组液体抗凝治疗，未记录出血倾向的观察，推荐修改为"APTT 80.6 s，遵医嘱给予 0.9% 氯化钠注射液 250 ml＋肝素钠 12 500 单位静脉泵入，16 ml/h。观察患者留置针穿刺处无渗血、无肿胀，患者口腔黏膜及外露皮肤无出血点”。

（2）未体现连续性观察患者病情变化并记录：“医生予以调整弹力绷带松紧度后，询问患者，主诉右足麻木缓解”，此项记录中未描述患者下肢血运变化，推荐修改为“医生予以调整弹力绷带松紧度后，观察患者右下肢至足部皮色发绀、花斑消失，右足皮温暖，与左足一致，右足背动脉搏动可触及，询问患者，主诉右足麻木缓解”。

心内科病房案例

【案例 1】

1. 资料背景

（1）一般资料：患者男性，68 岁，主因“间断心悸、头晕、恶心 2 个多月”于 2022 年 10 月 19 日以“冠状动脉性心脏病”入院。

（2）专科情况

①术日情况：10 月 20 日在局麻下行冠状动脉造影＋支架植入术。患者术后返回病房，主诉无胸闷、胸痛等不适。脉搏 76 次 / 分，血压 139/79 mmHg，右侧桡动脉穿刺点处伤口干燥，未见出血、渗血，止血腕带加压包扎。右前臂处可见一个 5 cm×4 cm 皮下血肿。立即通知主管医生，遵医嘱予绷带加压包扎。

②术后第一天：患者无胸闷、胸痛等不适主诉。脉搏 74 次 / 分，血压 135/74 mmHg，右侧桡动脉穿刺点处伤口干燥，未见出血、渗血，由主管医生拆除止血腕带，予无菌敷料覆盖。拆除右前臂处绷带，血肿较前消退。

2. 缺陷护理记录

项目 日时	神志	体温（℃）	脉搏（次 / 分）	心率（次 / 分）	血压（mmHg）	呼吸（次 / 分）	SpO_2（%）	记录	记录人
2022-10-20 12:20	清楚							患者今日在局麻下行冠状动脉造影术，由导管室转运医辅人员陪同推轮椅入导管室。	张三
13:52	清楚		76		139/79			患者今日在局麻下行冠状动脉造影＋支架植入术后安返病房，无胸闷、胸痛等不适主诉。右侧桡动脉伤口处止血腕带加压包扎，伤口干燥，未见出血、渗血。右前臂有一个***5×4 cm***血肿。立即通知主管医生，遵医嘱予绷带加压包扎。遵医嘱予一级护理（Ⅰb）。Barthel 自理能力评分为 70 分，Morse 跌倒危险因素评分为 35 分，Norton 压疮危险因素评分为 21 分。	张三

续表

项目 日时	神志	体温（℃）	脉搏（次/分）	心率（次/分）	血压（mmHg）	呼吸（次/分）	SpO_2（%）	记录	记录人
2022-10-21 14:10	清楚		74		135/74			患者无胸闷、胸痛等不适主诉。由主管医生为患者拆除右侧桡动脉伤口处止血腕带，伤口干燥，未见出血、渗血，予无菌敷料覆盖。Barthel 自理能力评分为 95 分，Morse 跌倒危险因素评分为 35 分，Norton 压疮危险因素评分为 23 分。	张三

3. 护理记录正确书写方法示范

项目 日时	神志	体温（℃）	脉搏（次/分）	心率（次/分）	血压（mmHg）	呼吸（次/分）	SpO_2（%）	记录	记录人
2022-10-20 12:20	清楚		***72***		***126/78***			患者今日在局麻下行冠状动脉造影术，由导管室转运医辅人员陪同推轮椅入导管室。	张三
13:52	清楚		76		139/79			患者在局麻下行冠状动脉造影＋支架植入术，现安返病房，无胸闷、胸痛等不适主诉。右侧桡动脉伤口处止血腕带加压包扎，伤口干燥，未见出血、渗血。***双侧桡动脉搏动可触及，左右一致，皮温正常，皮色正常，指端无青紫，无麻木感。***右前臂处有一个 ***5 cm×4 cm*** 血肿，***张力高，无压痛***。立即通知主管医生，遵医嘱予绷带加压包扎。给予患者术肢活动指导、饮食指导及心理护理，患者表示理解。遵医嘱予一级护理（Ⅰb）。Barthel 自理能力评分为 70 分，Morse 跌倒危险因素评分为 35 分，Norton 压疮危险因素评分为 21 分。	张三
17:33	***清楚***		***73***		***139/73***			***患者无胸闷、胸痛等不适主诉。右侧桡动脉伤口处止血腕带已定时减压放气，伤口干燥，未见出血、渗血。双侧桡动脉搏***	张三

续表

项目 日时	神志	体温 (℃)	脉搏 (次/分)	心率 (次/分)	血压 (mmHg)	呼吸 (次/分)	SpO_2 (%)	记录	记录人
								动可触及，左右一致。指端无青紫，无麻木感。右前臂处可见一个5 cm×4 cm的血肿，张力仍高，无压痛，继续绷带加压包扎。再次强调术肢活动注意事项，患者表示理解。	
2022-10-21 01:46								***患者安静休息。右侧桡动脉伤口处止血腕带已定时减压放气，伤口干燥，未见出血、渗血。双侧桡动脉搏动可触及，左右一致。右前臂血肿处仍绷带加压包扎。***	张三
06:30	***清楚***		***67***		***139/75***			***患者无胸闷、胸痛等不适主诉。右侧桡动脉伤口处止血腕带已放气完毕。伤口干燥，未见出血、渗血。双侧桡动脉搏动可触及，左右一致。指端无青紫，无麻木感。右前臂处血肿，范围较前缩小，为3 cm×2 cm，张力较前降低，无压痛。继续绷带加压包扎。指导患者术肢活动注意事项，患者表示理解。***	
14:10	清楚		74		135/74			患者无胸闷、胸痛等不适主诉。由主管医生为患者拆除右侧桡动脉伤口处止血腕带。伤口干燥，未见出血、渗血，予无菌敷料覆盖。***双侧桡动脉搏动可触及，左右一致，皮温正常，皮色正常，指端无青紫，无麻木感。右前臂处血肿较前消退，无张力，无压痛，由主管医生拆除绷带。指导患者伤口3天勿沾水，术肢1个月勿负重，患者表示理解。***Barthel自理能力评分为95分，Morse跌倒危险因素评分为35分，Norton压疮危险因素评分为23分。	

4. 问题分析与知识链接： 根据《病历书写基本规范》（卫医政发〔2010〕11号）第一章第三条、第六条和第三章第二十二条具体分析。

（1）术前护理记录缺乏生命体征记录，推荐补充。

（2）相关单位书写不规范：记录血肿范围 5×4 cm，推荐改为 5 cm×4 cm。

（3）病历书写未规范使用医学术语：推荐改为"双侧桡动脉搏动可触及，左右一致，皮温正常，皮色正常，指端无青紫，无麻木感"。

（4）护理记录缺乏连续性：推荐改为每班次记录伤口及血肿的情况（详见表格中的更改）。

【案例2】

1. 资料背景

（1）一般资料： 患者男性，30岁，主因"发现血压升高4年，间断头晕、头痛1个月"以"卵圆孔未闭"收入院。

（2）专科情况：

患者入院前1个月熬夜后出现头晕、头痛，为求进一步诊治收入院。患者既往病史：高血压4年，未规律服药，未监测血压。患者入院后脉搏105次/分，血压177/110 mmHg，遵医嘱予心电、血压、血氧饱和度监测和降压药物治疗。后患者出现头痛症状，遵医嘱给予对症药物治疗。

2. 缺陷护理记录

项目 日时	神志	体温（℃）	脉搏（次/分）	心率（次/分）	血压（mmHg）	呼吸（次/分）	SpO_2（%）	记录	记录人
2022-10-01 09:00	清楚	36	105		177/110	19		患者由家属陪同步行入院，入院后***测量脉搏较快，血压偏高，***即刻通知医生，遵医嘱不予特殊处理。	张三
09:10	清楚		***110***		178/109	20	95	***患者无心悸、头晕、头痛等不适主诉，***遵医嘱予心电、血压、血氧饱和度监测，***示波：窦律齐***。测量脉搏仍较快，血压仍偏高，***遵医嘱予卡托普利25 mg舌下含服，遵医嘱患者卧床休息，患者表示理解。***护理级别一级护理（a），ADL评分20分，Braden评分19分，Morse跌倒风险评分65分。	张三
09:15	清楚			105	175/120	20	97	***示波：窦律齐，***患者心率较前下降。测血压仍偏高，患者无心悸、头晕、恶心、视物模糊等不适，***诉头痛，***通知医生，遵医嘱予去痛片1片口服，协助患者服药。为患者留置套管针于左前臂，过程顺利。***予盐水30 ml+亚宁定100 mg静脉泵入3 ml/h。***	张三

续表

项目/日时	神志	体温（℃）	脉搏（次/分）	心率（次/分）	血压（mmHg）	呼吸（次/分）	SpO_2（%）	记录	记录人
09:30	清楚			98	164/1101	19	97	***示波：窦律齐。***	张三
10:00	清楚			95	157/107	18	98	***示波：窦律齐，患者诉头痛症状缓解。血压较前下降，通知医生，遵医嘱下调亚宁定组静脉泵入至2.1 ml/h。***	张三

3. 护理记录正确书写方法示范

项目/日时	神志	体温（℃）	脉搏（次/分）	心率（次/分）	血压（mmHg）	呼吸（次/分）	SpO_2（%）	记录	记录人
2022-10-01 09:00	清楚	36	105		177/110	19		患者由家属陪同步行入院，入院后***测量脉搏较快，血压偏高，无心悸、头晕、头痛、视物模糊等不适主诉***，即刻通知医生，遵医嘱不予特殊处理。***嘱患者暂卧床休息，为患者竖起两侧床档，呼叫器置于身旁，患者表示理解。***	张三
09:10	清楚			***110***	178/109	20	95	***患者无心悸、头晕、头痛、视物模糊、呼吸困难等不适主诉，***遵医嘱予心电、血压、血氧饱和度监测，***示波：窦性心动过速，律齐***。测量脉搏仍较快，血压仍偏高，***遵医嘱予卡托普利片25 mg舌下含服，遵医嘱患者绝对卧床休息，于床上大小便，医护人员于床旁看护，患者表示理解。***护理级别一级护理（a），ADL评分20分，Braden评分19分，Morse跌倒风险评分65分。***患者存在跌倒高风险，向患者讲解预防跌倒及坠床措施，患者表示理解。***	张三
09:15	清楚			105	175/120	20	97	***示波：窦性心动过速，律齐，***患者心率较前下降。测血压仍偏高，患者无心悸、头晕、恶心、视物模糊等不适，***诉头痛，数字评定量表疼痛评分5分，***通	张三

续表

项目 日时	神志	体温（℃）	脉搏（次/分）	心率（次/分）	血压（mmHg）	呼吸（次/分）	SpO_2（%）	记录	记录人
								知医生，遵医嘱予去痛片1片口服，协助患者服药。为患者留置套管针于左前臂，过程顺利，***穿刺处无红肿、外渗，套管针上方予增强型透明贴外贴保护皮肤。予0.9%氯化钠注射液30 ml＋亚宁定（盐酸乌拉地尔注射液）100 mg静脉泵入3 ml/h。向患者宣教药物作用及不良反应，患者表示理解。***	
09:30	清楚			98	164/101	19	97	***示波：窦性心律，律齐，静脉滴注通畅，患者血压较前有所下降，通知医生，遵医嘱继续观察。***	张三
10:00	清楚			95	157/107	18	98	***示波：窦性心律，律齐。患者诉头痛症状缓解，疼痛评分1分。血压较前下降，通知医生，遵医嘱下调亚宁定（盐酸乌拉地尔注射液）组静脉泵入至2.1 ml/h，静脉滴注通畅。遵医嘱患者血压维持（140～160）/（90～110）mmHg。***	张三

4. 问题分析与知识链接：根据《病历书写基本规范》（卫医政发〔2010〕11号）第一章第三条、第六条和第三章第十八条（三）具体分析。

本案例中，患者生命体征异常，未记录伴随症状，健康教育内容欠缺，疼痛无相应评分，病历书写欠准确、及时、完整、规范，未规范使用医学术语，表述不准确。具体见下。

（1）“测量脉搏较快，血压偏高”，推荐修改为“测量脉搏较快，血压偏高，无心悸、头晕、头痛、视物模糊等不适主诉，嘱患者暂卧床休息，为患者竖起两侧床档，呼叫器置于身旁，患者表示理解”。

（2）患者心率110次/分，应书写于“心率”一栏内；“示波：窦律齐”推荐修改为“示波：窦性心动过速，律齐”。

（3）“遵医嘱予卡托普利25 mg舌下含服，遵医嘱患者卧床休息，患者表示理解”，推荐增加宣教内容为“遵医嘱予卡托普利片25 mg舌下含服，遵医嘱患者绝对卧床休息，于床上大小便，医护人员于床旁看护，患者表示理解。患者存在跌倒高风险，向患者讲解预防跌倒及坠床措施，患者表示理解”。

（4）患者诉头痛，应有相应疼痛评分；药品应正确书写药名与剂量，并增加输液处皮肤描述和健康宣教内容。“诉头痛，予盐水30 ml＋亚宁定100 mg静脉泵入3 ml/h”推荐修改为“诉头痛，数字评定量表疼痛评分5分，予0.9%氯化钠注射液30 ml＋亚宁定（盐酸乌拉地尔注射液）100 mg 静脉泵入 3 ml/h。穿刺处无红肿、外渗，套管针上方予增强型透明贴外贴保护皮肤。向患者宣教药物作用及不良反应，患者表示理解”。

（5）患者血压较前下降时，应及时记录，推荐增加“患者血压较前有所下降，通知医生，遵医嘱不予特殊处理”。

（6）“患者诉头痛症状缓解。血压较前下降，通知医生，遵医嘱下调亚宁定组静脉泵入至 2.1 ml/h”，推荐修改为“患者诉头痛症状缓解，疼痛评分 1 分。血压较前下降，通知医生，遵医嘱下调亚宁定（盐酸乌拉地尔注射液）组静脉泵入至 2.1 ml/h，静脉滴注通畅。遵医嘱患者血压维持（140 ～ 160）/（90 ～ 110）mmHg”。

【案例 3】

1. 资料背景

（1）一般资料：患者男性，50 岁，主因“间断心悸 2 年”以“心房颤动”收入院。

（2）专科情况：入院体温 36℃，脉搏 90 次 / 分，心率 98 次 / 分，呼吸 18 次 / 分，血压 109/75 mmHg。患者既往行射频消融术，此次再发心房颤动，入院后行电复律治疗，过程中出现血氧饱和度下降，遵医嘱予鼻导管吸氧。

2. 缺陷护理记录

项目 日时	神志	体温（℃）	脉搏（次 / 分）	心率（次 / 分）	血压（mmHg）	呼吸（次 / 分）	SpO_2（%）	记录	记录人
2022-10-01 10:55	清楚	36	90	98	109/75	18	96	患者未诉心悸、乏力等不适，遵医嘱予心电、血压、血氧饱和度监测，鼻导管吸氧 2 L/min，***<u>示波：房颤。</u>***	张三
10:57	清楚			85	112/74	17	97	***<u>示波：房颤。患者未诉心悸、乏力等不适，遵医嘱予盐水 100 ml 冲管，力月西 2 mg 静冲。</u>***	张三
11:00	清楚			82	124/85	20	97	***<u>示波：房颤。</u>***静脉滴注通畅，***<u>遵医嘱予力月西 1 mg 静冲。</u>***	张三
11:01				80	122/84	18	97	***<u>示波：房颤，由医生为患者行电复律。</u>***	张三
11:02				79	125/80	19	93	***<u>示波：房颤。</u>***静脉滴注通畅。***<u>患者血氧饱和度偏低，遵医嘱上调鼻导管吸氧至 5 L/min。</u>***	张三
11:03				86	128/78	19	99	***<u>示波：房颤。由医生为患者行电复律。</u>***	张三
11:04				63	122/79	18	98	***<u>示波：由房颤转为窦律，频发房早。</u>***静脉滴注通畅。	张三
11:05				78	126/81	19	98	***<u>示波：窦律，偶见房早。</u>***患者安静休息，静脉滴注通畅。	张三
11:30	清楚			81	120/80	19	98	***<u>示波：窦律齐。</u>***	张三

3. 护理记录正确书写方法示范

项目 日时	神志	体温（℃）	脉搏（次/分）	心率（次/分）	血压（mmHg）	呼吸（次/分）	SpO_2（%）	记录	记录人
2022-10-01 10:55	清楚	36	90	98	109/75	18	96	患者未诉心悸、乏力等不适，遵医嘱予心电、血压、血氧饱和度监测，鼻导管吸氧 2 L/min，***示波：心房颤动。向患者讲解电复律方法及注意事项，患者表示理解。***	张三
10:57	清楚			85	112/74	17	97	***示波：心房颤动，患者未诉心悸、乏力等不适，遵医嘱予 0.9% 氯化钠注射液 100 ml 静脉输液，40 滴/分，力月西（咪达唑仑注射液）2 mg 静脉冲入。套管针位于左手背，穿刺处未见红肿、外渗。为患者竖起床档，医护于床旁看护患者。***	张三
10:58	***清楚***			***84***	***117/78***	***18***	***97***	***示波：心房颤动。Ramsay 镇静评分 2 分。***	张三
11:00	清楚			82	124/85	20	97	***示波：心房颤动。***静脉滴注通畅，***遵医嘱予力月西（咪达唑仑注射液）1 mg 静脉冲入。***	张三
11:01	镇静后睡眠			80	122/84	18	97	***示波：心房颤动。患者入睡，Ramsay 镇静评分 4 分。胸前皮肤无潮湿、多毛、破损，由医生于床旁为患者行同步双向波 150 J 电复律一次。***	张三
11:02	镇静后睡眠			79	125/80	19	93	***示波：心房颤动。***静脉滴注通畅。***患者血氧饱和度偏低，口唇、甲床无发绀，遵医嘱上调鼻导管吸氧至 5 L/min。患者胸前皮肤完好无破损。***	张三
11:03	镇静后睡眠			86	128/78	19	99	***示波：心房颤动。患者血氧饱和度较前上升。患者安静睡眠中，由医生于床旁为患者再次行同步双向波 150 J 电复律一次。***	张三
11:04	镇静后睡眠			63	122/79	18	98	***示波：由心房颤动转为窦性心律，频发房性期前收缩 13 次/分。***静脉滴注通畅。***患者胸前皮肤完好无破损。***	张三

续表

项目 日时	神志	体温 （℃）	脉搏 （次/分）	心率 （次/分）	血压 （mmHg）	呼吸 （次/分）	SpO_2 （%）	记录	记录人
2022-10-01 11:05	镇静后睡眠			65	126/81	19	98	**示波：窦性心律，偶见房性期前收缩。**患者安静入睡，静脉滴注通畅。	张三
11:30	清楚			81	120/80	19	98	**示波：窦性心律，律齐。患者转醒，神志清楚，对答切题，未诉心悸、头晕等不适。为患者清洁胸前皮肤，予心理护理。**	张三

4. 问题分析与知识链接：根据《病历书写基本规范》（卫医政发〔2010〕11号）第一章第三条、第六条和第三章第十八条（三）具体分析。

本案例中，监测示波书写不准确、完整、规范，未规范使用医学术语，未根据病情向患者告知相关注意事项，药品未规范书写药名与给药剂量，未对患者的病情和诊疗过程进行连续记录。应用镇静药物后应有Ramsay镇静评分，神志应是镇静后睡眠状态；电除颤未描述是否同步、焦耳量、除颤前后皮肤情况。血氧饱和度偏低时，未准确记录有无相应症状、体征；神志恢复后，无相应记录。具体见下。

（1）“房颤”推荐修改为“心房颤动”，推荐增加宣教内容“向患者解释治疗方法及注意事项，患者表示理解”；“由房颤转为窦律，频发房早”，推荐修改为“示波：由心房颤动转为窦性心律，频发房性期前收缩13次/分”；“窦律，偶见房早”，推荐修改为：“窦性心律，偶见房性期前收缩”；“窦律齐”，推荐修改为“窦性心律，律齐”。

（2）“遵医嘱予盐水100 ml冲管，力月西2 mg静冲”，推荐修改为“遵医嘱予0.9%氯化钠注射液100 ml静脉输液，40滴/分，力月西（咪达唑仑注射液）2 mg静脉冲入”，并增加内容“套管针位于左手背，穿刺处未见红肿、外渗。为患者竖起床档，医护于床旁看护患者”“Ramsay镇静评分2分”。

（3）“由医生为患者予电复律”，推荐修改为“患者入睡，胸前皮肤无潮湿、多毛、破损，由医生于床旁为患者行同步双向波150 J电复律一次”。

（4）患者血氧饱和度93%，相应记录“患者血氧饱和度偏低，遵医嘱上调鼻导管吸氧至5 L/min”，推荐修改为“患者血氧饱和度偏低，口唇、甲床无发绀，遵医嘱上调鼻导管吸氧至5 L/min”，并增加电复律后皮肤评估“患者胸前皮肤完好无破损”。

（5）患者给予镇静药物后Ramsay镇静评分4分，“神志”一栏推荐修改为“镇静后睡眠”；患者转醒，增加内容“患者转醒，神志清楚，对答切题，未诉心悸、头晕等不适。为患者清洁胸前皮肤，予心理护理”。

心内科导管室案例

【案例】

1. 资料背景

（1）一般资料：患者男性，68岁，主因“间断胸闷1周，加重2天”于2022年10月8日以“冠心病”收入院。

（2）专科情况：患者在局麻下行冠状动脉造影术＋PCI术，在前降支放入支架一枚，第一对角支开口处放入药物球囊一个，术中患者胸痛，遵医嘱给予吗啡3 mg静脉冲入，7 mg弃去。2分钟后患者诉胸痛较前减轻，疼痛评分为3分。由医生接患者返回病房。

2. 缺陷转交接记录

患者急诊 / 围手术期转交接本（心内科）

病房交班	日期 2022 年 10 月 8 日
患者资料	科室 心内二 姓名 李某 床号 3 年龄 68 岁 性别 男√ / 女 病历号 ×××× 诊断 CHD 体温 **36** ℃ 血压 121 / 66 mmHg 脉搏 76 次 / 分 **伴随疾病** ☑高血压 □糖尿病 □高血脂 □其他____ **神志** ☑清楚 □其他____ **生命体征** ☑平稳 □其他____ **受压皮肤完整性** ☑正常 □异常____ **转运方式** □平车 ☑轮椅
患者管路	☑外周静脉 ☑通畅 是√ / 否 □中心静脉 位置____深度____cm 通畅：是 / 否 □微量泵____台 □ IABP □吸氧方式 鼻导管 / 面罩 / 呼吸机____L/min □临时起搏器____次 / 分 深度：____ □尿管 □胃管 □约束带
带入药品	☑ 0.9% 氯化钠注射液 500 ml □潘南金__支 □伊布利特__支 □芬太尼__支，批号____； □力月西__支 □其他____
带入物品	□氧气袋__个 □转运监测__个 □临时起搏器__个 □微量泵__个 □输液泵__个 □其他____
输注液体	□抗生素（____）__滴 / 分 □硝酸甘油__μg/min □硝普钠__μg/min □异舒吉__μg/min □爱倍__μg/min □多巴胺__μg/（kg · min） □去甲肾上腺素__μg/（kg · min） ☑其他 ***盐水 250 ml＋氢可 100 mg/ 静点 30 滴 / 分***
特殊交接	
转出科室时间 10:00 转出科室护士签字 张某 主治医生签字 王某（医生医辅）√ 医辅人员签字 党某 导管室护士签字 赵某	

心导管室交班	日期 2022 年 10 月 8 日
患者资料	科室 心内二 姓名 李某 床号 3 年龄 68 岁 性别 男√ / 女 病历号 ×××× 血压 133/65 mmHg 脉搏 68 次 / 分 神志 ☑清楚 □其他____ 生命体征 ☑平稳 □其他____ 受压皮肤完整性 ☑正常 □异常____ 转运方式 □平车 ☑轮椅
手术名称	☑ PCI 术（植入支架 ☑有 □无）☑ CAG 术 □电生理检查 支架部位 □ LM__个 ☑ LAD 1 个 □ LCX__个 □ RCA__个 *☑ 药球 1 个* □起搏器 □植入 □更换术 □单腔 □双腔 □三腔 □型号____ □射频消融术 □ Af □ AF □ APB □ PVC □ AT □ VT □ PSVT □其他____ □ TAVR □卵圆孔封堵术 □房间隔修补术 □二尖瓣钳夹术 □左心耳封堵术 □其他____
麻醉	☑局部麻醉 □全身麻醉
穿刺部位	☑左 / 右桡动脉 □左 / 右肱动脉 □左 / 右股动脉 □左 / 右股静脉 □左 / 右颈静脉 □左 / 右头静脉 □左 / 右锁骨下静脉 □左 / 右腋静脉
穿刺皮肤	☑正常 □异常 □血肿 有 / 无 □渗血 有 / 无

续表

动脉鞘管	☑桡动脉止血器 右√/左 □股动脉缝合器 右/左 □弹力绷带包扎 □保留 预计拔管时间___h
患者管路	☑外周静脉 □中心静脉 位置___ 置入深度___cm 通畅 是√/否 □临时起搏器 次/分 置入深度___cm □尿管 □吸氧方式 鼻导管/面罩/呼吸机___L/min □气管插管 置入深度___cm □监护仪 □除颤仪 □微量泵_台 □ IABP □约束带
术中用药	□阿托品___mg □多巴胺___μg/（kg·min） □去甲肾上腺素___μg/（kg·min） □肾上腺素___μg/（kg·min） □替罗非班___ml/h 泵入时间___h □尼可地尔___
带回药品	□芬太尼___mg 批号___ □力月西___mg □其他___
带回物品	□氧气袋___个 □转运监测___个 □微量泵___个 □其他___个
特殊交接	术中出入量：入量___ml 尿量___ml ☑ *吗啡 1支*
转出导管室时间 10:50 导管室护士签字 赵某 手术医生签字 张某 （医生√医辅） 医辅人员/医生签字 林某 转入科室护士签字 张某 转入科室时间 11:00	

3. 正确转交接记录

患者急诊/围手术期转交接本（心内科）

病房交班	**日期 2022 年 10 月 8 日**
患者资料	科室 心内二 姓名 李某 床号 3 年龄 68 岁 性别 男√/女 病历号 ×××× 诊断 CHD 体温 **36** ℃ 血压 121 / 66 mmHg 脉搏 76 次/分 **伴随疾病** ☑高血压 □糖尿病 □高血脂 □其他___ **神志** ☑清楚 □其他___ **生命体征** ☑平稳 □其他___ **受压皮肤完整性** ☑正常 □异常___ **转运方式** □平车 ☑轮椅
患者管路	☑外周静脉 ☑通畅 是√/否 □中心静脉 位置___ 深度___cm 通畅：是/否 □微量泵___台 □ IABP □吸氧方式 鼻导管/面罩/呼吸机___L/min □临时起搏器___次/分 深度：___ □尿管 □胃管 □约束带
带入药品	☑ 0.9% 氯化钠注射液 500 ml □潘南金___支 □伊布利特___支 □芬太尼___支，批号___； □力月西___支 □其他
带入物品	□氧气袋___个 □转运监测___个 □临时起搏器___个 □微量泵___个 □输液泵___个 □其他___
输注液体	□抗生素（___）___滴/分 □硝酸甘油___μg/min □硝普钠___μg/min □异舒吉___μg/min □爱倍___μg/min □多巴胺___μg/（kg·min） □去甲肾上腺素___μg/（kg·min） ☑其他 ***0.9% 氯化钠注射液 250 ml＋氢化可的松注射液 100 mg/ 静脉输液 30 滴/分***
特殊交接	
转出科室时间 10:00 转出科室护士签字 张某 主治医生签字 王某（医生医辅）√ 医辅人员签字 党某 导管室护士签字 赵某	

心导管室交班	日期 2022 年 10 月 8 日
患者资料	科室 心内二 姓名 李某 床号 3 年龄 68 岁 性别 男√/女 病历号 ×××× 血压 133/65 mmHg 脉搏 68 次/分 神志 ☑清楚 □其他____ 生命体征 ☑平稳 □其他____ 受压皮肤完整性 ☑正常 □异常____ 转运方式 □平车 ☑轮椅
手术名称	☑PCI 术（植入支架 ☑有 □无）☑CAG 术 □电生理检查 支架部位 □LM__个 ☑LAD 1 个 □LCX__个 □RCA__个 ***☑药物球囊 1 个（位置为第一对角支）*** □起搏器 □植入 □更换术 □单腔 □双腔 □三腔 □型号____ □射频消融术 □Af □AF □APB □PVC □AT □VT □PSVT □其他____ □TAVR □卵圆孔封堵术 □房间隔修补术 □二尖瓣钳夹术 □左心耳封堵术 □其他____
麻醉	☑局部麻醉 □全身麻醉
穿刺部位	☑左/右桡动脉 □左/右肱动脉 □左/右股动脉 □左/右股静脉 □左/右颈静脉 □左/右头静脉 □左/右锁骨下静脉 □左/右腋静脉
穿刺皮肤	☑正常 □异常 □血肿 有/无 □渗血 有/无
动脉鞘管	☑桡动脉止血器 右√/左 □股动脉缝合器 右/左 □弹力绷带包扎 □保留 预计拔管时间__h
患者管路	☑外周静脉 □中心静脉 位置__ 置入深度__cm 通畅 是√/否 □临时起搏器__次/分 置入深度__cm □尿管 □吸氧方式 鼻导管/面罩/呼吸机__L/min □气管插管 置入深度__cm □监护仪 □除颤仪 □微量泵__台 □IABP □约束带
术中用药	□阿托品__mg □多巴胺__μg/（kg·min） □去甲肾上腺素__μg/（kg·min） □肾上腺素__μg/（kg·min） □替罗非班__ml/h 泵入时间__h □尼可地尔__
带回药品	□芬太尼__mg 批号____ □力月西__mg □其他__支
带回物品	□氧气袋__个 □转运监测__个 □微量泵__个 □其他____个
特殊交接	术中出入量：入量__ml 尿量__ml ***☑吗啡静脉冲入 3 mg 弃去 7 mg 批号 210902***
转出导管室时间 10:50 导管室护士签字 赵某 手术医生签字 张某（医生√医辅） 医辅人员/医生签字 林某 转入科室护士签字 张某 转入科室时间 11:00	

4. 问题分析与知识链接：根据《病历书写基本规范》（卫医政发〔2010〕11 号）第一章第三条具体分析。

本案例中，药物名称描述不准确，药物球囊使用位置、吗啡使用量及产品批号信息不完整，具体如下。

（1）“盐水 250 ml＋氢可 100 mg/ 静点”，药物名称描述不准确，推荐修改为“0.9% 氯化钠注射液 250 ml＋氢化可的松注射液 100 mg/ 静脉输液”。

（2）药物球囊使用位置描述不完整，推荐修改为“☑药物球囊 1 个，位置为第一对角支”。

（3）吗啡使用量及产品批号信息不完整，推荐修改为“☑吗啡静脉冲入 3 mg，弃去 7 mg，批号 210902”。

肾内科病房案例

【案例 1】

1. 资料背景

（1）一般资料：患者女性，56 岁，主因“双下肢水肿 2 个月，加重半个月”于 2022 年 10 月 12 日以“肾病综合征”入院。

（2）专科情况

①入院当天：血压 168/104 mmHg，全身重度水肿，腹部移动性浊音阳性，腰背部及双足踝部散在皮疹。治疗：内科护理常规，一级护理，低盐、低脂、优质蛋白饮食，降压、利尿、抗凝治疗。12:47 复测血压 150/95 mmHg，16:03 遵医嘱予 0.9% 氯化钠注射液 46 ml＋呋塞米 40 mg 静脉泵入 15 ml/h，全天 24 小时排尿 3000 ml。

②入院第二天：10:16 危急值回报：血钾 2.93 mmol/L，血白蛋白 19.8 g/L。10:50 遵医嘱予患者氯化钾缓释片 0.5 g 口服，15% 氯化钾注射液 3 g 稀释后口服，20:00 复查血钾为 3.59 mmol/L。

2. 缺陷护理记录

项目 日时	神志	体温（℃）	脉搏（次 / 分）	心率（次 / 分）	血压（mmHg）	呼吸（次 / 分）	SpO_2（%）	记录	记录人
2022-10-12 11:50	清楚	36	82		168/104			患者步行入院，***全身重度水肿，*** 双足踝及腰背部散在皮疹，无破溃及瘙痒。血压高，通知医生，遵医嘱嘱患者卧床休息，继续观察患者血压变化，讲解活动安全注意事项。	赵某
12:47	清楚				150/95			***复测血压，*** 通知医生，遵医嘱不予特殊处理。	闫某
16:03	清楚							患者***全身重度水肿，*** 遵医嘱予 0.9% 氯化钠注射液 46 ml＋***速尿*** 40 mg 静脉泵入 15 ml/h。	闫某
20:14	清楚							利尿剂泵入结束，共排尿 800 ml。	张某
2022-10-13 10:16	清楚							***患者危急值回报：血钾 2.93 mmol/L。未诉下肢乏力，仍有腹胀，*** 遵医嘱予氯化钾缓释片 0.5 g 口服，***15% KCl 3 g 口服，*** 指导患者进食含钾丰富的食物。	赵某
2022-10-14 10:27	清楚							患者血钾回报 3.59 mmol/L，主诉腹胀较前缓解，肠鸣音 3 次 / 分，已通知医生。	赵某

3. 护理记录正确书写方法示范

项目 日时	神志	体温（℃）	脉搏（次/分）	心率（次/分）	血压（mmHg）	呼吸（次/分）	SpO_2（%）	记录	记录人
2022-10-12 11:50	清楚	36	82		168/104			患者步行入院，**查前胸、后背、腰腹部、四肢重度可凹性水肿，**双足踝及腰背部皮肤散在皮疹，无破溃及瘙痒，**腹部移动性浊音阳性，腹围104 cm，双小腿周径（左/右）41.5 cm/41 cm，**血压高，**未诉头晕、头痛、胸闷、憋气，可平卧，诉腹胀、下肢乏力，肠鸣音2次/分，**嘱患者卧床休息，继续观察患者血压变化，讲解活动安全注意事项。**指导患者穿宽松棉质衣物，以免刺激皮肤，且勿搔抓，患者表示理解。通知医生，遵医嘱继续观察患者血压变化。**	赵某
12:47	清楚				150/95			复测血压，**患者未诉头晕、头痛，**通知医生，遵医嘱不予特殊处理。	闫某
16:03	清楚							患者**前胸、后背、腰腹部、四肢重度可凹性水肿，今日8:00—16:00的入量为800 ml，尿量100 ml，**遵医嘱予0.9%氯化钠注射液46 ml＋**呋塞米注射液**40 mg静脉泵入**15 ml/h。嘱患者严密记录出入量，指导静脉输液时的活动注意事项，患者表示理解。**	闫某
20:14	清楚							利尿剂泵入结束，共排尿800 ml。	张某
2022-10-13 10:16	清楚							**患者昨日24小时尿量3000 ml，接检验科电话危急值回报：血钾2.93 mmol/L。评估患者神志清楚，未诉恶心、呕吐、食欲不振等表现，仍自感乏力、腹胀，肠鸣音2次/分，**遵医嘱予氯化钾缓释片0.5g口服，**15%氯化钾注射液3 g＋温开水150 ml稀释后口服，指导患者进食含钾丰富的食物，如橙子、香蕉、西芹、海带，患者表示理解并配合治疗。**	赵某

续表

项目 日时	神志	体温（℃）	脉搏（次/分）	心率（次/分）	血压（mmHg）	呼吸（次/分）	SpO_2（%）	记录	记录人
2022-10-14 10:27	清楚							患者血钾结果回报 3.59 mmol/L，主诉腹胀较前缓解，肠鸣音 3 次 / 分，已通知医生。	赵某

4. 问题分析与知识链接：根据《病历书写基本规范》（卫医政发〔2010〕11 号）第一章第二条、第三条、第五条具体分析。

（1）对症状、体征要描述全面。患者血压高时，推荐增加“未诉头晕、头痛”。

（2）重度水肿时，推荐增加具体描述水肿部位。

（3）腹部移动性浊音阳性时，推荐增加“腹围 104 cm，双小腿周径 41.5 cm/41 cm”。

（4）药品名称要统一：KCl 属于通用外文缩写，推荐使用规范的中文“氯化钾注射液”。

（5）使用国际通用名称：速尿为呋塞米注射液的习惯说法，护理文书书写时推荐使用通用药名“呋塞米”。

（6）全身重度水肿时，推荐增加健康教育相关内容，如“穿棉质衣物，避免搔抓”及“指导患者记录出入量”。低钾血症时，推荐增加“指导患者进食含钾丰富的食物，如橙子、香蕉、西芹、海带，患者表示理解并配合治疗”。

【案例 2】

1. 资料背景

（1）一般资料：患者女性，43 岁，主因“下肢水肿伴夜尿增多 2 个月”以“肾病综合征”于 2022 年 9 月 2 日收入我科。主要治疗：内科护理常规、二级护理、低盐低脂优质蛋白饮食，科素亚 50 mg QD8 口服，拜新同 30 mg QD8 口服。

（2）专科情况

术日情况：9 月 6 日患者行肾穿刺术，15:20 返回病房。20:30 诉排尿困难，遵医嘱留置尿管。23:40 诉腰部酸胀疼痛，疼痛评分 3 分，伴恶心、呕吐，为胃内容物，量约 80 ml。当时血压 135/66 mmHg，脉搏 98 次 / 分，体温 38℃。床旁 B 超提示：右肾周可见 3.9 cm×4.2 cm 低回声。遵医嘱予止血药物，急查血常规、降钙素原测定、C 反应蛋白及血培养。30 分钟后复测体温 37.5℃。9 月 7 日 6:00 体温 37.1℃，未再诉腰酸、腰痛。

2. 缺陷护理记录

项目 日时	神志	体温（℃）	脉搏（次/分）	心率（次/分）	血压（mmHg）	呼吸（次/分）	SpO_2（%）	记录	记录人
2022-09-06 15:20	清楚	36.9	80		129/75			患者在局麻下行肾穿刺术后由医辅人员陪同推床返回病房，穿刺处伤口敷料干燥。遵医嘱嘱患者卧床休息至明晨，**多饮水**、排尿并留取尿标本。遵医嘱停二级护理，改为一级护理（Ⅰb），生活自理能力评分 30 分，跌倒危险因素评分 ***0 分***，压疮危险因素评分 19 分。	张三

续表

项目 日时	神志	体温（℃）	脉搏（次/分）	心率（次/分）	血压（mmHg）	呼吸（次/分）	SpO_2（%）	记录	记录人
19:00	清楚	37.3	80					患者体温偏高，无咳嗽、咳痰，查体：未见寒战。通知值班医生，遵医嘱继续观察。	李四
20:30	清楚							***患者诉腹部憋胀，排尿困难。通知医生，遵医嘱留置尿管。***	李四
23:40	清楚	38	100		135/66			患者诉腰部酸胀疼痛，疼痛评分3分。***恶心、呕吐。***立即通知医生。医生约床旁B超。复测体温较前升高，遵医嘱急查血常规、降钙素原测定、血培养、C反应蛋白，并予冰袋物理降温。指导患者适当翻身，避免长时间卧床所致腰部酸胀疼痛，患者表示理解。	李四
2022-09-07 0:10	清楚	37.5	90		129/88			***患者诉酸胀疼痛较前好转。***床旁B超示：右肾周可见3.9 cm×4.2 cm低回声。***遵医嘱予盐水100 ml+注射用卡络磺钠60 mg静脉点滴。***云南白药胶囊1粒口服。	李四
1:40	清楚							患者化验结果回报：白细胞计数10.3×10^9/L，降钙素原测定0.2 ng/ml，中性粒细胞百分比87%，***CRP 0.8 mg/dl，***余结果较前无明显变化。	王五
6:00	清楚	37.1	74		123/60			患者未再诉腰酸腰痛，测量体温正常。告知医生。	李四

3. 护理记录正确书写方法示范

项目 日时	神志	体温（℃）	脉搏（次/分）	心率（次/分）	血压（mmHg）	呼吸（次/分）	SpO_2（%）	记录	记录人
2022-09-06 15:20	清楚							患者在局麻下行肾穿刺术后由医辅人员陪同推床返回病房，穿刺处伤口敷料干燥。遵医嘱嘱患者卧床休息至明晨，***饮水1500～2000 ml，***排尿并留取尿标本。遵医嘱停二	张三

续表

项目 日时	神志	体温（℃）	脉搏（次/分）	心率（次/分）	血压（mmHg）	呼吸（次/分）	SpO_2（%）	记录	记录人
								级护理，改为一级护理，（Ⅰb），生活自理能力评分30分，跌倒危险因素评分15分，压疮危险因素评分19分。	
19:00	清楚	37.3	80					患者体温偏高，无咳嗽、咳痰、乏力等不适，未见寒战，已饮水800 ml，未排尿，无腹胀。通知值班医生，遵医嘱继续观察。	李四
20:30	清楚							患者诉腹部憋胀，排尿困难，**查体：腹部膨隆，耻骨联合上3 cm叩诊为浊音，经诱导后不能自行排出尿液。通知医生，遵医嘱留置尿管，过程顺利，引流出淡黄色尿液，量约200 ml，尿管已妥善固定。非计划性拔管评分2分。指导患者预防拔管的注意事项，患者表示理解。**	李四
23:40	清楚	38	100		135/66			患者诉腰部酸胀疼痛，疼痛评分3分，敷料干燥无渗血。**恶心，呕吐一次，为胃内容物，量约80 ml。**立即通知医生，医生约床旁B超。复测体温较前升高，仍无乏力、寒战等不适，遵医嘱急查血常规、降钙素原测定、血培养及C反应蛋白，并予冰袋物理降温。指导患者采取舒适卧位，避免长时间平躺所致腰部酸胀疼痛，患者表示理解。	李四
2022-09-07 0:10	清楚	37.5	90		129/88			**患者未诉恶心，未再呕吐，主诉腰部酸胀疼痛情况较前好转，疼痛评分1分。**床旁B超示：右肾周可见3.9 cm×4.2 cm低回声。**遵医嘱予0.9%氯化钠注射液100 ml+注射用卡络磺钠60 mg静脉输液，50滴/分。**云南白药胶囊1粒口服。**复测体温较前下降，告知值班医生。遵医嘱继续观察。**	李四

续表

项目 日时	神志	体温（℃）	脉搏（次/分）	心率（次/分）	血压（mmHg）	呼吸（次/分）	SpO_2（%）	记录	记录人
1:40	清楚							患者化验结果回报：白细胞计数 10.3×10^9/L，降钙素原测定 0.2 ng/ml，中性粒细胞百分比 87%，***C 反应蛋白 0.8 mg/dl，*** 余结果较前无明显变化。	王五
6:00	清楚	37.1	74		123/60			患者未再诉腰酸腰痛，测量体温正常。告知医生。	李四

4. 问题分析与知识链接：根据《病历书写基本规范》（卫医政发〔2010〕11 号）第一章第二条、第三条、第五条具体分析。

本案例中，症状、体征描述不全面，医学术语使用不规范，化验检查书写不规范等。具体见下。

（1）症状体征描述不全面

①“排尿困难时”，推荐修改为“查体腹部膨隆，耻骨联合上 3 cm 叩诊为浊音”。

②“腰部酸胀疼痛较前好转”，推荐增加“疼痛评分 1 分”。

③“恶心、呕吐”，推荐修改为“恶心，呕吐一次，为胃内容物，量约 80 ml”。

（2）医学术语使用不规范

①“盐水 100 ml”推荐修改为“0.9% 氯化钠注射液 100 ml”。

②留置导管后，推荐增加对尿液颜色、性状及量的描述，以及非计划性拔管评分的评估及管路安全的宣教。

（3）化验检查书写不规范

① CRP 为简写，推荐修改为“C 反应蛋白”。

②“静脉点滴”推荐修改为“静脉输液”。

（4）评估量表解读不全面：静脉输液治疗中特殊药物包含降压药，所以该案例中跌倒评分应为 15 分。

内分泌病房案例

【案例 1】

1. 资料背景

（1）一般资料：患者男性，18 岁，主因“恶心、纳差、口渴 3 天”于 2022 年 9 月 6 日以“糖尿病酮症”入院。

（2）专科情况：2022 年 9 月 6 日 11:50 体温 36.6℃、脉搏 86 次 / 分、呼吸 20 次 / 分、血压 123/70 mmHg，身高 178 cm，体重 80 kg，BMI 25.24 kg/m^2，随机血糖 30.0 mmol/L。血气分析示：pH 7.38，钾 3.8 mmol/L。尿常规示：尿糖（++++），酮体（+++）。主要治疗：内科护理常规、二级护理、糖尿病低脂饮食、快速血糖 Q2h，0.9% 氯化钠注射液 500 ml＋15% 氯化钾注射液 1.5 g 静脉输液，50 滴 / 分，0.9% 氯化钠注射液 500 ml 静脉泵入，250 ml/h，0.9% 氯化钠注射液 50 ml＋诺和灵 R 50 单位静脉泵入，3 单位 / 小时。14:00 测快速血糖为 18.2 mmol/L，继续予补液、静脉胰岛素治疗。16:00 静脉输液完毕，复测血糖为 12 mmol/L，遵医嘱停止静脉输液，留尿常规送检。17:00 尿常规结果回报尿糖（++++），酮体（+），嘱患者继续饮温水 1000 ml。

2. 缺陷护理记录

项目 日时	神志	体温（℃）	脉搏（次/分）	心率（次/分）	血压（mmHg）	呼吸（次/分）	SpO_2（%）	记录	记录人
2022-09-06 11:50	清楚	36.6	86		123/70	18		患者神志清楚，诉全身乏力、口渴，未诉腹痛不适。测随机血糖为 30.0 mmol/L。血气分析示：pH 7.38，钾 3.8 mmol/L；尿常规示：尿糖（++++），酮体（+++）。指导患者饮温水 1000 ml，遵医嘱予 0.9% 氯化钠注射液 500 ml+***15% KCl 1.5 g*** 静脉输液，50 滴/分；0.9% 氯化钠注射液 500 ml 静脉泵入，250 ml/h；0.9% 氯化钠注射液 50 ml+诺和灵 R 50 单位静脉泵入，***3 U/小时。***	张三
14:00	清楚							患者仍诉口渴，乏力较前缓解，0.9% 氯化钠注射液 500 ml 静滴完毕，测快速血糖为 18.2 mmol/L，遵医嘱予 0.9% 氯化钠注射液 500 ml 静脉泵入，250 ml/h，***胰岛素泵组继续 3 U/小时静脉泵入。***	张三
17:00	清楚							***静滴完毕，复测血糖为 12 mmol/L，遵医嘱停止静脉输液，尿常规结果回报：尿糖（++++），酮体（+），嘱患者继续饮温水 1000 ml，患者表示理解。***	张三

3. 护理记录正确书写方法示范

项目 日时	神志	体温（℃）	脉搏（次/分）	心率（次/分）	血压（mmHg）	呼吸（次/分）	SpO_2（%）	记录	记录人
2022-09-06 11:50	清楚	36.6	86		123/70	18		患者神志清楚，诉全身乏力、口渴，未诉腹痛不适。测随机血糖为 30.0 mmol/L。血气分析示：pH 7.38，钾 3.8 mmol/L。尿常规示：尿糖（++++），酮体（+++）。指导患者饮温水 1000 ml，遵医嘱予 0.9% 氯化钠注射液 500 ml+***15% 氯化钾注射液 1.5 g*** 静脉输液，50 滴/分；0.9% 氯	张三

续表

项目 日时	神志	体温（℃）	脉搏（次/分）	心率（次/分）	血压（mmHg）	呼吸（次/分）	SpO_2（%）	记录	记录人
								化钠注射液 500 ml 静脉泵入，250 ml/h；0.9% 氯化钠注射液 50 ml＋诺和灵 R 50 单位静脉泵入，***3 单位/小时。***	
14:00	清楚							患者仍诉口渴，乏力较前缓解，0.9% 氯化钠注射液 500 ml 静滴完毕，测快速血糖为 18.2 mmol/L，遵医嘱予 0.9% 氯化钠注射液 500 ml 静脉泵入，250 ml/h；***继续予 0.9% 氯化钠注射液 50 ml＋诺和灵 R 50 单位静脉泵入，3 单位/时。***	张三
16:00	清楚							***0.9% 氯化钠注射液 500 ml 静脉输液完毕，复测血糖为 12 mmol/L，患者已饮水 1000 ml，遵医嘱停止静脉输液，予 0.9% 氯化钠注射液 10 ml 正压封管，留尿常规送检。***	张三
17:00	清楚							***患者诉口渴症状较前缓解，尿常规结果回报：尿糖（＋＋＋＋），酮体（＋），嘱患者继续饮温水 1000 ml，患者表示理解。***	张三

4. 问题分析与知识链接：根据《病历书写基本规范》（卫医政发〔2010〕11 号）第一章第三条、第五条具体分析。

本案例中，药物名称书写不规范，相关剂量单位书写不规范，护理病历书写不及时、不完整。具体见下。

（1）药物名称等书写不规范："KCl"为缩写，推荐修改为"15% 氯化钾注射液"。

（2）相关剂量单位书写不规范：输液速度"3 U/小时"推荐修改为"3 单位/小时"。

（3）护理病历书写不及时、不完整

①"胰岛素泵组继续 3 U/小时静脉泵入"推荐修改为"继续予 0.9% 氯化钠注射液 50 ml＋诺和灵 R 50 单位静脉泵入，3 单位/小时"。

②"17:00 静滴完毕，复测血糖为 12 mmol/L，遵医嘱停止静脉输液，尿常规结果回报：尿糖（＋＋＋＋），酮体（＋），嘱患者继续饮水 1000 ml，患者表示理解"，推荐修改为"16:00 0.9% 氯化钠注射液 500 ml 静脉输液完毕，复测血糖为 12 mmol/L，患者已饮水 1000 ml，遵医嘱停止静脉输液，予 0.9% 氯化钠注射液 10 ml 正压封管，留尿常规送检。17:00 患者诉口渴症状较前缓解，尿常规结果回报：尿糖（＋＋＋＋），酮体（＋），嘱患者继续饮温水 1000 ml，患者表示理解"。

【案例 2】

1. 资料背景

（1）一般资料： 患者女性，19 岁，主因“发现血糖升高 3 年，血糖控制不佳 1 周”于 2022 年 7 月 10 日以“1 型糖尿病”入院。

（2）专科情况： 入院后给予患者胰岛素泵强化降糖治疗。患者体型消瘦，身高 168 cm，体重 45 kg，BMI 15.9 kg/m²。2022 年 7 月 12 日 16:30 患者主诉心悸，无头晕、乏力、视物模糊等不适主诉。查体：无大汗、手抖表现。测快速血糖为 3.0 mmol/L，脉搏 98 次 / 分，血压 110/60 mmHg，通知医生，遵医嘱给予患者 50% 葡萄糖 30 ml 口服。16:45 复测血糖为 4.5 mmol/L，患者主诉心悸症状缓解，复测脉搏 78 次 / 分，遵医嘱将晚餐前门冬胰岛素 6 单位改为 4 单位皮下泵入。

2. 缺陷护理记录

项目 日时	神志	体温（℃）	脉搏（次 / 分）	心率（次 / 分）	血压（mmHg）	呼吸（次 / 分）	SpO_2（%）	记录	记录人
2022-09-09 ***4:45***	清楚		98		110/60			患者***于 4:30 主诉心悸不适，***给予患者测快速血糖为 3.0 mmol/L，脉搏 98 次/分，血压 110/60 mmHg，告知医生，遵医嘱予***高糖*** 30 ml 口服，并指导患者卧床休息，其表示理解。	张三
5:00	清楚							4:45 给予患者复测血糖，***血糖恢复正常，***患者诉心悸症状缓解。通知医生，遵医嘱将晚餐前门冬胰岛素 6 单位改为 4 单位皮下泵入并继续观察。	张三

3. 护理记录正确书写方法示范

项目 日时	神志	体温（℃）	脉搏（次 / 分）	心率（次 / 分）	血压（mmHg）	呼吸（次 / 分）	SpO_2（%）	记录	记录人
2022-09-09 ***16:30***	清楚		98		110/60			患者***主诉心悸，无头晕、乏力、视物模糊等不适。查体：无大汗、手抖表现。***给予患者测快速血糖为 3.0 mmol/L，脉搏 98 次/分，血压 110/60 mmHg，告知医生，遵医嘱予***50% 葡萄糖液*** 30 ml 口服，并指导患者卧床休息，其表示理解。***追问患者，患者主诉害怕血糖升高，故自行将主食量减少一半。予患者讲解主食对血糖的作用，告知患者注射门冬胰岛素后不可随意减少进食***	张三

续表

日时\项目	神志	体温（℃）	脉搏（次/分）	心率（次/分）	血压（mmHg）	呼吸（次/分）	SpO_2（%）	记录	记录人
								量，再次向患者告知低血糖症状及处理措施，其表示理解。	
16:45	清楚		***78***					给予患者***复测血糖为4.5 mmol/L，脉搏78次/分，***患者诉心悸症状缓解。通知医生，遵医嘱将晚餐前门冬胰岛素6单位改为4单位皮下泵入并继续观察。	张三

4. 问题分析与知识链接：根据《病历书写基本规范》（卫医政发〔2010〕11号）第一章第三条、第九条具体分析。

本案中，病历记录书写不及时、不够客观，记录不够完整、规范，时间书写不规范，具体见下。

（1）病历记录不及时、不准确、不客观

①记录时间延后且不规范，“4:45”推荐修改为“16:30”，删除“于4:30”；“5:00”推荐修改为“16:45”。

②“高糖”不准确，推荐修改为“50%葡萄糖液”。

③“血糖恢复正常”推荐修改为“复测血糖为4.5 mmol/L”。

（2）书写不完整、不规范

①低血糖症状观察记录不全面。“主诉心悸不适”推荐修改为“主诉心悸，无头晕、乏力、视物模糊等不适。查体无大汗、手抖表现”，增加“脉搏78次/分”。

②糖尿病患者发生低血糖，护士需全面分析原因，并给予个性化的健康宣教，记录全面。推荐增加“追问患者，患者主诉害怕血糖升高，故自行将主食量减少一半。予患者讲解主食对血糖的作用，告知患者注射门冬胰岛素后不可随意减少进食量，再次向患者告知低血糖症状及处理措施，其表示理解”。

呼吸内科病房案例

【案例1】

1. 资料背景

（1）一般资料：患者男性，69岁，主因“发现肺部阴影1月余”于2022年10月9日以“肺部阴影待查”收入院。

（2）专科情况

①术日情况：患者于2022年10月10日在局麻下行肺穿刺活检术，患者术后返回病房，无咳嗽、胸痛、咯血等不适主诉，右侧胸壁穿刺点无菌纱布覆盖，干燥无渗血。患者脉搏68次/分，血压133/67 mmHg，呼吸16次/分，外周血氧饱和度97%。

②术后第1天：患者主诉干咳伴右侧胸部轻微疼痛，数字评定量表疼痛评分3分，复查床旁胸片，提示右肺压缩，压缩体积约30%，遵医嘱予患者双鼻导管吸氧5 L/min，促进右肺复张。

③术后第2天：患者主诉右侧胸部疼痛，数字评定量表疼痛评分5分，不能平卧，复查床旁胸片，提示右肺压缩，压缩体积60%～70%，气胸较前进展。查体：右肺叩诊鼓音，呼吸音

低。胸外科医生给予患者行床旁胸腔闭式引流术，继续给予患者双鼻导管吸氧 5 L/min，洛索洛芬钠片 60 mg 口服，半小时后患者疼痛较前减轻，数字评定量表疼痛评分 3 分。

2. 缺陷护理记录

项目 日时	神志	体温（℃）	脉搏（次/分）	心率（次/分）	血压（mmHg）	呼吸（次/分）	SpO_2（%）	记录	记录人
2022-10-10 14:00	清楚	36.4	68		133/67	16	97	患者今日于门诊局麻下行肺穿刺活检术，术后返回病房，无咳嗽、胸痛、咯血等不适主诉，右侧胸壁穿刺点无菌纱布覆盖，干燥无渗血，遵医嘱予患者双鼻导管吸氧 2 L/min，无创心电、血压、指脉血氧饱和度监测。示波：窦性心律，律齐。嘱患者卧床休息，伤口 5 日内勿沾水，勿剧烈咳嗽，温凉饮食，患者表示理解。	张三
2022-10-11 14:00	清楚	36.7	70		130/80	20	95	患者为肺穿刺活检术后第 1 天，复查床旁胸片，***提示气胸，***遵医嘱予患者双鼻导管吸氧 5 L/min，促进右肺复张，嘱患者卧床休息。	张三
2022-10-12 09:30	清楚		68		140/90	22	95	患者为肺穿刺活检术后第 2 天，复查床旁胸片，提示***气胸较前进展，***遵医嘱予患者持续双鼻导管吸氧 5 L/min，胸外科医生予	张三
								患者***右侧留置胸引管，伤口处无菌纱布覆盖，无渗液，胸引管接单腔闭式引流瓶，管路连接与固定完好，波动明显，可见气泡溢出。***患者诉引流管伤口处疼痛明显，数字评定量表疼痛评分 5 分，遵医嘱予以洛索洛芬钠片 60 mg 口服。***UEX 拔管评分*** 5 分，予患者留置胸腔闭式引流期间活动安全健康宣教，如出现脱管、引流瓶倾倒、连接处断开等应急方法，患者表示理解。	
10:00	清楚					18	96	患者主诉疼痛较前减轻，数字评定量表疼痛评分 3 分，遵医嘱继续观察。	张三

3. 护理记录正确书写方法示范

项目 日时	神志	体温（℃）	脉搏（次/分）	心率（次/分）	血压（mmHg）	呼吸（次/分）	SpO_2（%）	记录	记录人
2022-10-10 14:00	清楚	36.4	68		133/67	16	97	患者今日于门诊局麻下行肺穿刺活检术，术后返回病房，无咳嗽、胸痛、咯血等不适主诉，右侧胸壁穿刺点无菌纱布覆盖，干燥无渗血，遵医嘱予患者双鼻导管吸氧 2 L/min，无创心电、血压、指脉血氧饱和度监测。示波：窦性心律，律齐。嘱患者卧床休息，伤口 5 日内勿沾水，勿剧烈咳嗽，温凉饮食，患者表示理解。	张三
2022-10-11 14:00	清楚		70		130/80	20	95	患者为肺穿刺活检术后第 1 天，***患者主诉干咳伴右侧胸部轻微疼痛，数字评定量表疼痛评分 3 分，口唇、甲床无发绀，右侧胸壁穿刺伤口处无菌纱布覆盖，干燥无渗血，***复查床旁胸片，***提示右肺压缩，压缩体积约 30%，***遵医嘱予患者双鼻导管吸氧 5 L/min，促进右肺复张，嘱患者卧床休息。	张三
2022-10-12 09:30	清楚		68		140/90	22	95	患者为肺穿刺活检术后第 2 天，复查床旁胸片，***提示右肺压缩，压缩体积 60% ～ 70%，气胸较前进展。患者主诉干咳，右侧胸部疼痛，数字评定量表疼痛评分 5 分，不能平卧，未见患者出现张口呼吸、鼻翼扇动、发绀等呼吸困难表现。查体：右肺叩诊鼓音，呼吸音低。***遵医嘱予患者持续双鼻导管吸氧 5 L/min。胸外科医生予患者***行床旁胸腔闭式引流术，过程顺利，于患者右侧腋前线第 5 肋间留置胸腔闭式引流管，外接单腔引流瓶，管路连接与固定完好，水柱波动明显，患者咳嗽时引流瓶中可见气泡溢出，伤口处无***	

续表

项目 日时	神志	体温（℃）	脉搏（次/分）	心率（次/分）	血压（mmHg）	呼吸（次/分）	SpO_2（%）	记录	记录人
								菌纱布覆盖，无渗液。患者呼吸频率稍快，遵医嘱继续给予患者双鼻导管吸氧 5 L/min。患者诉引流管伤口处疼痛明显，数字评定量表疼痛评分 5 分，遵医嘱予以洛索洛芬钠片 60 mg 口服。***住院患者预防非计划性拔管风险评估表***评分 5 分，予患者留置胸腔闭式引流期间活动安全健康宣教，如出现脱管、引流瓶倾倒、连接处断开等应急方法，患者表示理解。	
10:00	清楚					18	96	患者主诉疼痛较前减轻，数字评定量表疼痛评分 3 分，遵医嘱继续观察。	张三

4. 问题分析与知识链接：根据《病历书写基本规范》（卫医政发〔2010〕11 号）第一章第二条具体分析。

本案例中，记录缺少问诊、查体内容，辅助检查结果书写不规范，治疗措施书写不规范。具体见下。

（1）增加问诊内容：推荐增加“患者主诉干咳伴右侧胸部轻微疼痛，数字评定量表疼痛评分 3 分”“患者主诉干咳，右侧胸部疼痛，数字评定量表疼痛评分 5 分，不能平卧，未见患者出现张口呼吸、鼻翼扇动、发绀等呼吸困难表现”。

（2）增加查体内容：推荐增加“口唇、甲床无发绀，右侧胸壁穿刺伤口处无菌纱布覆盖，干燥无渗血；查体：右肺叩诊鼓音，呼吸音低”。

（3）辅助检查内容书写不规范：“提示气胸”推荐改为“提示右肺压缩，压缩体积约 30%”；“气胸较前进展”推荐改为“提示右肺压缩，压缩体积 60% ～ 70%，气胸较前进展”。

（4）治疗措施书写不规范：推荐改为“行床旁胸腔闭式引流术，过程顺利，于患者右侧腋前线第 5 肋间留置胸腔闭式引流管，外接单腔引流瓶，管路连接与固定完好，水柱波动明显，患者咳嗽时引流瓶中可见气泡溢出，伤口处无菌纱布覆盖，无渗液。患者呼吸频率稍快，遵医嘱继续给予患者双鼻导管吸氧 5 L/min”。

（5）“UEX 拔管评分”书写不规范，推荐改为“住院患者预防非计划性拔管风险评估表”。

【案例 2】

1. 资料背景

（1）一般资料：患者男性，71 岁，主因“发热，咳嗽，咳痰 1 周”于 2022 年 10 月 1 日以肺炎入院。

（2）专科情况

①患者入院当日遵医嘱给予持续双鼻导管吸氧 2 L/min，主诉咳嗽，咳黄白黏痰，痰液易咳出，卧床休息，未诉呼吸困难，口唇、甲床无发绀。患者少量饮水后有呛咳，遵医嘱留置胃管，

予肠内营养灌注，遵医嘱予瑞代 50 ml/h 胃管鼻饲。遵医嘱予 0.9% 氯化钠注射液 50 ml＋中性胰岛素 50 单位（1 ml/h）静脉泵入。

②肠内营养灌注 2 小时后给予患者测随机快速血糖 12.8 mmol/L，未诉口渴、多尿等不适，遵医嘱将胰岛素组上调至 2 ml/h 静脉泵入。

2. 缺陷护理记录

项目 日时	神志	体温（℃）	脉搏（次/分）	心率（次/分）	血压（mmHg）	呼吸（次/分）	SpO_2（%）	记录	记录人
2022-10-01 09:00			88			20	98	患者入院后主诉偶有咳嗽，咳黄白黏痰，痰液易咳出，未诉乏力、呼吸困难等不适，口唇、甲床无发绀，遵医嘱给予患者持续双鼻导管吸氧 2 L/min。家属诉患者在家进食时有呛咳，遵医嘱留置胃管，过程顺利，胃管置入于右鼻孔，置入深度为 55 cm，管路固定好，遵医嘱予***瑞代 50 ml/h 胃管鼻饲，***患者非计划性拔管评分 4 分，给予低风险护理措施及健康教育，床头放预防拔管安全标识，签署约束告知后予以患者双手约束，松紧适宜，约束部位皮温皮色正常。遵医嘱 ***0.9% 盐水 50 ml＋胰岛素 50 单位（1 ml/h）***静脉泵入，左前臂套管针处贴膜固定良好，未见红肿及外渗。	张三
11:00			90			18	97	患者 ***Glu 12.8 mmol/L，***未诉口渴、多尿等不适，遵医嘱将胰岛素组上调至 2 ml/h 静脉泵入，穿刺点无红肿、渗出。	张三

3. 护理记录正确书写方法示范

项目 日时	神志	体温（℃）	脉搏（次/分）	心率（次/分）	血压（mmHg）	呼吸（次/分）	SpO_2（%）	记录	记录人
2022-10-01 09:00		36.3	88		121/65	20	98	家属诉患者在家进食时有呛咳，遵医嘱留置胃管，过程顺利，胃管置入于右鼻孔，置入深度为 55 cm，管路固定好，***予以半卧位，床头抬高 30°，回抽胃内容物未抽出，听诊胃区可闻及气过水声，将导***	张三

续表

日时＼项目	神志	体温（℃）	脉搏（次/分）	心率（次/分）	血压（mmHg）	呼吸（次/分）	SpO_2（%）	记录	记录人
								管末端放入水中，无气泡溢出，经双人三种方法确认胃管在胃内，胃管通畅。遵医嘱予以鼻饲肠内营养乳剂 TPF-D（瑞代）以 50 ml/h 肠内营养灌注。患者非计划性拔管评分 4 分，给予低风险护理措施及健康教育，床头放预防拔管安全标识，签署约束告知后予以患者双手约束，松紧适宜，约束部位皮温、皮色正常。遵医嘱予以 ***0.9% 氯化钠注射液 50 ml + 中性胰岛素 50 单位（1 ml/h）***静脉泵入，左前臂套管针处贴膜固定良好，未见红肿及外渗。	
11:00		36.4	90		118/65	18	97	患者***快速血糖 12.8 mmol/L***，未诉口渴、多尿等不适，遵医嘱将 ***0.9% 氯化钠注射液 50 ml + 中性胰岛素 50 单位***调至 2 ml/h 静脉泵入，穿刺点无红肿、渗出。***告知患者如出现心悸、大汗、饥饿感等症状，需及时通知医护人员，患者表示理解。***	张三

4. 问题分析与知识链接：根据《病历书写基本规范》（卫医政发〔2010〕11 号）第一章第三条、第五条和第三章第十八条（七）、第二十二条具体分析。

本案例中，相关剂量单位书写不规范，化验检查和药物名称书写不规范，记录不准确，病历书写不完整，未根据专科需要记录专科特殊情况，未向患者告知重要事项，具体见下。

（1）专科记录书写不完善："胃管鼻饲" 推荐修改为 "肠内营养灌注"。

（2）肠内营养液名称只书写了商品名 "瑞代"，推荐修改为 "肠内营养乳剂 TPF-D（瑞代）"。

（3）药物名称书写不规范：药物 "0.9% 盐水 50 ml + 胰岛素 50 单位"，其中 0.9% 盐水为简称，只记录胰岛素 50 单位，书写不够具体，推荐修改为 "0.9% 氯化钠注射液 50 ml + 中性胰岛素 50 单位"。

（4）化验检查书写不规范："Glu" 为简写，推荐修改为 "血糖"。

（5）专科特殊记录书写不完善：肠内营养灌注前要描述患者体位，予以床头抬高至少 30°；肠内营养灌注前记录使用三种方法确认胃管处于正确位置。

（6）未告知重要事项：推荐增加 "告知患者如出现心悸、大汗、饥饿感等症状，需及时通知医护人员，患者表示理解"。

【案例 3】

1. 资料背景

(1)一般资料：患者男性，62 岁，主因“确诊小细胞肺癌 2 年，头痛、视物模糊 1 月余”于 2022 年 10 月 12 日以“小细胞肺癌”入院。

(2)专科情况：患者入院后行化疗，出现纳差伴腹泻、骨髓抑制状态。2022 年 10 月 17 日 9:28 患者血钾危急值回报 2.56 mmol/L，立即通知医生，护士遵医嘱给予患者心电、血压、血氧饱和度监测和鼻导管吸氧 3 L/min，医生开具临时医嘱“5% 葡萄糖氯化钠注射液 500 ml＋维生素 B_6 注射液 200 mg＋维生素 C 注射液 2 g＋15% 氯化钾注射液 10 ml 静脉输液，枸橼酸钾颗粒 4 g 口服”，护士于 9:30 执行此医嘱，给予患者静脉输液及口服给药。

2. 缺陷护理记录

项目/日时	神志	体温(℃)	脉搏(次/分)	心率(次/分)	血压(mmHg)	呼吸(次/分)	SpO_2(%)	记录	记录人
2022-10-17 9:28	清楚	37.2		103	98/58	27	97	患者化疗后骨髓抑制状态，纳差伴腹泻，血钾危急值回报 2.56 mmol/L，***即刻通知医生看患者，***遵医嘱予心电、血压、血氧饱和度监测。示波：窦性心动过速，律齐。	陈一
9:30	清楚			101	92/60	28	98	遵医嘱***5% 葡萄糖氯化钠注射液 500 ml＋维生素 B_6 注射液 200 mg＋维生素 C 注射液 2 g＋氯化钾注射液 10 ml 静脉输液，枸橼酸钾颗粒 2 袋口服。***心电示波：窦性心动过速，律齐。	陈一
2022-10-19 8:46	清楚			102	110/61	20	99	***患者未诉不适。***心电示波：窦性心动过速，律齐。	陈一

3. 护理记录正确书写方法示范

项目/日时	神志	体温(℃)	脉搏(次/分)	心率(次/分)	血压(mmHg)	呼吸(次/分)	SpO_2(%)	记录	记录人
2022-10-17 9:28	清楚	37.2		103	98/58	27	97	患者化疗后骨髓抑制状态，纳差伴腹泻，血钾危急值回报 2.56 mmol/L，***患者主诉乏力、心悸，未诉腹胀等不适，协助患者卧床休息，即刻通知××医生看患者，***遵医嘱予心电、血压、血氧饱和度监测。示波：窦性心动过速，律齐。	陈一

续表

项目 日时	神志	体温（℃）	脉搏（次/分）	心率（次/分）	血压（mmHg）	呼吸（次/分）	SpO_2（%）	记录	记录人
9:30	清楚			101	92/60	28	98	遵医嘱予***5%葡萄糖氯化钠注射液500 ml＋维生素B_6注射液200 mg＋维生素C注射液2 g＋15%氯化钾注射液10 ml静脉输液，枸橼酸钾颗粒4 g口服。给予患者下床活动安全指导及补钾饮食指导：可进食香蕉、橙子、香菇、瘦肉、核桃等富钾食物，患者表示理解。***心电示波：窦性心动过速，律齐。	陈一
2022-10-19 8:46	清楚			102	110/61	20	99	***患者诉乏力较前缓解，仍感心悸。***心电示波：窦性心动过速，律齐。***今日血电解质回报：血钾4.0 mmol/L。通知医生，遵医嘱不予特殊处理。***	陈一

4. 问题分析与知识链接：根据《病历书写基本规范》（卫医政发〔2010〕11号）第一章第三条具体分析。

（1）病历书写不准确：危急值应详细记录医生姓名，“即刻通知医生看患者”推荐改为“即刻通知××医生看患者”。“5%葡萄糖氯化钠注射液500 ml＋维生素B_6注射液200 mg＋维生素C注射液2 g＋氯化钾注射液10 ml静脉输液，枸橼酸钾颗粒2袋口服”，此项描写未描述氯化钾注射液的浓度，枸橼酸钾颗粒应该记录剂量单位，推荐修改为“5%葡萄糖氯化钠注射液500 ml＋维生素B_6注射液200 g＋维生素C注射液2 g＋15%氯化钾注射液10 ml静脉输液，枸橼酸钾颗粒4 g口服”。

（2）病历书写不完整：患者血钾低，未描写患者相关主诉，未向患者行健康宣教。推荐修改为“患者主诉乏力、心悸，未诉腹胀等不适，协助患者卧床休息”“给予患者下床活动安全指导及补钾饮食指导：可进食香蕉、橙子、香菇、瘦肉、核桃等含钾食物，患者表示理解”。

（3）病历书写不连贯：后续没有对患者危急化验值及相关症状进行记录，推荐修改为“患者诉乏力较前缓解，仍感心悸”“今日血电解质回报：血钾4.0 mmol/L。通知医生，遵医嘱不予特殊处理”。

【案例4】

1. 资料背景

（1）一般资料：患者男性，55岁，主因“体检发现肺部阴影5天”，于2022年9月27日以“肺内阴影待查”收入院。

（2）专科情况：9月29日患者行全麻支气管镜检查，检查完毕于10:25以平车方式返回病房，体温36.3℃，心率76次/分，血压118/69 mmHg，呼吸16次/分，外周血氧饱和度97%。患者主诉咳嗽、咳白色泡沫痰，痰中带鲜红色血丝，量十余口。

护士遵医嘱即刻给予患者心电、血压、血氧饱和度监测和鼻导管吸氧，医生开具临时医嘱“0.9%氯化钠注射液100 ml＋注射用60 mg静脉输液”，护士于10:30执行此医嘱，给予患者静脉输液。

2. 缺陷护理记录

项目 日时	神志	体温（℃）	脉搏（次/分）	心率（次/分）	血压（mmHg）	呼吸（次/分）	SpO_2（%）	记录	记录人
2022-09-29 10:25	清楚	36.3		76	118/69	16	97	患者于门诊在全麻下行支气管镜检查，现安返病房，***诉咳嗽、咳痰、咯血，***遵医嘱给予患者心电、血压、血氧饱和度监测。示波：窦性心律，律齐。予鼻导管吸氧 2 L/min，并***给予 0.9% 氯化钠注射液 100 ml＋注射用卡络磺钠 60 mg 静脉输液止血治疗。***嘱患者卧床休息，禁食、禁水 2 小时。	张三
11:25	清楚			80	121/71	18	99	心电监测示波：窦性心律，律齐。	张三
12:25	清楚			79	114/67	17	99	***患者生命体征平稳，遵医嘱停心电、血压、血氧饱和度监测，停鼻导管吸氧。***	张三
12:30	清楚					18		患者进食，未见呛咳。	张三

3. 护理记录正确书写方法示范

项目 日时	神志	体温（℃）	脉搏（次/分）	心率（次/分）	血压（mmHg）	呼吸（次/分）	SpO_2（%）	记录	记录人
2022-09-29 10:25	清楚	36.3		76	118/69	16	97	患者于门诊在全麻下行支气管镜检查，现安返病房，***主诉咳嗽、咳白色泡沫痰，痰中带鲜红色血丝，量十余口。查体：口唇、甲床无发绀。***遵医嘱给予患者心电、血压、血氧饱和度监测。示波：窦性心律，律齐。予鼻导管吸氧 2 L/min，嘱患者卧床休息，禁食、禁水 2 小时。	张三
10:30	清楚			77	118/69	16	98	心电监测示波：窦性心律，律齐。***遵医嘱给予 0.9% 氯化钠注射液 100 ml＋注射用卡络磺钠 60 mg 静脉输液止血治疗，静脉输液通畅，穿刺点无红肿、渗出。***	
11:25	清楚			80	121/71	18	99	心电监测示波：窦性心律，律齐，	张三
12:25	清楚			79	114/67	17	99	***心电监测示波：窦性心律，律齐。患者诉仍有咳嗽，咳白色泡沫痰，未再诉痰中带血，无呼吸困难***	张三

续表

项目 日时	神志	体温（℃）	脉搏（次/分）	心率（次/分）	血压（mmHg）	呼吸（次/分）	SpO_2（%）	记录	记录人
								等不适，遵医嘱停心电、血压、血氧饱和度监测，停鼻导管吸氧。嘱患者下地时注意安全，饮水后吞咽正常无呛咳后方可进流食或半流食。	
12:30	清楚							患者进食，未见呛咳。	张三

4. 问题分析与知识链接：根据《病历书写基本规范》（卫医政发〔2010〕11号）第一章第三条具体分析。

（1）病历书写不完整："患者主诉咳嗽、咳痰、咯血"，此项描写中未描述咳痰、咯血的颜色、性质、量以及患者查体情况，对病例描述不完整。推荐修改为"主诉咳嗽、咳白色泡沫痰，痰中带鲜红色血丝，量十余口。查体：口唇、甲床无发绀"。

（2）病历时间书写不准确：10:30给予患者"0.9%氯化钠注射液100 ml＋注射用卡络磺钠60 mg静脉输液"，不应该把给药时间写在10:25，推荐按正确的给药时间进行书写。

（3）病历书写不规范：12:25患者咯血症状好转，停止心电监测，应详细描述患者症状好转情况。"生命体征平稳，遵医嘱停心电、血压、血氧饱和度监测，停鼻导管吸氧"推荐修改为"心电监测示波：窦性心律，律齐。患者诉仍有咳嗽，咳白色泡沫痰，未再诉痰中带血，无呼吸困难等不适，遵医嘱停心电、血压、血氧饱和度监测，停鼻导管吸氧。向患者宣教下地时注意安全，饮水后吞咽正常无呛咳后方可进流食或半流食"。

老年内科病房案例

【案例1】

1. 资料背景

（1）一般资料：患者女性，71岁，肝癌终末期，因腹腔淋巴结多处转移无法进行手术或化学药物治疗，患者及家属情绪焦虑、绝望，为减轻痛苦，于2022年9月19日9:45入住安宁疗护单间病室。

（2）专科情况：患者神志清楚，主诉腹胀，腹部持续疼痛，疼痛评分3分。查体：恶液质，全身皮肤、巩膜黄染，上腹部膨隆，测腹围103 cm，右上腹压痛，无反跳痛、肌紧张，移动性浊音阳性。

2. 缺陷护理记录

项目 日时	神志	体温（℃）	脉搏（次/分）	心率（次/分）	血压（mmHg）	呼吸（次/分）	SpO_2（%）	记录	记录人
2022-09-19 10:00	清楚	36	89		101/61	19		患者在家属陪同下轮椅入病房，协助患者卧床休息，予床档保护。患者ADL评分20分，Braden评分10分，Padua评分5分，跌倒风险评分60分，营养风险筛查（NRS-2002）评分3分，SGA评分结果：重	张三

续表

项目 日时	神志	体温 （℃）	脉搏 （次/分）	心率 （次/分）	血压 （mmHg）	呼吸 （次/分）	SpO_2 （%）	记录	记录人
								度营养不良。主诉腹胀、腹部疼痛，疼痛评分3分，查体：恶液质，全身皮肤、巩膜黄染。***上腹部膨隆，移动性浊音阳性。***遵医嘱予一级护理，普食，镇痛、营养支持等治疗，留陪住一人，向患者和家属进行入院宣教，讲解安宁疗护理念、目标、原则，发放宣教资料，患者和家属表示理解并配合。	

3. 护理记录正确书写方法示范

项目 日时	神志	体温 （℃）	脉搏 （次/分）	心率 （次/分）	血压 （mmHg）	呼吸 （次/分）	SpO_2 （%）	记录	记录人
2022-09-19 10:00	清楚	36	89		101/61	19		患者在家属陪同下轮椅入病房，协助患者卧床休息，予床档保护。患者ADL评分20分，Braden评分10分，Padua评分5分，跌倒风险评分60分，营养风险筛查（NRS-2002）评分3分，SGA评分结果：重度营养不良。主诉腹胀、腹部疼痛，疼痛评分3分，***无恶心、呕吐、乏力等不适。***查体：恶液质，全身皮肤、巩膜黄染，***全腹膨隆，测腹围103 cm，右上腹压痛，无反跳痛、肌紧张，移动性浊音阳性。***遵医嘱予一级护理，普食，镇痛、营养支持等治疗，留陪住一人，向患者和家属进行入院宣教，讲解安宁疗护理念、目标、原则，发放宣教资料，***签署安宁疗护病床入住同意书，***患者和家属表示理解并配合。	张三

4. 问题分析与知识链接：根据《病历书写基本规范》（卫医政发〔2010〕11号）第一章第三条、《医疗事故处理条例》（2002）（国务院令第351号）第二章第十一条具体分析。

（1）患者主诉书写不完整、不准确："患者诉腹胀、腹部疼痛，疼痛评分3分"，推荐改为"患者诉腹胀、腹部疼痛，疼痛评分3分，无恶心、呕吐、乏力等不适"。

（2）查体内容不完整、不准确："患者查体上腹部膨隆"，推荐改为"全腹膨隆，测腹围

103 cm，右上腹压痛，无反跳痛、肌紧张，移动性浊音阳性”。

（3）安宁疗护专业相关内容护理记录书写不完整、不规范：缺少知情告知书的签署内容，推荐补充为“签署安宁疗护病床入住同意书”。

【案例 2】

1. 资料背景

（1）一般资料：患者女性，56 岁，因咳嗽、呼吸困难于 2022 年 9 月 20 日 10:10 以“肺癌骨转移支持治疗”入院，实施安宁疗护。

（2）专科情况：患者神志清楚，诉腰背部疼痛，疼痛评分 3 分，常采用半坐卧位，家属及患者均抗拒进行体位转换，责任护士与患者、家属、医生积极沟通，以舒缓疼痛、舒适为原则，遵医嘱给予患者舒适体位护理。

2. 缺陷护理记录

项目 日时	神志	体温（℃）	脉搏（次/分）	心率（次/分）	血压（mmHg）	呼吸（次/分）	SpO_2（%）	记录	记录人
2022-09-22 10:10		36.0		89	112/65	22		患者诉***腰背部不适***，疼痛评分 3 分，持续半卧位，惧怕改变体位加重疼痛，***患者常采用半卧位，为患者应用安宁舒适靠枕***，取舒适卧位。	张三
11:10				84	109/61	21		巡视病房，***患者诉腰背部疼痛较前减轻***，疼痛评分 2 分。	张三

3. 护理记录正确书写方法示范

项目 日时	神志	体温（℃）	脉搏（次/分）	心率（次/分）	血压（mmHg）	呼吸（次/分）	SpO_2（%）	记录	记录人
2022-09-22 10:10		36.0		89	112/65	22		患者诉***腰背部疼痛***，疼痛评分 3 分，持续半卧位，惧怕改变体位加重疼痛，***向患者及家属讲解舒适靠枕的使用方法，与医生、家属及患者沟通后共同制订翻身、摆位、移位等体位管理计划，给予患者应用安宁舒适靠枕，颈下放置 V 型枕，防止身体悬空，凹陷部位使用 L 型枕支撑，足踝、腘窝处放置方型枕***，取舒适卧位。	张三
10:20				84	115/65	21		***遵医嘱给予患者选取合适靠枕右侧舒适卧位，动作轻柔，避免牵拉拖拽。患者诉目前体位较前舒适。***	张三
11:10				84	109/61	21		***巡视病房，患者诉目前体位较舒适。***诉腰背部疼痛较前减轻，疼痛评分 2 分。	张三

4. 问题分析与知识链接：根据《病历书写基本规范》（卫医政发〔2010〕11号）第一章第六条具体分析。

（1）医学术语写不规范：患者“腰背部不适”，推荐改为“腰背部疼痛”。

（2）安宁疗护患者护理相关知识

①安宁疗护的过程需要患者及家属的积极参与，推荐补充沟通内容“向患者及家属讲解舒适靠枕的使用方法，与医生、家属及患者沟通后共同制订翻身、摆位、移位等体位管理计划，给予患者应用安宁舒适靠枕，颈下放置V型枕，防止身体悬空，凹陷部位使用L型枕支撑，足踝、腘窝处放置方型枕”。

②舒适护理包括舒适护理的过程和结果两部分，只有当舒适护理达到满意的结果时，过程才是有意义的，推荐舒适体位操作规范书写“遵医嘱给予患者选取合适靠枕右侧舒适卧位，动作轻柔，避免牵拉拖拽。患者诉目前体位较前舒适”。

③操作完毕后进行评估，体现人文关怀，推荐书写“巡视病房，患者诉目前体位较舒适”。

④舒适靠枕型号：

品名	尺寸（cm）	备注
L型枕	110×70×30	外套纯棉布；内衬采用防水透气纳米科技布；填充物为中空生态棉
V型枕	80×80×30	
大长枕	110×30	
小长枕	60×30	
方型枕	45×45	
标准枕	75×45	
婴儿枕	50×30	

【案例3】

1. 资料背景

（1）一般资料：患者男性，65岁，主因肺癌综合治疗后并发多器官与淋巴结转移伴胸腹部恶性疼痛，患者向儿女们表达了医院不要再进行任何抢救措施的愿望，但患者的儿女表示无法接受且意见不统一。患者出现情绪烦躁、不愿意配合治疗的情况。随着病情的进展，患者出现持续高热、呼吸困难等症状。面对患者及家属的现状，主管医生建议召开一次家庭会议。于2022年9月1日9:00以“肺恶性肿瘤”收入安宁疗护单间病室。

（2）专科情况：患者神志清楚，情绪烦躁，体温38.3℃，呼吸22次/分，诉呼吸困难，未诉畏寒、寒战。查体：口唇、甲床发绀。患者拒绝使用冰袋物理贴敷降温，拒绝使用退热药。

2. 缺陷护理记录

日时＼项目	神志	体温（℃）	脉搏（次/分）	心率（次/分）	血压（mmHg）	呼吸（次/分）	SpO_2（%）	记录	记录人
2022-09-01 09:00		38.3	96		135/86	22		患者情绪烦躁，不配合治疗，诉呼吸困难，未诉畏寒、寒战。查体：口唇、甲床发绀。患者拒绝使用冰袋物理贴敷降温，拒绝使用退热药。多次表达希	张三

续表

项目 日时	神志	体温（℃）	脉搏（次 / 分）	心率（次 / 分）	血压（mmHg）	呼吸（次 / 分）	SpO_2（%）	记录	记录人
								望医院不要再进行任何抢救措施的愿望，但儿女表示无法接受且意见不统一，主管医生分别与患者及患者儿女进行沟通，拟定于***今日下午进行讨论***。	
09:30		38.1	92			21		巡视病房，安抚患者，患者情绪较前平稳。	张三
15:00		38	94			23		通过此次会议，家属与患者达成统一意见，决定尊重患者本人意愿。	张三

3. 护理记录正确书写方法示范

项目 日时	神志	体温（℃）	脉搏（次 / 分）	心率（次 / 分）	血压（mmHg）	呼吸（次 / 分）	SpO_2（%）	记录	记录人
2022-09-01 09:00		38.3	96		135/86	22		患者情绪烦躁，不配合治疗，诉呼吸困难，未诉畏寒、寒战。查体：口唇、甲床发绀。患者拒绝使用冰袋物理贴敷降温，拒绝使用退热药。多次表达希望医院不要再进行任何抢救措施的愿望，但儿女表示无法接受且意见不统一，主管医生分别与患者及患者儿女进行沟通，拟定于***今日 15:00—17:00*** 在病室内***召开家庭会议***。	张三
09:30	38.1		92			21		巡视病房，安抚患者，患者情绪较前平稳。	张三
15:00	38		94			23		***在 ×× 主任医师主持下，主管医生、专科护士、社工、患者及家属于谈话室内共同召开家庭会议（具体内容详见家庭会议记录单），***通过此次会议，家属与患者达成统一意见，决定尊重患者本人意愿。	张三

4. 问题分析与知识链接：根据《病历书写基本规范》（卫医政发〔2010〕11 号）第一章第六条、第九条具体分析。

（1）时间书写不规范：“今日下午进行讨论”，推荐改为“今日 15:00—17:00 召开家庭会议”（注：家庭会议时间控制在 2 小时内）。

（2）护理记录书写不完整：推荐改为“在 ×× 主任医师主持下，主管医生、专科护士、患者及家属于谈话室内共同召开家庭会议（具体内容见家庭会议记录单）”。

【案例 4】

1. 资料背景

（1）一般资料： 患者男性，68 岁，因确诊肺癌 3 年，全身多处淋巴结、骨转移，恶液质，处于生命终末期，为寻求舒适照护，于 2022 年 10 月 8 日 10:00 以“肺恶性肿瘤”入住安宁疗护病房。

（2）专科情况： 经过安宁疗护病房医护人员的全方位照护，患者于 2022 年 10 月 18 日 15:00 安详离世。

2. 缺陷护理记录

项目 日时	神志	体温（℃）	脉搏（次 / 分）	心率（次 / 分）	血压（mmHg）	呼吸（次 / 分）	SpO_2（%）	记录	记录人
2022-10-18 15:00			0	0	0	0	0	患者无自主呼吸，心搏停止，***大动脉搏动消失，双侧瞳孔散大，*** 直径 5 mm，医生给予做床旁心电图，示波为直线，宣布临床死亡，遵医嘱给予患者一般尸体料理。	张三
17:30								***患者家属陪同遗体离开病室。***	张三

3. 护理记录正确书写方法示范

项目 日时	神志	体温（℃）	脉搏（次 / 分）	心率（次 / 分）	血压（mmHg）	呼吸（次 / 分）	SpO_2（%）	记录	记录人
2022-10-18 15:00			0	0	0	0	0	患者无自主呼吸，心搏停止，***颈动脉搏动未触及，双侧瞳孔散大、固定***，直径 5 mm，***对光反射消失，压眶反射消失，*** 医生给予做床旁心电图，示波为直线，宣布临床死亡。***患者安详离世，*** 遵医嘱给予患者行一般尸体料理，***尊重患者宗教信仰，安抚患者家属哀伤情绪，给予心理安慰，赠送惜别卡，并询问有无后续支持的需求。***	张三
17:30								***家属在告别室内进行哀伤告别仪式，仪式结束后，当班医护人员向逝者鞠躬并目送遗体离开病房。***	张三

4. 问题分析与知识链接： 根据《病历书写基本规范》（卫医政发〔2010〕11 号）第一章第六条具体分析。

（1）医学术语书写不规范：“大动脉搏动消失，双侧瞳孔散大”，推荐改为“颈动脉搏动未触及，双侧瞳孔散大、固定”。

（2）安宁疗护患者护理相关知识

①显示安宁疗护人文关怀：推荐补充书写“患者安详离世”“尊重患者宗教信仰，安抚患者家属哀伤情绪，给予心理安慰”。

②体现安宁疗护临终关怀：“患者家属陪同遗体离开病室”，推荐改为“哀伤告别仪式，仪式结束后，当班医护人员向逝者鞠躬并目送遗体离开病房”。

血液科病房案例

【案例1】

1. 资料背景

（1）一般资料：患者男性，39岁。主因“血象异常1月余，呼吸困难、乏力7天”于2022年10月10日以“白血病”入院。

（2）专科情况：2022年10月12日9:10危急值回报血小板计数10×10^9/L，查看全身皮肤、黏膜未见出血点及瘀斑，遵医嘱申请血小板。2022年10月12日13:35测量生命体征：体温36℃，脉搏：78次/分，血压102/66 mmHg，呼吸18次/分。给予患者0.9%氯化钠注射液100 ml静脉输液，葡萄糖酸钙注射液1 g静脉冲入，13:55遵医嘱给予患者输注单采血小板1治疗量，14:25患者血小板输毕，未见输血反应。

2. 缺陷护理记录

项目 日时	神志	体温（℃）	脉搏（次/分）	心率（次/分）	血压（mmHg）	呼吸（次/分）	SpO_2（%）	记录	记录人
2022-10-12 09:11								患者危急值回报：血小板计数10×10^9/L。立即通知医生，即刻查看全身皮肤、黏膜未见出血点及瘀斑，遵医嘱申请血小板。	张三
13:35								给予患者0.9%氯化钠注射液100 ml静脉输液，60滴/分，葡萄糖酸钙注射液1 g静脉冲入，同时观察穿刺部位皮肤无红肿、渗出。	张三
13:55								遵医嘱给予患者输注A＋型单采血小板1 U，调节输血滴速为120滴/分，未见寒战、皮疹等输血不良反应。	张三
14:25								患者输血毕，未见寒战、皮疹等输血不良反应。	张三

3. 护理记录正确书写方法示范

项目 日时	神志	体温（℃）	脉搏（次/分）	心率（次/分）	血压（mmHg）	呼吸（次/分）	SpO_2（%）	记录	记录人
2022-10-12 09:11								患者危急值回报：血小板计数10×10^9/L。立即通知医生，即刻查看全身皮	张三

续表

项目 日时	神志	体温（℃）	脉搏（次/分）	心率（次/分）	血压（mmHg）	呼吸（次/分）	SpO_2（%）	记录	记录人
								肤、黏膜未见出血点及瘀斑，遵医嘱申请血小板。***向患者宣教预防出血相关的饮食、活动注意事项，患者表示理解。***	
13:35								给予患者 0.9% 氯化钠注射液 100 ml 静脉输液，60 滴/分，葡萄糖酸钙注射液 1 g 静脉冲入，同时观察穿刺部位皮肤无红肿、渗出。	张三
13:55		***36.0***	***78***		***102/66***	***18***		遵医嘱给予患者输注 A+ 型单采血小板 1 U，调节滴速为 120 滴/分，未见寒战、皮疹等输血不良反应。	张三
14:10		***36.0***	***76***		***107/70***	***16***		***巡视患者，未见寒战、皮疹等输血不良反应，询问患者未诉心悸等不适，调节输血滴速为 140 滴/分，观察穿刺部位皮肤无红肿、渗出。***	张三
14:25		***36.1***	***80***		***105/68***	***20***		患者输血毕，未见寒战、皮疹等输血不良反应，***继续给予患者 0.9% 氯化钠注射液静脉输注。***	张三
15:20		***36.3***	***82***		***108/66***	***18***		***患者输血后，未见寒战、皮疹等输血不良反应。***	张三

4. 问题分析与知识链接：根据《病历书写基本规范》（卫医政发〔2010〕11 号）第二章第十八条（三）、《医疗机构临床用血技术规范》（DB11/T 1794—2020）12.3 规定具体分析。

（1）本病例中，缺乏相关健康教育内容：具体为血小板回报的危急值，向患者做健康宣教内容，未记录在护理记录中，推荐增加“向患者宣教预防出血相关的饮食、活动注意事项，患者表示理解”。

（2）执行输血操作的医护人员应当在每袋血液输注过程中监测和记录患者体温、脉搏、呼吸和血压等，严密观察患者有无新出现的症状和体征，及时发现输血反应。

1）输血记录时间不完整：输血监测和记录时间至少包括：①输血前 60 分钟内；②输血开始后 15 分钟；③输血结束后 60 分钟内。本病历只有输血开始前的监测和记录，建议增加输血开始后 15 分钟和输血结束后 60 分钟内的输血不良反应的监测记录。

2）输血记录内容不完整：输血过程中应监测患者的体温、脉搏、呼吸和血压等。本病历在输血记录中未体现对患者的体温、脉搏、呼吸和血压等的监测，建议在输血记录中增加对患者的体温、脉搏、呼吸和血压的监测记录；本病历未体现患者输血过程中对患者输血不良反应的监测，建议增加对患者输血过程中不良反应的症状描述，如患者未出现输血不良反应，可记录为“巡视患者，未见寒战、皮疹等输血不良反应，调节输血滴速为 140 滴/分”。

【案例 2】

1. 资料背景

（1）一般资料： 患者女性，41 岁。主因"发现右颈部肿物 4 月余，确诊淋巴瘤 3 月余"，于 2022 年 10 月 9 日收入院。

（2）专科情况： 2022 年 10 月 11 日行 CHOP 方案治疗。2022 年 10 月 18 日化疗第 7 天，处于骨髓抑制期。9:50 危急值回报：白细胞计数为 0.98×10^9/L，血小板计数为 19×10^9/L，血红蛋白计数为 68 g/L。查体：患者全身皮肤黏膜未见出血点及瘀斑，通知医生，遵医嘱予申请血小板及红细胞，给予无菌饮食、绝对卧床，重组人粒细胞刺激因子注射液（瑞白）300 μg 皮下注射 QN，重组人血小板生成素注射液（特比澳）15 000 单位皮下注射 QD8。

2. 缺陷护理记录

项目／日时	神志	体温（℃）	脉搏（次/分）	心率（次/分）	血压（mmHg）	呼吸（次/分）	SpO_2（%）	记录	记录人
2022-10-18 10:15	清楚	36.1	82		123/71	18	98	患者危急值回报：***W 0.98×10⁹/L，P 19×10⁹/L，H 6.8 g/dl，*** 患者未诉头晕、乏力等不适。查体：患者全身皮肤、黏膜未见出血点及瘀斑，通知医生。	张三
10:30	清楚	36.1	82		123/76	18	98	遵医嘱予申请血小板及红细胞，***予长期医嘱瑞白 3 支皮下注射 QN 及特比澳 1 支皮下注射 QD8，遵医嘱嘱患者无菌饮食及绝对卧床休息。***	张三

3. 护理记录正确书写方法示范

项目／日时	神志	体温（℃）	脉搏（次/分）	心率（次/分）	血压（mmHg）	呼吸（次/分）	SpO_2（%）	记录	记录人
2022-10-18 09:50	清楚	36.1	82		123/71	18	98	患者危急值回报：***白细胞计数为 0.98×10^9/L，血小板计数为 19×10^9/L，血红蛋白计数为 68 g/L。*** 患者未诉头晕、乏力等不适。查体：患者全身皮肤、黏膜未见出血点及瘀斑，通知医生。***向患者讲解白细胞、血小板及血红蛋白计数低的注意事项，嘱患者戴口罩、开窗通风，预防感染，遵医嘱嘱患者绝对卧床休息，家属 24 小时陪护，并告知患者及家属绝对卧床的重要性。患者及家属表示理解，并能积极配合治疗。***	张三

续表

项目 日时	神志	体温（℃）	脉搏（次/分）	心率（次/分）	血压（mmHg）	呼吸（次/分）	SpO_2（%）	记录	记录人
10:30	清楚	36.1	82		123/76	18	98	遵医嘱予申请血小板及红细胞并给予***重组人粒细胞刺激因子注射液 300 μg 皮下注射、重组人血小板生成素注射液 15 000 单位皮下注射。向家属讲解所有食物必须经过微波炉高火加热灭菌后再给患者食用，患者及家属表示理解。***	张三

4. 问题分析与知识链接：根据《病历书写基本规范》（卫医政发〔2010〕11 号）第一章第三条、第五条、第六条具体分析。

本案例中，危急值化验检查结果未及时记录，未使用中文或通用的外文缩写，未记录护理观察及相关的健康教育，药物名称及剂量等书写不规范。具体见下。

（1）危急值化验检查结果记录不规范

①本案例中“10:15”记录危急值结果不及时，推荐修改为“09:50”，接到危急值立即通知医生并记录。

②本案例中血常规记录书写不规范，“W、P、H”为不规范的简写，“W”推荐修改为“白细胞计数”，“P”推荐修改为“血小板计数”，“H”推荐修改为“血红蛋白计数”；化验结果单位中血红蛋白单位“g/dl”为错误书写，应该修改为“g/L”。

（2）药物名称及相关剂量单位书写不规范

①药物“瑞白”为商品名，推荐修改为“重组人粒细胞刺激因子注射液”；药物“特比澳”为商品名，推荐修改为“重组人血小板生成素注射液”。

②药物中“支”，推荐修改为“μg、mg、g、ml”等通用用法。

（3）对于异常化验检查结果，对应措施记录中未记录项目观察内容及相关的健康教育

①本案例中对于危急值未向患者做健康宣教的内容，推荐增加“向患者讲解白细胞、血小板及血红蛋白计数低的注意事项，减少活动，家属 24 小时陪护，注意预防跌倒，患者及家属表示理解，并能积极配合治疗”。

②本案例中对于医生的医嘱内容“无菌饮食、绝对卧床”，未体现向患者做宣教，推荐增加“向患者讲解所有食物必须经过微波炉高火加热灭菌后再使用，并告知患者绝对卧床休息的重要性，患者表示理解”。

【案例 3】

1. 资料背景

（1）一般资料：患者男性，51 岁。主因“发现左侧颈部肿物 4 月余，确诊淋巴瘤 3 月余”，于 2022 年 10 月 10 日收入院。

（2）专科情况：患者于 2022 年 10 月 17 日行 CHOP 方案治疗，过程顺利，10 月 18 日 7:00 至 14:00 共腹泻 3 次，为黄色稀水便，量约 150 ml。遵医嘱给予盐酸小檗碱片（黄连素）0.3 g 口服，留取便常规，服药后患者未再腹泻。

2022 年 10 月 18 日 15:00 便常规结果回报：潜血试验阴性。10 月 19 日 10:00 患者排黄色成形软便 1 次，量约 80 g。

2. 缺陷护理记录

项目 日时	神志	体温（℃）	脉搏（次/分）	心率（次/分）	血压（mmHg）	呼吸（次/分）	SpO_2（%）	记录	记录人
2022-10-18 ***2 pm***								患者诉腹泻，**7时至下午2时**共排黄色稀水便3次，量约150 ml，***未诉腹胀、腹痛等不适。***通知医生，遵医嘱给予患者***黄连素3片***口服，并留取便常规。	张三
3 pm								患者未再腹泻，患者便常规结果回报：黄色稀水便。潜血试验：阴性。遵医嘱继续观察。	张三
10 pm								患者未再腹泻，未诉腹胀、腹痛等不适，医生已知晓患者病情。	张三
2022-10-19 ***10 am***								患者自行排黄色成形软便一次，量约80 g，排便过程顺利，未诉腹胀、腹痛等不适，遵医嘱继续观察患者排便情况。	张三

3. 护理记录正确书写方法示范

项目 日时	神志	体温（℃）	脉搏（次/分）	心率（次/分）	血压（mmHg）	呼吸（次/分）	SpO_2（%）	记录	记录人
2022-10-18 ***14:00***								患者诉腹泻，***7:00至14:00***共排黄色稀水便3次，量约150 ml，未诉腹胀、腹痛等不适。***查体：腹软，无压痛、反跳痛，肛周皮肤完好。通知医生，***遵医嘱给予***盐酸小檗碱片0.3 g***口服，并留取便常规。***嘱患者进食清淡、易消化饮食，患者表示理解。***	张三
15:00								患者未再腹泻，便常规结果回报：黄色稀水便。潜血试验：阴性。***遵医嘱不予特殊处理，继续观察。***	张三
22:00								患者未腹泻，未诉腹胀、腹痛等不适。	张三
2022-10-19 ***10:00***								患者自行排黄色成形软便1次，量约80 g，排便过程顺利，未诉腹胀、腹痛等不适，遵医嘱继续观察患者排便情况。	张三

4. 问题分析与知识链接：根据《病历书写基本规范》（卫医政发〔2010〕11 号）第一章第三条、第五条、第六条、第九条具体分析。

本案例中，对护理记录症状观察书写不规范、不客观及缺乏相关的健康教育，时间书写及数字书写不规范，药物名称及剂量单位书写不规范，具体如下。

（1）护理记录症状观察书写不规范、不客观及缺乏相关的健康教育："未诉腹胀、腹痛等不适"，此处只记录患者主诉，未记录肛周皮肤的观察以及腹部触诊的客观评估，推荐改为"未诉腹胀、腹痛等不适。查体：腹软，无压痛、反跳痛，肛周皮肤完好"。本案例中未向患者做健康宣教的内容，推荐增加"嘱患者进食清淡、易消化饮食，患者表示理解"。

（2）时间书写及数字书写不规范

①时间书写中"2 pm""3 pm""10 pm""10 am"应为 24 小时制，推荐分别修改为"14:00""15:00""22:00""10:00"。

②病历书写中"7 时至下午 2 时"，此处应为 24 小时制时间书写，推荐修改为"7:00 至 14:00"。

（3）药物名称及相关剂量单位书写不规范

①药物"黄连素"为商品名，推荐修改为"盐酸小檗碱片"。

②药物中"片"，推荐修改为"μg、mg、g、ml"等通用用法。

皮肤科案例

【案例 1】

1. 资料背景

（1）一般资料：患者男性，40 岁。患者 6 个月前间断口服中药治疗（具体方剂不详）后出现皮疹，在外院就诊后皮疹未见好转，躯干、四肢结节进一步增多，瘙痒加重，为进一步诊治，主因"躯干、四肢皮疹伴瘙痒 5 年余"，以"结节性痒疹"于 2022 年 10 月 9 日收入皮肤科治疗。

（2）专科情况：入院后主诉皮疹处瘙痒，夜间睡眠差，瘙痒评分为 6 分。主要治疗：皮肤科护理常规，二级护理，普食，抗过敏治疗，外涂卤米松＋维生素 E 治疗。

2. 缺陷护理记录

项目 日时	神志	体温（℃）	脉搏（次/分）	心率（次/分）	血压（mmHg）	呼吸（次/分）	SpO_2（%）	记录	记录人
2022-10-09 09:17	清楚	36.4	78		120/65			入院后***患者躯干、四肢多发暗红色结节，***部分结节上可见黄色结痂及脱屑。小腿胫前可见散在暗褐色斑片，上覆少量鳞屑，主诉皮损处瘙痒，瘙痒评分为 6 分，***遵医嘱给予结节处每日 2 次外涂卤米松治疗，全身外涂维生素 E 乳膏保湿。***	张三
2022-10-12 10:30	清楚	36.5	70		125/70			患者全身未见新发皮损，***躯干、四肢原有结节较前变薄。***主诉皮损处瘙痒较前明显缓解，瘙痒评分为 1 分。	张三

3. 护理记录正确书写方法示范

项目 日时	神志	体温（℃）	脉搏（次/分）	心率（次/分）	血压（mmHg）	呼吸（次/分）	SpO_2（%）	记录	记录人
2022-10-09 09:17	清楚	36.4	78		120/65			入院后查体可见***患者躯干、四肢多发暗红色、暗褐色结节，直径 1～2 cm，质硬，部分结节上可见黄色结痂及脱屑，以四肢、背部为著。***小腿胫前可见散在暗褐色斑片，上覆少量鳞屑，主诉皮损处瘙痒，瘙痒评分为 6 分，***遵医嘱给予卤米松治疗，结节处每日 2 次外涂，全身每日外涂维生素 E 乳膏保湿，向患者讲解药物正确使用方法及注意事项，患者表示理解。***	张三
2022-10-12 10:17	清楚	36.2	60		130/60			患者全身未见新发皮损，***躯干、四肢原有暗红色、暗褐色结节，直径 1～2 cm，较前变平、变软，黄色结痂已部分脱落，脱屑较前变少，其余皮损较前无明显变化，主诉皮损处瘙痒较前缓解，瘙痒评分为 4 分。***	张三
2022-10-16 10:30	清楚	36.5	70		125/70			患者全身未见新发皮损，***躯干、四肢原有结节，直径 1～2 cm，较前进一步变暗、变薄，触之较前变软，黄色结痂已全部脱落，未见脱屑；小腿胫前仍见散在暗褐色斑片，未见鳞屑。***主诉皮损处瘙痒较前明显缓解，瘙痒评分为 1 分。	张三

4. 知识链接与问题分析：根据《病历书写基本规范》（卫医政发〔2010〕11 号）第二章第十八条（三）具体分析。

本案例中，患者的主要疾病变化特点及发展未按先后顺序描述，缺乏相关健康教育内容。具体见下。

（1）疾病主要症状特征、性质、程度缺乏演变发展记录

①“患者躯干、四肢多发暗红色结节”，未描述皮损特性、大小，推荐修改为“患者躯干、四肢多发直径 1～2 cm 暗红色、暗褐色结节，质硬，部分结节上可见黄色结痂及脱屑，以四肢、背部为著”。

②记录中缺乏疾病演变发展记录，推荐完善病情变化记录，“躯干、四肢原有暗红色、暗褐

色结节较前变平、变软，黄色结痂已部分脱落，脱屑较前变少，其余皮损较前无明显变化，诉皮损处瘙痒较前缓解，瘙痒评分为 4 分”。

（2）一般护理记录单要求入院患者应记录相关健康教育：入院记录缺乏相关用药知识的健康教育，推荐记录为“遵医嘱给予卤米松治疗，结节处每日 2 次外涂，全身每日外涂维生素 E 乳膏保湿，向患者讲解正确使用方法及注意事项，患者表示理解”。

【案例 2】

1. 资料背景

（1）一般资料：患者男性，60 岁，主因“口服莫西沙星后全身出现风团、红斑，伴瘙痒 3 天”，以“荨麻疹性药疹”于 2022 年 10 月 12 日收入院。

（2）专科情况

入院后查体可见四肢、躯干多发水肿性红斑、风团，以腹部、大腿为著，伴皮温升高，主诉皮疹处瘙痒，瘙痒评分为 4 分。主要治疗：皮肤科护理常规、二级护理、免刺激饮食、抗过敏治疗。

患者入院后，血常规结果示：嗜酸性粒细胞百分比为 4%，嗜酸性粒细胞绝对值为 0.32×10^9/L，遵医嘱给予 0.9% 氯化钠注射液 250 ml＋维生素 C 注射液 2 g＋葡萄糖酸钙注射液 1 g 静脉输液治疗。

2. 缺陷护理记录

项目 日时	神志	体温（℃）	脉搏（次 / 分）	心率（次 / 分）	血压（mmHg）	呼吸（次 / 分）	SpO_2（%）	记录	记录人
2022-10-12 9:00	清楚	37.2	90		112/77			患者入院后查体可见四肢、躯干多发水肿性红斑、风团，以腹部、大腿为著，伴皮温升高，未累及黏膜，患者主诉皮损处瘙痒，瘙痒评分为 4 分。遵医嘱给予患者***开思亭 1 片口服 QD8***，向患者讲解药物的作用及注意事项，嘱患者禁止挠抓皮损处皮肤，以免皮肤破溃感染，患者表示理解。	张三
16:15								患者今晨血常规结果回报：***EO%：4%，EO#：0.32 万***，遵医嘱给予***0.9% 氯化钠注射液 250 ml＋维生素 C 注射液 2 g＋葡萄糖酸钙注射液 1 g 静脉点滴 QD8***，静脉输液通畅，滴速 ***60 gtt/min***。向患者讲解药物的作用及注意事项，患者表示理解。	张三

3. 护理记录正确书写方法示范

项目 日时	神志	体温（℃）	脉搏（次/分）	心率（次/分）	血压（mmHg）	呼吸（次/分）	SpO₂（%）	记录	记录人
2022-10-12 9:00	清楚	37.2	90		112/77			患者入院后查体可见四肢、躯干多发水肿性红斑、风团，以腹部、大腿为著，伴皮温升高，未累及黏膜，主诉皮损处瘙痒，瘙痒评分为4分。遵医嘱给予患者***依巴斯汀片10 mg口服QD8，***向患者讲解药物的作用及注意事项，嘱患者禁止挠抓皮损处皮肤，以免皮肤破溃感染，患者表示理解。	张三
16:15								患者今日血常规结果回报：***嗜酸性粒细胞百分比为4%，嗜酸性粒细胞绝对值为0.32×10⁹/L，***遵医嘱给予以***0.9%氯化钠注射液250 ml＋维生素C注射液2 g＋葡萄糖酸钙注射液1 g静脉输液QD8，***静脉输液通畅，滴速***60滴/分***。向患者讲解药物的作用及注意事项，患者表示理解，***继续观察患者血常规变化。***	张三

4. 问题分析与知识链接：根据《病历书写基本规范》（卫医政发〔2010〕11号）第一章第五条、第六条具体分析。

本案例中，化验检查和药物名称书写不规范，相关剂量单位书写不规范。具体见下。

（1）化验检查和药物名称等书写不规范：病历书写中应规范使用医学术语，“EO%、EO#”推荐修改为“嗜酸性粒细胞百分比、嗜酸性粒细胞绝对值”；药物开思亭为商品名，推荐修改为依巴斯汀片；“静脉点滴”推荐修改为“静脉输液”。

（2）相关剂量单位书写不规范

①药物中“片”推荐修改为“mg、g、ml”等通用用法。

②输液速度“gtt/min”推荐修改为“滴/分”。

神经内科病房案例

【案例1】

1. 资料背景

（1）一般资料：患者男性，76岁。主因“四肢麻木21天，无力14天”，以“急性炎性脱髓鞘性多发神经根神经病”于2022年10月12日收入院。

（2）专科情况

患者1个月前出现咳嗽、打喷嚏，自认为感冒，未予重视，3周前出现四肢麻木，以肘下、膝下明显，2 周前出现四肢无力，有摔倒史，曾就诊于社区医院，行针灸治疗无好转。患者于 8 天前就诊于我科门诊，完善相关检查后，考虑患者为“急性炎性脱髓鞘性多发神经根神经病”可能性大，为进一步诊疗收入我科。

2022 年 10 月 15 日，患者神志清楚，言语流利，双侧瞳孔等大、正圆，直径 3.0 mm，对光反射灵敏。四肢肌容积正常，肌张力正常，双上肢近端肌力Ⅳ级，远端肌力Ⅲ级，双下肢近端肌力Ⅴ级，远端肌力Ⅲ级，四肢深浅感觉未见明显异常。Morse 跌倒评分为 75 分，告知患者及家属预防跌倒注意事项，患者及家属表示理解。

患者今日为入院第 3 天，9:00 由医生床旁行腰椎穿刺术，过程顺利，术后要求患者去枕平卧 6 小时，观察患者腰椎穿刺术后的情况并观察患者 6 小时后起床有无头痛、头晕等不适。

2. 缺陷护理记录

项目 日时	神志	体温（℃）	脉搏（次/分）	心率（次/分）	血压（mmHg）	呼吸（次/分）	SpO_2（%）	记录	记录人
2022-10-15 ***09:00 am***	清楚							患者言语流利，双侧瞳孔等大、正圆，直径 3.0 mm，对光反射灵敏。双上肢近端肌力Ⅳ级，远端肌力Ⅲ级，双下肢近端肌力Ⅴ级，远端肌力Ⅲ级。Morse 跌倒评分为 75 分，告知患者及家属预防跌倒注意事项，患者及家属表示理解。今日床旁行腰椎穿刺术，过程顺利，术后患者***生命体征平稳，***遵医嘱告知患者去枕平卧 6 小时。并继续予以***盐水 500 cc，静脉点滴，***静脉输液通畅，滴速 ***60 gtt/min***。，并指导患者适量多饮水，患者表示理解。	张三
3:00 pm	清楚							患者***腰椎穿刺术后 6 小时，***自行下床活动，已饮温水 ***500 cc***，未诉头痛、头晕等不适。	张三

3. 护理记录正确书写方法示范

项目 日时	神志	体温（℃）	脉搏（次/分）	心率（次/分）	血压（mmHg）	呼吸（次/分）	SpO_2（%）	记录	记录人
2022-10-15 ***09:00***	清楚	***36.5***	***76***		***132/70***	***18***		患者言语流利，双侧瞳孔等大、正圆，直径 3.0 mm，对光反射灵敏。双上肢近端肌力Ⅳ级，远端肌力Ⅲ级，双下肢近端肌力Ⅴ级，远端肌力Ⅲ级。Morse 跌倒评分为 75 分，告知患者及家属预防跌倒注意事	张三

续表

项目 日时	神志	体温（℃）	脉搏（次/分）	心率（次/分）	血压（mmHg）	呼吸（次/分）	SpO_2（%）	记录	记录人
								项，患者及家属表示理解。今日床旁行腰椎穿刺术，过程顺利，**穿刺处无菌敷料覆盖，未见渗出，未诉疼痛等不适。告知患者去枕平卧 6 小时，指导患者床上翻身、踝泵练习，预防压疮及下肢静脉血栓的发生，并嘱患者适量多饮水，保持穿刺处伤口干燥，避免潮湿，3 天内不能洗澡，**患者表示理解。遵医嘱给予**0.9% 氯化钠注射液 500 ml，静脉输液，**静脉输液通畅，滴速为**60 滴 / 分，穿刺处皮肤无红肿及渗出。**	
15:00	清楚	***36.2***	***74***		***122/68***	***18***		患者腰椎穿刺术后 6 小时，**查看穿刺处，伤口无菌敷料覆盖，干燥无渗出。卧床期间已协助患者饮水 500 ml。指导患者垫枕头后逐渐坐起活动，患者活动后未诉头痛、头晕等不适。Morse 跌倒评分为 75 分，告知患者下床活动时的预防跌倒注意事项，患者表示理解。**	张三

4. 问题分析与知识链接：根据《病历书写基本规范》（卫医政发〔2010〕11 号）第一章第五条、第六条、第九条以及《电子病历共享文档规范——第 20 部分：生命体征测量记录》（WS/T 500.20—2016）具体分析。

本案例中，药物名称书写不规范，相关剂量单位书写不规范，病历书写不规范、不客观。具体见下。

（1）药物名称等书写不规范

①“盐水 500 cc”，改为“0.9% 氯化钠注射液 500 ml”。

②“静脉点滴”推荐修改为“静脉输液”。

（2）相关剂量单位书写不规范

①饮水量中“cc”，推荐修改为“ml、L”等通用用法。

②输液速度“gtt/min”，推荐修改为“滴 / 分”。

（3）阿拉伯数字书写日期和时间使用不规范

①“09:00 am”推荐修改为“09:00”。

②“3:00 pm”推荐修改为“15:00”。

（4）此患者在书写护理记录中未描述生命体征的情况，对于进行专科操作的患者，护士应在术中和术后监测患者生命体征变化，并正确记录。针对此问题，增加对生命体征的监测，并记录。

①2022-10-15 9:00，推荐增加“体温36.2℃，脉搏74次/分，呼吸18次/分，血压122/68 mmHg”。

②2022-10-15 15:00推荐增加“体温36.5℃，脉搏76次/分，呼吸18次/分，血压132/70 mmHg”。

（5）此患者在腰椎穿刺术后起床时的健康宣教表述不够准确详细，针对此问题做出了修改。建议将“患者腰椎穿刺术后6小时，自行下床活动，已饮温水500 cc，未诉头痛、头晕等不适”修改为“查看穿刺处，伤口无菌敷料覆盖，干燥无渗出。卧床期间已协助患者饮水500 ml。指导患者垫枕头后逐渐坐起活动，患者活动后未诉头痛、头晕等不适，告知患者下床活动时的预防跌倒注意事项，患者表示理解”。

【案例2】

1. 资料背景

（1）一般资料： 患者男性，82岁。主因“突发右侧肢体无力3天伴吞咽困难2天”以“脑梗死”于2022年10月22日收入院。

（2）专科情况： 患者神志清楚，言语欠清，双侧瞳孔等大、正圆，直径3.0 mm，对光反射灵敏，右上肢肌力Ⅲ级，右下肢肌力Ⅱ级，左侧肢体肌力Ⅴ级。患者卧床状态，遵医嘱给予患者双下肢静脉血管彩色多普勒超声检查，因进食、饮水吞咽困难，遵医嘱予患者留置胃管，住院患者预防非计划性拔管评分8分。

2. 缺陷护理记录

项目 日时	神志	体温（℃）	脉搏（次/分）	心率（次/分）	血压（mmHg）	呼吸（次/分）	SpO_2（%）	记录	记录人
2022-10-22 08:16	清楚	36.3	78		161/91	19		患者言语欠清，双侧瞳孔等大、正圆，直径3.0 mm，对光反射灵敏，上肢肌力Ⅲ级，右下肢肌力Ⅱ级，左侧肢体肌力Ⅴ级。***患者血压高，未诉头晕、头痛等不适。***患者***双下肢超声***回报：双小腿肌间静脉血栓形成。给予患者测量双下肢腿围：髌骨中点上15 cm，***左/右：40/40 cm，***髌骨中点下10 cm，***左/右：35/35 cm***，双侧***足背动脉波动一致***，皮温、皮色一致，嘱患者家属下肢勿按摩及热敷，给予患者抬高制动。	张三
10:00	清楚							患者吞咽困难，***遵医嘱给予患者留置胃管，***过程顺利，***三种方法确认胃管在胃内，回抽无咖啡色胃内容物，***插入深度50 cm，外留10 cm做标记，妥善固定。***非计划拔管评分8分。***	张三

3. 护理记录正确书写方法示范

项目 日时	神志	体温（℃）	脉搏（次/分）	心率（次/分）	血压（mmHg）	呼吸（次/分）	SpO_2（%）	记录	记录人
2022-10-22 08:16	清楚	36.3	78		161/91	19		患者言语欠清，双侧瞳孔等大、正圆，直径 3 mm，对光反射灵敏，上肢肌力Ⅲ级，右下肢肌力Ⅱ级，左侧肢体肌力Ⅴ级。***患者血压高，未诉头晕、头痛等不适，通知医生，遵医嘱继续观察。***患者***双下肢静脉血管彩色多普勒超声***回报：双小腿肌间静脉血栓形成。测量双下肢腿围：***髌骨中点上 15 cm 处腿围双侧均为 40 cm，髌骨中点下 10 cm 处腿围双侧均为 35 cm，患者未诉双下肢疼痛，双侧足背动脉搏动有力，均匀一致，皮温、皮色正常，未见双下肢水肿，***予患者双下肢抬高制动，嘱患者及家属勿按摩及热敷双下肢，患者及家属表示理解并配合。	张三
10:00	清楚				***150/76***			患者吞咽困难，遵医嘱给予留置胃管，***查看病历：置胃管、约束知情同意已签字，给予胃管留置，***过程顺利，插入深度 50 cm，外留 10 cm 做标记，妥善固定。***与医生共同用三种方法证实胃管在胃内，鼻饲温水 20 ml，患者无呛咳。住院患者预防非计划性拔管评分 8 分，向患者及家属讲解胃管的重要性及预防拔管注意事项，并给予患者双手约束，松紧适宜，约束处皮肤完整。复测血压仍高，患者未诉头晕、头痛等不适，遵医嘱暂不予特殊处理，继续观察。***	张三

4. 问题分析与知识链接：根据《病历书写基本规范》（卫医政发〔2010〕11 号）第一章第三条、第六条具体分析。

本案例中，病历书写不完整、不准确、不规范、不连续。具体见下。

（1）检查名称不完整，足背动脉搏动描述不准确，腿围测量描述不规范

①推荐将“双下肢超声”修改为“双下肢静脉血管彩色多普勒超声检查”。

②推荐将“双侧足背动脉波动一致”修改为“查体双侧足背动脉搏动有力，均匀一致，皮温、皮色正常，未见双下肢水肿”。

③推荐将“髌骨中点上 15 cm，左 / 右：40/40 cm，髌骨中点下 10 cm 左 / 右：35/35 cm”修改为“髌骨中点上 15 cm 处腿围双侧均为 40 cm，髌骨中点下 10 cm 处腿围双侧均为 35 cm”。

（2）护理记录应客观表述，语句通顺，无错别字，标点正确。本案例中，病历书写不完整、不连续。具体见下。

①患者 8:16 血压高，10:00 护理记录应有复测血压记录，有连续性，推荐 10:00 护理记录中增加“血压 150/76 mmHg”。

②患者置胃管，须查看知情同意单，并记录护理文书，推荐增加“查看病历：置胃管知情同意已签字，给予患者留置胃管”。

③住院患者预防非计划性拔管评估表名称缩写，不完整，推荐将“非计划拔管评分 8 分”修改为“住院患者预防非计划性拔管评分 8 分”。

④非计划性拔管评分评估后，应有相应的护理宣教，推荐增加“向患者及家属讲解胃管的重要性及预防拔管注意事项，表示理解，给予患者双手约束，松紧适宜，约束处皮肤完整。患者血压仍高，未诉头晕、头痛等不适，遵医嘱继续观察”。

⑤双侧足背动脉“搏”动，写成了“波”动，予以修改。

【案例 3】

1. 资料背景

（1）一般资料：患者女性，84 岁。主因“头痛伴偏盲 2 天”以“脑出血”于 2022 年 10 月 10 日收入院。

（2）专科情况

患者 2 天前晨起后出现偏盲，不伴视物重影，不伴言语不利，无恶心、呕吐，就诊于我院急诊。急查头颅 CT 提示：右侧枕叶出血。同时请神经外科会诊，考虑患者脑血管条件差，向家属交代手术的风险，患者及家属拒绝手术，选择保守治疗，为进一步治疗收入我科。

患者神志清楚，双侧瞳孔等大、正圆，直径 3.0 mm，对光反射灵敏，左上肢近端肌力Ⅳ级，远端肌力Ⅴ级，左下肢近端肌力Ⅲ级，远端肌力Ⅳ级，右侧肢体肌力Ⅴ级，Braden 压疮评分 17 分。16:30 患者由神志清楚转为嗜睡状态，肌力较前无改变，遵医嘱给予甘露醇 125 ml 静脉输液，遵医嘱给予重症监测，并继续观察患者意识变化。

2. 缺陷护理记录

项目 日时	神志	体温（℃）	脉搏（次 / 分）	心率（次 / 分）	血压（mmHg）	呼吸（次 / 分）	SpO_2（%）	记录	记录人
2022-10-10 09:00	清楚							患者双侧瞳孔<u>***等大、等圆***</u>，直径 ***3.0 mm***，对光反射<u>***存在***</u>，<u>***左上肢肌力Ⅳ～Ⅴ级，左下肢肌力Ⅲ～Ⅳ级，***</u>右侧肢体肌力Ⅴ级。遵医嘱患者绝对卧床，患者压疮评分 17 分，<u>***受压处皮肤无压疮***</u>，向患者和家属讲解防压疮的相关宣教，<u>***定时***</u>协助翻身，防止<u>***压疮***</u>的发生，现患者未诉头晕、头痛等不适。	张三

续表

项目 日时	神志	体温（℃）	脉搏（次/分）	心率（次/分）	血压（mmHg）	呼吸（次/分）	SpO_2（%）	记录	记录人
16:30	嗜睡			66	125/78	16	99	患者双侧瞳孔***等大、等圆***，直径***3.0 mm***，对光反射***存在，左上肢肌力Ⅳ～Ⅴ级，左下肢肌力Ⅲ～Ⅳ级，***右侧肢体肌力Ⅴ级。患者未诉头晕、头痛等不适，遵医嘱给予重症监测。心电示波：窦性心律，律齐。遵医嘱给予***甘露醇125 CC，最快速度***静脉输液，并继续观察。	张三

3. 护理记录正确书写方法示范

项目 日时	神志	体温（℃）	脉搏（次/分）	心率（次/分）	血压（mmHg）	呼吸（次/分）	SpO_2（%）	记录	记录人
2022-10-10 09:00	清楚							患者言语流利，双侧瞳孔***等大正圆***，直径***3.0 mm***，对光反射***灵敏***，***左上肢近端肌力Ⅳ级，远端肌力Ⅴ级，左下肢近端肌力Ⅲ级，远端肌力Ⅳ级***，右侧肢体肌力Ⅴ级。遵医嘱绝对卧床，***Braden压疮评分17分，受压处皮肤完整、无压红，***向患者和家属做预防压疮相关知识宣教，***每2小时***协助翻身一次，并使用防压疮床垫保护皮肤，现患者未诉头晕、头痛等不适。	张三
16:30	嗜睡			66	125/78	16	99	患者双侧瞳孔***等大、正圆***，直径***3.0 mm***，对光反射***灵敏，左上肢近端肌力Ⅳ级，远端肌力Ⅴ级，左下肢近端肌力Ⅲ级，远端肌力Ⅳ级***，右侧肢体肌力Ⅴ级，患者未诉头晕、头痛等不适，遵医嘱给予重症监测。心电示波：窦性心律，律齐。遵医嘱给予***甘露醇125 ml，500 ml/h静脉输液，***静脉输液通畅，静脉穿刺处皮肤无红肿。	张三

4. 问题分析与知识链接：根据《病历书写基本规范》（卫医政发〔2010〕11号）第一章第五条、第六条具体分析。

本案例中，病历书写不规范、不准确、不客观。具体见下。

（1）查体书写不规范、不准确

①瞳孔描述推荐将“等圆”修改为“正圆”。

②瞳孔对光反射没有“存在”，推荐修改为“对光反射灵敏或消失”。

③肌力如远端和近端不一致，应分开书写，推荐将“左上肢肌力Ⅳ～Ⅴ级，左下肢肌力Ⅲ～Ⅳ级”修改为“左上肢近端肌力Ⅳ级，远端肌力Ⅴ级，左下肢近端肌力Ⅲ级，远端肌力Ⅳ级”。

（2）相关剂量单位书写不规范，病历书写不完整、不客观

①推荐将“甘露醇 125 CC”修改为“125 ml”；推荐将“最快速度输液”修改为具体的“500 ml/h 静脉输液”。

②压疮评分建议具体到哪种压疮评分表，推荐将“压疮评分 17 分”修改为“Braden 压疮评分 17 分”。

③推荐将“定时协助翻身”改为“每 2 小时协助翻身”。

④受压处皮肤无“压疮”，压力性损伤的早期是“压红”，建议改为“受压处皮肤完整、无压红”。

康复科病房案例

【案例】

1. 资料背景

（1）一般资料：患者男性，45 岁，主因“双上肢麻木 5 个月，加重伴四肢无力 11 天，颈椎术后 8 天”于 2022 年 10 月 20 日以“颈椎术后”入院。

（2）专科情况

患者四肢无力，关键肌肌力Ⅲ级，生命体征平稳，大小便功能障碍，主要治疗为康复科护理常规、二级护理、普食、保留导尿。2022 年 10 月 20 日尿常规结果回报未见明显异常，遵医嘱拔除尿管，给予间歇导尿治疗，训练膀胱功能，严格执行饮水计划，每小时饮水量为 125 ml，每 4 小时导尿一次。2022 年 10 月 20 日，患者主诉有憋尿感，不能自主排尿，遵医嘱给予患者间歇导尿一次，导出尿液 350 ml，为淡黄色尿液。

2022 年 10 月 25 日患者再次主诉有憋尿感，不能自主排尿，遵医嘱给予间歇性导尿一次，导出淡黄色尿液 650 ml，尿管末端可见少量血尿。

2. 缺陷护理记录

项目 日时	神志	体温（℃）	脉搏（次/分）	心率（次/分）	血压（mmHg）	呼吸（次/分）	SpO_2（%）	记录	记录人
2022-10-20 09:55	清楚	36.5	80		120/70			患者生命体征平稳，***尿常规结果回报未见明显异常，遵医嘱拔除尿管，给予患者间歇导尿治疗，向患者及家属讲解间歇导尿注意事项，严格执行饮水计划，***患者及家属表示理解。	张三
13:50	清楚							患者***主诉有憋涨感，不能自主排尿，***遵医嘱给予患者间歇导尿一次，导出淡黄色尿液 350 ml，遵医嘱继续观察。	张三

续表

项目 日时	神志	体温（℃）	脉搏（次/分）	心率（次/分）	血压（mmHg）	呼吸（次/分）	SpO_2（%）	记录	记录人
2022-10-25 10:20	清楚							患者**主诉有憋涨感，不能自主排尿**，遵医嘱给予患者间歇导尿一次，导出淡黄色尿液 650 ml，尿管末端可见少量血色尿液，遵医嘱继续观察。	张三

3. 护理记录正确书写方法示范

项目 日时	神志	体温（℃）	脉搏（次/分）	心率（次/分）	血压（mmHg）	呼吸（次/分）	SpO_2（%）	记录	记录人
2022-10-20 09:55	清楚	36.5	80		120/70			患者生命体征平稳，**保留尿管通畅，尿色淡黄，未见浑浊及絮状物，尿常规结果回报未见异常，遵医嘱给予拔除尿管，拔管过程顺利，患者未诉不适。遵医嘱给予患者间歇导尿治疗，向患者及家属讲解间歇导尿方法及注意事项、指导严格饮水计划，每小时饮水 125 ml，每 4 小时导尿一次。讲解诱导排尿方法及排尿日志记录方法，发放宣传手册，**患者及家属表示理解，遵医嘱继续观察。	张三
13:50	清楚							患者**主诉有憋尿感，观察患者耻骨上方膨隆，膀胱区叩诊为浊音，使用诱导排尿方法后仍不能自主排尿，**遵医嘱给予患者间歇导尿一次，**导尿过程顺利，**导出淡黄色尿液 350 ml，遵医嘱继续观察。**正确记录排尿日志。**	张三
2022-10-25 10:20	清楚							患者**主诉有憋尿感，观察患者耻骨联合上方膨隆，膀胱区叩诊为浊音，使用诱导排尿方法后未能自主排尿，**遵医嘱给予间歇性导尿一次，**导尿过程顺利，**导出淡黄色尿液 650 ml，导管末端可见少量血尿，**立即通知医生，**	张三

续表

日时＼项目	神志	体温（℃）	脉搏（次/分）	心率（次/分）	血压（mmHg）	呼吸（次/分）	SpO_2（%）	记录	记录人
								再次向患者及家属讲解饮水计划的重要性，患者及家属表示理解，遵医嘱继续观察。	

4. 问题分析与知识链接：根据《病历书写基本规范》（卫医政发〔2010〕11号）第一章第六条、《医疗事故处理条例》（2002）（国务院令第351号）第二章第十条具体分析。

本案例中，病历书写不完整、不规范。具体见下。

（1）“尿常规结果回报未见明显异常，遵医嘱拔除尿管，给予患者间歇导尿治疗，向患者及家属讲解间歇导尿注意事项，严格按照饮水计划，每小时饮水125 ml，每4小时导尿一次”，推荐修改为“保留尿管通畅，尿色淡黄，未见浑浊及絮状物，尿常规结果回报未见异常，遵医嘱给予拔除尿管，拔管过程顺利，患者未诉不适。遵医嘱给予患者间歇导尿治疗，向患者及家属讲解间歇导尿方法及注意事项，指导严格饮水计划，每小时饮水125 ml，每4小时导尿一次。讲解诱导排尿方法及排尿日志记录方法，发放宣传手册”。

（2）患者“主诉有憋涨感，不能自主排尿”，未描述查体的体征，推荐修改为“主诉有憋尿感，观察患者耻骨联合上方膨隆，膀胱区叩诊为浊音，使用诱导排尿方法后仍不能自主排尿”。

（3）“诉有憋涨感，不能自主排尿，遵医嘱给予患者间歇导尿一次，导出650 ml淡黄色尿液，导管末端可见少量血尿”，未完整描述护理操作过程，推荐修改为“患者主诉有憋尿感，观察患者耻骨联合上方膨隆，膀胱区叩诊为浊音，使用诱导排尿方法后未能自主排尿，遵医嘱给予间歇性导尿一次，导尿过程顺利，导出淡黄色尿液650 ml，导管末端可见少量血尿，立即通知医生，再次向患者及家属讲解饮水计划的重要性，患者及家属表示理解”。

消化内科病房案例

【案例1】

1. 资料背景

（1）一般资料：患者女性，62岁，主因“发现食管胃底静脉曲张1年余，呕血3天”，于2022年10月7日以“肝硬化失代偿期、食管胃底静脉曲张破裂出血、腹水”收入院。

（2）专科情况

患者17年前曾不明原因出现肝功能异常，转氨酶最高800 U/L，经保肝治疗后转氨酶恢复正常。2022年10月4日进食后出现呕吐咖啡渣样物，共呕血4次，总量约为500 ml，伴有冷汗、心悸、乏力，无腹痛、头晕、黑朦、意识丧失。患者由救护车送往医院的过程中，再发呕血3次，每次量约300 ml，血压最低至80/50 mmHg，心率91次/分。入院查体：全身皮肤、黏膜无黄染及出血点，未见肝掌、蜘蛛痣。腹部膨隆，腹式呼吸，腹软，无肌紧张，脐周压痛，NRS疼痛评分为3分，无反跳痛，肠鸣音4次/分，移动性浊音阳性。

患者2022年10月6日于院外行三腔两囊管压迫止血治疗，胃腔予150 mmHg压力，食管腔予50 mmHg压力，持续胃肠减压，并予500 g重物悬挂。入院后给予预防感染、抑制胃酸、止血治疗，将三腔两囊管放松牵引后患者未再呕血，现生命体征平稳。

2. 缺陷护理记录

项目 日时	神志	体温（℃）	脉搏（次/分）	心率（次/分）	血压（mmHg）	呼吸（次/分）	SpO_2（%）	记录	记录人
2022-10-07 12:09	清楚	36		79	136/77	15	97	患者主因“发现食管胃底静脉曲张1年余，呕血3天”，为进一步治疗收入院。患者未诉乏力、***腹痛等不适。查体：神志清楚，贫血貌，腹部膨隆，腹软，脐周压痛，无反跳痛，肠鸣音4次/分***。患者由院外带入***三腔两囊管***，置管日期为2022-10-6，外露45 cm，已妥善固定管路。遵医嘱予***心电、血压、血氧饱和度监测，双鼻导管吸氧2 L/min***，禁食水、补液、抑酸、收缩血管、降低门脉压治疗及持续留置三腔两囊管压迫止血。心电示波：窦性心律，律齐。为患者行Barthel指数评定量表为55分，Morse跌倒风险评分为45分，Braden评分为16分，住院患者预防非计划性拔管评估表为4分，非手术住院患者VTE风险评估为3分，已告知患者跌倒、压疮、脱管预防的重要性***及一旦出现所带来的不良后果***，嘱患者卧床休息，四周上床档保护，常用物品放在随手易取处，改变体位应遵守“三部曲”。夜间改变体位时避免管路拖拽，外出检查需有人陪伴，每2小时翻身，并指导患者进行踝泵训练，预防下肢深静脉血栓，留家属24小时陪护，告知家属夜间休息于患者床旁。患者及家属表示理解。	张三
13:09	清楚			76	136/68	15	98	心电示波：窦性心律，律齐。嘱患者卧床休息，避免剧烈活动。向患者讲解预防出血相关的活动、饮食注意事项，患者表示理解。	张三

3. 护理记录正确书写方法示范

项目 日时	神志	体温（℃）	脉搏（次/分）	心率（次/分）	血压（mmHg）	呼吸（次/分）	SpO_2（%）	记录	记录人
2022-10-07 12:09	清楚	36		79	136/77	15	97	患者主因“发现食管胃底静脉曲张 1 年余，呕血 3 天”，为进一步治疗收入院。患者平车入院，贫血貌，口唇、甲床红润，未见发绀。无肝病面容，无头晕、胸闷、呼吸困难、心悸、乏力等不适。查体：全身皮肤、黏膜无黄染、出血点，未见肝掌、蜘蛛痣。腹部膨隆，腹式呼吸，腹软，无肌紧张，脐周压痛，NRS 疼痛评分为 3 分，无反跳痛，肠鸣音 4 次/分，移动性浊音阳性，过脐测量腹围 98 cm。双下肢可凹性水肿，于髌骨下缘下 10 cm 处测量小腿围，左/右小腿围：39 cm/41 cm。髌骨上缘上 15 cm 测量大腿围，左/右大腿围：54 cm/53 cm。院外带入三腔两囊管，置管日期为 2022-10-6，外露 45 cm，鼻部管路固定处皮肤无压红、无破损，管路妥善固定。测量胃腔压力为 150 mmHg，食管腔压力为 50 mmHg，遵医嘱予胃肠减压，调节压力为 0.02 MPa，引出褐色胃内容物，量约 50 ml，予 500 g 重物悬挂。遵医嘱指导患者禁食水，双鼻导管吸氧通畅，2 L/min，持续心电、血压、血氧饱和度监测。观察患者口唇、甲床红润，未见发绀。示波：窦性心律，律齐。为患者行 Barthel 指数评定量表为 55 分，Morse 跌倒风险评分为 45 分，Braden 评分为 16 分，住院患者预防非计划拔管评估表为 4 分，非手术住院患者 VTE 风险评估为 3 分，营养风险筛查（NRS-2002）为 3 分，	张三

续表

项目 日时	神志	体温（℃）	脉搏（次/分）	心率（次/分）	血压（mmHg）	呼吸（次/分）	SpO_2（%）	记录	记录人
								主观整体评定（SGA）评分为B，告知患者跌倒、压疮、脱管预防的重要性及***一旦出现所带来的不良后果，如骨折、皮肤破损、疼痛、增加住院时间、影响病情康复等***，嘱患者卧床休息，四周上床档保护，常用物品放在随手易取处，改变体位应遵守“三部曲”。夜间改变体位时避免管路拖拽，外出检查需有人陪伴，每2小时翻身，指导患者进行踝泵训练，预防下肢深静脉血栓。留家属24小时陪护，告知家属夜间休息于患者床旁。患者及家属表示理解。	
13:09	清楚			76	136/68	15	98	***患者血常规结果回报：红细胞计数 3.17×10^{12}/L，血红蛋白浓度78 g/L，血小板计数 78×10^{9}/L。患者贫血貌，口唇、甲床红润，未见发绀。查看全身皮肤未见出血点。患者未诉头晕、头痛、胸闷、心悸、乏力等不适。***心电示波：窦性心律，律齐。嘱患者卧床休息，避免剧烈活动。向患者讲解预防出血相关的活动、饮食注意事项，患者表示理解。	张三

4. 问题分析与知识链接：根据《病历书写基本规范》（卫医政发〔2010〕11号）第一章第二条、第三条、第二十二条具体分析。

本案例中，缺乏对患者病情的连续性书写，病情观察内容查体不规范、记录不规范、专科评估内容不完整、患者健康宣教不全面，具体见下。

（1）缺乏对患者病情的连续性书写，病情观察内容及查体不规范、不全面：查体时描述为“贫血貌”“腹膨隆”，患者为肝硬化失代偿期，可能会出现腹水，需为患者测量腹围，观察并记录相关检验、检查结果，推荐修改为“贫血貌，口唇、甲床红润，未见发绀。无肝病面容，无头晕、胸闷、呼吸困难、心悸、乏力等不适。查体：全身皮肤、黏膜无黄染、出血点，未见肝掌、蜘蛛痣。腹部膨隆，腹式呼吸，腹软，无肌紧张，脐周压痛，NRS疼痛评分为3分，无反跳痛，肠鸣音4次/分，移动性浊音阳性，过脐测量腹围98 cm”。

（2）护理记录不规范：患者监测期间应完整记录，用氧后需观察患者口唇、甲床色泽并准确记录。推荐修改为“持续心电、血压、血氧饱和度监测，双鼻导管吸氧通畅，2 L/min。观察患者口唇、甲床红润，未见发绀”。

（3）专科评估内容不完整

①肝硬化患者出现腹水时还应观察患者有无胸闷、憋气、呼吸困难，有无腹壁紧张度增加、腹式呼吸减弱等症状。有无移动性浊音、双下肢水肿等体征。推荐修改为“无肝病面容，无头晕、胸闷、呼吸困难、心悸、乏力等不适。查体：全身皮肤、黏膜无黄染及出血点，未见肝掌、蜘蛛痣。腹部膨隆，腹式呼吸，腹软，无肌紧张，脐周压痛，NRS 疼痛评分为 3 分，无反跳痛，肠鸣音 4 次 / 分，移动性浊音阳性，过脐测量腹围 98 cm”。

②如出现双下肢水肿，应测量腿围并在相应位置做好标记，推荐修改为“双下肢可凹性水肿，于髌骨下缘下 10 cm 处测量小腿围，左 / 右小腿围：39 cm/41 cm。髌骨上缘上 15 cm 测量大腿围，左 / 右大腿围：54 cm/53 cm”。

③患者留置三腔两囊管，应观察鼻部皮肤有无受压及破损，同时测量两囊压力并记录，推荐修改为“鼻部管路固定处皮肤无压红、无破损，管路妥善固定。测量胃腔压力为 150 mmHg，食管腔压力为 50 mmHg”。

④患者进行胃肠减压，应准确记录胃肠减压的压力，并描述引流物的颜色、性质及量，推荐修改为“遵医嘱予胃肠减压，调节压力为 0.02 MPa，引出褐色胃内容物，量约 50 ml，予 500 g 重物悬挂”。

⑤肝硬化患者有腹水或水肿时，不能以体重判断患者的营养状态，需多加关注患者营养评分。推荐修改为“营养风险筛查（NRS-2002）为 3 分。主观整体评定（SGA）评分为 B”。

⑥异常化验值应及时记录，推荐修改为“患者血常规结果回报：红细胞计数 3.17×10^{12}/L，血红蛋白浓度 78 g/L，血小板计数 78×10^{9}/L。患者贫血貌，口唇、甲床红润，未见发绀。查看全身皮肤未见出血点。患者未诉头晕、头痛、胸闷、心悸、乏力等不适”。

（4）患者健康宣教不全面：“告知患者跌倒、压疮、脱管预防的重要性及一旦出现所带来的不良后果”，未写清不良后果的具体内容，推荐修改为“一旦出现所带来的不良后果，如骨折、皮肤破损、疼痛、增加住院时间、影响病情康复等”。

【案例 2】

1. 资料背景

（1）一般资料：患者男性，31 岁，主因“黑便 5 天，呕血 3 天”，于 2022 年 10 月 21 日以“上消化道出血”收入院。患者既往吸烟史 20 余年，每日 20 支左右，未戒烟。乙型肝炎病史 3 年。

（2）专科情况

5 天前患者无明显诱因出现黑便，共排便 3 次，总量约 600 ml，伴乏力、畏寒、寒战，无晕厥、黑矇，无发热，无胸闷、呼吸困难，给予患者静脉补液治疗，血红蛋白 54 g/L。2 天前呕血 100 ml，伴黑便，予患者输血 4 U、持续抑制胃酸、止血治疗，后复查血红蛋白升至 80 g/L。1 天前予患者行胃镜治疗，诊断为胃溃疡 A1 期，内镜下予钳夹止血治疗，后未再排便。考虑患者仍有活动性出血可能。查体：贫血貌，睑结膜苍白，腹软，无腹壁静脉曲张，无压痛、反跳痛及腹肌紧张，肠鸣音 5 次 / 分，双下肢无水肿。

10 月 22 日患者血红蛋白危急值回报为 69 g/L，遵医嘱予患者 O 型 Rh（+）悬浮少白细胞红细胞 2 U 静脉输血治疗。夜间患者排鲜红色水样便。

2. 缺陷护理记录

项目 日时	神志	体温（℃）	脉搏（次 / 分）	心率（次 / 分）	血压（mmHg）	呼吸（次 / 分）	SpO_2（%）	记录	记录人
2022-10-22 14:40	清楚		70		122/63	17		患者血常规危急值回报：***血红蛋白 69 g/L。患者诉乏力***。查体：贫血貌，腹部查体未见异常，遵医嘱予患者输血治疗。现予盐酸异丙嗪注射液 12.5 mg 肌内注射。	张三
15:10	清楚		72			19		遵医嘱予患者 ***O 型阳性悬浮少白细胞红细胞 2 单位***静脉输注，***静点通畅***，30 滴 / 分。	张三
15:25	清楚		76			19		患者未诉不适，遵医嘱调节输血滴速为 60 滴 / 分。	张三
18:00	清楚	38	76			17		患者输血完毕，测体温高，***未诉不适***，遵医嘱予患者***生理盐水***静脉输入，继续观察体温变化。	张三
22:00	清楚	38.2	80			19		患者输血后 4 小时，***未见输血反应***。	张三
22:46	清楚	38.2		82	104/53	18	98	患者排***鲜红色稀血便***一次，量约 200 ml，***未诉不适***。查体：腹软，全腹无压痛及反跳痛，肠鸣音 4 次 / 分。嘱患者卧床休息，立即通知医生，遵医嘱予患者心电、血压、血氧饱和度监测及双鼻导管吸氧 2 L/min，嘱患者卧床休息。心电示波：窦性心律，律齐。	张三

3. 护理记录正确书写方法示范

项目 日时	神志	体温（℃）	脉搏（次 / 分）	心率（次 / 分）	血压（mmHg）	呼吸（次 / 分）	SpO_2（%）	记录	记录人
2022-10-22 14:40	清楚	***36.4***	70		122/63	17		患者血常规危急值回报：***血红蛋白 69 g/L***。***患者贫血貌，口唇、甲床红润，未见发绀。患者现诉乏力，无头晕、头痛、胸闷、心悸等不适***，***腹部查体未见异常，***通知医生，遵医嘱予患者预约***悬浮少白细胞红细胞***。遵医嘱予患者盐酸异丙嗪注射液 12.5 mg	张三

续表

项目 日时	神志	体温（℃）	脉搏（次/分）	心率（次/分）	血压（mmHg）	呼吸（次/分）	SpO_2（%）	记录	记录人
								肌内注射。***嘱患者卧床休息，避免剧烈活动。向患者讲解活动、饮食注意事项，患者表示理解***。	
15:10	清楚	***36***	72		***125/70***	19		遵医嘱予患者***O型Rh（+）悬浮少白细胞红细胞2 U***静脉输注，***静脉输血通畅***，滴速30滴/分。	张三
15:25	清楚	***36.2***	76		***123/68***	19		巡视患者，患者未诉心悸等不适，未见输血反应，调节输血滴速为60滴/分。	张三
18:00	清楚	38	76		***116/72***	17		***患者输血完毕，测体温高，未诉发冷，未见寒战等不适***，遵医嘱予***0.9%氯化钠注射液250 ml***静脉输液通畅，***60滴/分，观察留置针穿刺处无渗血、渗液***。	张三
19:00	***清楚***	***37.4***	***72***		***118/64***	17		***患者输血后1小时，测体温较前降低，未诉发冷，未见寒战等不适，立即通知医生，遵医嘱暂不予特殊处理***。	张三
22:00	清楚	38.2	80		***106/62***	19		患者输血后4小时，***测体温较前升高，未诉发冷，未见寒战等不适，立即通知医生，遵医嘱暂不予特殊处理***。	张三
22:46	清楚	38.2		82	104/53	18	98	患者排***鲜红色水样便***一次，量约200 ml，***未诉腹痛、腹胀、恶心、呕吐、头晕、乏力等不适。患者贫血貌，口唇、甲床红润，未见发绀***。查体：腹软，全腹无压痛及反跳痛，肠鸣音4次/分。嘱患者卧床休息，立即通知医生，遵医嘱予患者心电、血压、血氧饱和度监测及双鼻导管吸氧2 L/min。心电示波：窦性心律，律齐。	张三

4. 问题分析与知识链接：根据《病历书写基本规范》（卫医政发〔2010〕11号）第一章第二条、第三条、第二十二条，以及《医疗机构临床用血技术规范》（DB11/T 1794—2020）12.3规定具体分析。

本病历中，缺乏对患者病情的连续性书写，病情观察内容查体不规范、用词不准确、记录不规范，具体见下。

（1）缺乏对患者病情的连续性书写：患者血红蛋白危急值回报后未观察记录患者其他不适主诉，推荐修改为“血红蛋白 69 g/L。患者贫血貌，口唇、甲床红润，未见发绀。患者现诉乏力，无头晕、头痛、胸闷、心悸等不适，腹部查体未见异常”。

（2）病情观察内容查体不规范：患者体温高，应观察患者有无发冷、寒战等不适主诉，应详细描述记录。推荐修改为“患者输血完毕，测体温高，未诉发冷，未见寒战等不适”。

（3）用词不准确：患者排“鲜红色稀血便”，推荐修改为“鲜红色水样便”。

（4）记录不规范

①“O 型阳性悬浮少白细胞红细胞 2 单位”，推荐修改为“O 型 Rh（+）悬浮少白细胞红细胞 2 U”。

②“生理盐水”，推荐修改为“0.9% 氯化钠注射液 250 ml”，同时应描述患者留置针穿刺部位皮肤情况，并记录滴速。推荐修改为“静脉输液通畅，60 滴 / 分，观察留置针穿刺处无渗血、渗液”。

（5）输血记录不完整：本病历中，只有输血开始、血液输注最初 15 分钟和输血完毕时的记录，建议增加输血结束后 60 分钟内的输血不良反应的监测记录。

（6）输血记录内容不完整

①本病历在输血记录中未体现对患者的脉搏、血压、呼吸和体温的监测，建议在输血记录中增加对患者的脉搏、血压、呼吸和体温的监测记录。

②本病历未体现在输血过程中对患者输血不良反应的监测，建议增加对患者输血过程中不良反应的症状描述，患者输血 4 小时后发热，应准确记录而不是“未见输血反应”。输血完毕后 4 小时记录患者有无迟发性输血反应。一旦发生输血反应，随时记录，记录包括患者出现不良反应的时间、症状及配合医生给予的紧急处理等内容，并协助上报输血不良反应报告单。

【案例 3】

1. 资料背景

（1）一般资料：患者男性，72 岁，主因“发现肝硬化 5 年余，腹胀 1 年余”，于 2022 年 10 月 23 日以“肝硬化、腹水”为进一步治疗收入院。

（2）专科情况：入院后患者诉腹胀、憋气，遵医嘱予患者持续鼻导管吸氧 2 L/min，口唇、甲床未见发绀。查体：腹部膨隆，未见腹壁曲张静脉，全腹无压痛及反跳痛，全腹未扪及包块，移动性浊音阳性，测量腹围 93 cm。患者腹部超声示：中等腹水（侧卧位最大直径 5.6 cm）。于 10 月 23 日 15:10 由医生为患者行床旁腹腔穿刺术，共抽出淡黄色清亮液体 500 ml。遵医嘱指导患者半坐卧位休息，测量腹围 QD8，嘱患者穿刺处 3 日内保持干燥，勿沾水。

2. 缺陷护理记录

项目 日时	神志	体温（℃）	脉搏（次 / 分）	心率（次 / 分）	血压（mmHg）	呼吸（次 / 分）	SpO_2（%）	记录	记录人
2022-10-23 09:00	清楚	36.5	108		135/88	28		患者主因“发现肝硬化 5 年余，腹胀 1 年余”，以“肝硬化、腹水”为进一步治疗收入院。患者轮椅入院，询问患者诉腹胀、憋气、活动后乏力。查体：***神志清楚，慢性肝病容，口唇、甲床无发绀。全身***	马小六

续表

项目 日时	神志	体温（℃）	脉搏（次/分）	心率（次/分）	血压（mmHg）	呼吸（次/分）	SpO_2（%）	记录	记录人
								皮肤及黏膜无黄染，无皮下出血、瘀点、瘀斑，未见肝掌及蜘蛛痣。双肺呼吸音清，未闻及干、湿啰音，心律齐，各瓣膜听诊区未闻及病理性杂音。腹部膨隆，未见腹壁曲张静脉，全腹无压痛及反跳痛，全腹未扪及包块，移动性浊音阳性，双下肢不肿。为患者***测量腹围***：93 cm。遵医嘱予患者鼻导管吸氧 2 L/min 后诉憋气症状较前减轻。为患者行 Morse 跌倒风险因素评估得 45 分，患者属于跌倒高风险，床头放置警示标识，嘱患者卧床休息，减少下床活动，外出检查及如厕时需有人陪伴并穿防滑鞋，床四周上床档保护，留家属 24 小时陪住，如有胸闷、憋气等不适，即刻呼叫医护人员。	
15:10	清楚	36.3	111		136/87	23		患者仍感腹胀、憋气，活动后乏力。腹部超声示：中等腹水（侧卧位最大直径 5.6 cm），协助医生在床旁为患者行腹腔穿刺术。术前为患者***测量腹围***示：93 cm，术中共抽出***腹水*** 500 ml，穿刺处予无菌敷料覆盖，未见渗血及渗液，询问患者诉腹胀及憋气症状较前减轻。遵医嘱指导患者卧床休息，穿刺处 3 日内保持干燥勿沾水。仍持续鼻导管吸氧 2 L/min，口唇，甲床无发绀。	马小六

3. 护理记录正确书写方法示范

项目 日时	神志	体温（℃）	脉搏（次/分）	心率（次/分）	血压（mmHg）	呼吸（次/分）	SpO_2（%）	记录	记录人
2022-10-23 09:00	清楚	36.5	108		135/88	28		患者主因“发现肝硬化 5 年余，腹胀 1 年余”，以“肝硬化、腹水”为进一步治疗收入院。患者轮椅	马小六

续表

项目 日时	神志	体温（℃）	脉搏（次/分）	心率（次/分）	血压（mmHg）	呼吸（次/分）	SpO_2（%）	记录	记录人
								入院，询问患者诉腹胀、憋气、活动后乏力，查体：***神志清楚，慢性肝病容，双侧瞳孔等大、等圆，直径 2.5 mm，对光反射灵敏，口唇、甲床无发绀。全身皮肤及黏膜无黄染，无皮下出血、瘀点、瘀斑，未见肝掌及蜘蛛痣，全身浅表淋巴结无肿大。双肺呼吸音清，未闻及干、湿啰音，心律齐，各瓣膜听诊区未闻及病理性杂音。腹部膨隆，未见腹壁曲张静脉，全腹无压痛及反跳痛，肝脾肋下未触及，全腹未扪及包块，移动性浊音阳性，双下肢无水肿***。为患者***过脐测量腹围：***93 cm。遵医嘱予患者鼻导管吸氧 2 L/min 后诉憋气症状较前减轻。为患者行 Morse 跌倒风险因素评估得 45 分，患者属于跌倒高风险，床头放置警示标识，嘱患者卧床休息，减少下床活动，外出检查及如厕时需有人陪伴并穿防滑鞋，床四周上床档保护，留家属 24 小时陪住，如有胸闷、憋气等不适，即刻呼叫医护人员。	
15:10	清楚	36.3	111		136/87	23		患者仍感腹胀、憋气，活动后乏力，腹部超声示：中等腹水（侧卧位最大直径 5.6 cm），协助医生在床旁为患者行腹腔穿刺术。术前为患者***过脐测量腹围：***93 cm，术中共抽出***淡黄色清亮液体*** 500 ml，穿刺处予无菌敷料覆盖，未见渗血及渗液，询问患者诉腹胀及憋气症状较前减轻。为患者***过脐复测腹围：88 cm。***遵医嘱指导患者卧床休息，穿刺处 3 日内保持干燥勿沾水。仍持续鼻导管吸氧 2 L/min，口唇、甲床无发绀。	马小六

4. 问题分析与知识链接：根据《病历书写基本规范》（卫医政发〔2010〕11 号）第一章第三条、第三章第十八条（六）具体分析。

本案例中，病历书写不完整、不客观。具体见下。

（1）“查体：神志清楚，慢性肝病容，口唇、甲床未见发绀，全身皮肤及黏膜未见黄染，无皮下出血、瘀点、瘀斑，未见肝掌及蜘蛛痣。双肺呼吸音清，未闻及干湿啰音，心律齐，各瓣膜听诊区未闻及病理性杂音。腹部膨隆，未见腹壁曲张静脉，全腹无压痛及反跳痛，全腹未扪及包块，移动性浊音阳性，双下肢不肿”。此项未描述头部及器官、全身浅表淋巴结及肝查体，病历描述不完整，推荐修改为“查体：神志清楚，慢性肝病容，双侧瞳孔等大、等圆，直径2.5 mm，对光反应灵敏，口唇、甲床无发绀。全身皮肤及黏膜未见黄染，无皮下出血、瘀点、瘀斑，未见肝掌及蜘蛛痣，全身浅表淋巴结未触及肿大。双肺呼吸音清，未闻及干、湿啰音，心律齐，各瓣膜听诊区未闻及病理性杂音。腹部膨隆，未见腹壁曲张静脉，全腹无压痛及反跳痛，肝脾肋下未触及，全腹未扪及包块，移动性浊音阳性，双下肢不肿”。

（2）“术中共抽出腹水 500 ml”，描述不完整，未描述液体的颜色及性质，推荐修改为“术中共抽出淡黄色清亮液体 500 ml”。

（3）此病例医生为患者抽腹水后，未描述复测腹围，病历书写不完整，推荐修改为“为患者过脐复测腹围：88 cm”。

（4）“为患者测量腹围：93 cm”，未描述测量腹围的准确位置，对病例描述不准确，推荐修改为“为患者过脐测量腹围：93 cm”。

【案例 4】

1. 资料背景

（1）一般资料：患者男性，54 岁，主因“进行性吞咽困难 1 年，加重 1 个月”，于 2022 年 9 月 23 日以“运动神经元病”为行内镜下胃造瘘术收入院。

（2）专科情况：患者步行入院，吞咽困难，每日三餐可进食半流食，量约 1500 ml，每日饮水量约 1000 ml。每日排淡黄色清亮尿液 5 ～ 7 次，量约 1800 ml，每日排黄色软便一次，量约 200 g。戒烟、戒酒 2 年。久居本地，既往体健，无家族史、过敏史，无疫区、疫水接触史。为患者行日常生活活动能力评分 60 分，Braden 压疮风险因素评分 19 分，Morse 跌倒风险因素评分 55 分，NRS 疼痛评分 0 分。

2. 缺陷护理记录

项目 日时	神志	体温（℃）	脉搏（次 / 分）	心率（次 / 分）	血压（mmHg）	呼吸（次 / 分）	SpO_2（%）	记录	记录人
2022-09-23 09:00	清楚	36	98		125/88	20		患者主因“进行性吞咽困难，加重 1 个月”，以“运动神经元病”为行内镜下胃造瘘术收入院。患者步行入院，询问患者，未诉憋气、乏力等不适。查体：消瘦体型，神志清，精神差，言语不清，饮水呛咳，吞咽困难，眼球活动自如，无眼震。***鼻唇沟对称，双肺呼吸音清，未闻及干、湿啰音。腹软，全腹无压痛及反跳***	马小六

续表

项目 日时	神志	体温（℃）	脉搏（次/分）	心率（次/分）	血压（mmHg）	呼吸（次/分）	SpO_2（%）	记录	记录人
								痛，肠鸣音4次/分。右上肢近端肌力***4***级，远端肌力***3***级，左上肢近端肌力***5***级，远端肌力***4***级，双下肢肌力***5***级，右上肢腱反射减弱，余肢体腱反射活跃。协助患者床上翻身，查看全身受压部位皮肤完好，无压红、无破损。***予患者床旁备吸痰器，必要时吸痰***。为患者行日常生活活动能力评分60分，Braden压疮风险因素评分19分，Morse跌倒风险因素评分55分，NRS疼痛评分0分。患者存在跌倒风险，床头放置警示标识，嘱患者卧床休息，减少下床活动，外出检查及如厕时需有人陪伴并穿防滑鞋，床四周上床档保护，留家属24小时陪住，如有憋气等不适即刻呼叫医护人员。	

3. 护理记录正确书写方法示范

项目 日时	神志	体温（℃）	脉搏（次/分）	心率（次/分）	血压（mmHg）	呼吸（次/分）	SpO_2（%）	记录	记录人
2022-09-23 09:00	清楚	36	98		125/88	20		患者主因“进行性吞咽困难，加重1个月”以“运动神经元病”为行内镜下胃造瘘术收入院。患者步行入院，询问患者，未诉憋气、乏力等不适。查体：消瘦体型，神志清，精神差，言语不清，饮水呛咳，吞咽困难，眼球活动自如，无眼震。***鼻唇沟对称，伸舌居中，悬雍垂偏右，咽反射消失。双肺呼吸音清，未闻及干、湿啰音，胸骨上窝未闻及痰鸣音。腹软，全腹无压痛及反跳痛，肠鸣音4次/分。***右上肢近端肌力***Ⅳ***级，远端肌力***Ⅲ***级，左上肢	马小六

续表

项目 日时	神志	体温（℃）	脉搏（次/分）	心率（次/分）	血压（mmHg）	呼吸（次/分）	SpO_2（%）	记录	记录人
								近端肌力 Ⅴ 级，远端肌力 Ⅳ 级，双下肢肌力 Ⅴ 级，右上肢腱反射减弱，余肢体腱反射活跃。协助患者床上翻身，查看全身受压部位皮肤完好，无压红、无破损。***予患者床旁备吸痰器并签署吸痰操作知情同意书，必要时遵医嘱予患者吸痰***。为患者行日常生活活动能力评分60分，Braden压疮风险因素评分19分，Morse跌倒风险因素评分55分，NRS疼痛评分0分。患者存在跌倒风险，床头放置警示标识，嘱患者卧床休息，减少下床活动，外出检查及如厕时需有人陪伴并穿防滑鞋，床四周上床档保护，留家属24小时陪住，如有憋气等不适即刻呼叫医护人员。	

4. 问题分析与知识链接：根据《病历书写基本规范》（卫医政发〔2010〕11号）第一章第三条、第六条、第十条及《医疗事故处理条例》（2002）（国务院令第351号）第二章第十一条具体分析。

本案例中，病历书写不完整、不客观，具体见下。

（1）“查体：消瘦体型，神志清，精神差，言语不清，饮水呛咳，吞咽困难，眼球活动自如，无眼震。鼻唇沟对称，双肺呼吸音清，未闻及干、湿啰音”，此项查体描述中，对患者病情描述不完整，推荐修改为“查体：消瘦体型，神志清，精神差，言语不清，饮水呛咳，吞咽困难，眼球活动自如，无眼震。鼻唇沟对称，伸舌居中，悬雍垂偏右，咽反射消失。双肺呼吸音清，未闻及干、湿啰音，胸骨上窝未闻及痰鸣音”。

（2）“右上肢近端肌力4级，远端肌力3级，左上肢近端肌力5级，远端肌力4级，双下肢肌力5级”，此项对患者肌力的描述中，使用的肌力分级数字不规范，推荐修改为“右上肢近端肌力Ⅳ级，远端肌力Ⅲ级，左上肢近端肌力Ⅴ级，远端肌力Ⅳ级，双下肢肌力Ⅴ级”。

（3）“予患者床旁备吸痰器，必要时吸痰”，根据《病历书写基本规范》及《医疗事故处理条例》的相关规定，“对需取得患者书面同意方可进行的医疗活动，应当由患者本人签署知情同意书”，故此病历书写中存在漏洞，推荐修改为“予患者床旁备吸痰器并签署吸痰操作知情同意书，必要时吸痰”。

风湿免疫科病房案例

【案例 1】

1. 资料背景

（1）一般资料：患者女性，60 岁，主因“多关节肿痛 9 年余，双下肢水肿 1 月余”，以“类风湿关节炎”于 2022 年 10 月 12 日收入院。患者既往有便秘史。

（2）专科情况

入院查体：双腕关节、双手近端指间关节肿胀、无压痛。右手环指可见纽扣花样畸形，双膝关节肿胀、无压痛，浮髌试验阳性。双足第 2 足趾骑跨畸形。双下肢轻度可凹性水肿。患者诉有便秘史，入院时已 3 日未排便，无腹痛、腹胀等不适，遵医嘱给予乳果糖口服液 15 ml 口服 Tid 通便治疗。专科治疗：甲氨蝶呤 10 mg 口服，W1D3；叶酸 10 mg 口服，W1D4。

10 月 13 日 10:23，患者排黄色成形便一次，量约 200 g，排便费力，无腹痛、腹胀，无便中带血。15:00 患者主诉双腕关节疼痛，NRS 疼痛评分 4 分，遵医嘱给予洛索洛芬钠 60 mg 口服。16:00 患者诉腕关节疼痛好转，NRS 疼痛评分 1 分。

2. 缺陷护理记录

项目 日时	神志	体温（℃）	脉搏（次 / 分）	心率（次 / 分）	血压（mmHg）	呼吸（次 / 分）	SpO_2（%）	记录	记录人
2022-10-12 14:23	清楚	36.2	68		112/64			患者以“类风湿关节炎”步行入院。查体：***<u>双手腕肿痛，双手关节肿胀、无压痛</u>***。右手环指可见纽扣花样畸形。双膝关节肿胀、无压痛，浮髌试验阳性。双足第 2 足趾骑跨畸形。***<u>双小腿水肿</u>***。患者诉 3 日未排便，无腹痛、腹胀等不适，***<u>询问患者既往便秘史</u>***。查体：腹软，未触及腹部包块。通知医生，遵医嘱予患者***<u>杜密克 15 ml Tid 口服，并继续观察。</u>***	张三
2022-10-13 10:23	清楚		72		103/61			患者左侧卧位休息，***<u>患者大便通畅，未诉腹痛、腹胀等不适。</u>***	张三
15:00	清楚		78					患者主诉双腕关节疼痛，NRS 疼痛评分 4 分。查体：双腕关节肿胀、压痛。遵医嘱给予洛索洛芬钠 ***<u>1 片</u>*** 口服。	张三
16:00	清楚		78					患者主诉腕关节疼痛好转，NRS 疼痛评分 1 分。查体：双腕关节肿胀，无压痛。遵医嘱继续观察。	张三

3. 护理记录正确书写方法示范

项目 日时	神志	体温（℃）	脉搏（次/分）	心率（次/分）	血压（mmHg）	呼吸（次/分）	SpO_2（%）	记录	记录人
2022-10-12 14:23	清楚	36.2	68		112/64			患者以“类风湿关节炎”步行入院。查体：**双腕关节肿胀伴疼痛，NRS 疼痛评分 2 分。双手近端指间关节肿胀、无压痛**。右手环指可见纽扣花样畸形。双膝关节肿胀、无压痛，浮髌试验阳性。双足第 2 足趾骑跨畸形。**双下肢轻度可凹性水肿**。患者诉 3 日未排便，无腹痛、腹胀等不适，**询问患者既往便秘史，向患者讲解应进富含纤维素的食物，患者表示理解**。查体：腹软，未触及腹部包块。通知医生，遵医嘱予患者**乳果糖口服液 15 ml Tid 口服，已行用药相关指导，患者表示理解**。	张三
2022-10-13 10:23	清楚		72		103/61			患者左侧卧位休息，**今晨排黄色成形软便一次，量约 200 g，排便费力，无腹痛、腹胀，无便中带血**。	张三
15:00	清楚		78					患者主诉双腕关节疼痛，NRS 疼痛评分 4 分，查体：双腕关节肿胀、压痛。遵医嘱给予洛索洛芬钠 **60 mg** 口服。	张三
16:00	清楚		78					患者主诉双腕关节疼痛好转，NRS 疼痛评分 1 分。查体：双腕关节肿胀，无压痛。遵医嘱继续观察。	张三

4. 问题分析与知识链接：根据国家卫生部 2010 年 2 月 4 日《病历书写基本规范》第三条、《卫生部办公厅关于在医疗机构推行表格式护理文书的通知》（卫办医政发〔2010〕125 号）第二条护理文书内容及要求具体分析。

（1）本案例中，患者病情变化，记录用词不规范

①“双手腕肿痛”，推荐修改为“双腕关节肿胀伴疼痛”。

②“双小腿水肿”，推荐修改为“双下肢轻度可凹性水肿”。

③“患者大便通畅”，该描述对于用药后排便的观察记录不完整、不规范，应记录排便次数、大便性质和量，以及有无腹痛等情况。推荐修改为“今晨排黄色成形软便一次，量约 200 g，排便费力，无腹痛、腹胀，无便中带血”。

（2）相关剂量单位书写不规范：药物中“片”，推荐修改为“mg、g、ml”等通用用法。

【案例 2】

1. 资料背景

（1）一般资料：患者女性，52 岁，主因“乏力 2 年余、三系减低 1 月余”，于 2022 年 8 月 5 日以“系统性红斑狼疮、溶血性贫血，血栓性血小板减少性紫癜”收入院。

（2）专科情况：8 月 1 日患者血化验结果示：血小板 27×10^{9}/L，红细胞 2.15×10^{12}/L，血红蛋白 69 g/L。入院后患者主诉乏力，未诉头痛、腹痛、关节疼痛等不适。查体：面部可见蝶形红斑，全身皮肤、巩膜无黄染，全身皮肤可见散在陈旧瘀斑。遵医嘱予患者 0.9% 氯化钠注射液 500 ml＋注射用甲泼尼龙琥珀酸钠 1000 mg 静脉输液治疗，血小板 1 单位输血治疗，向患者及陪护进行相关健康教育。

2. 缺陷护理记录

项目 日时	神志	体温（℃）	脉搏（次 / 分）	心率（次 / 分）	血压（mmHg）	呼吸（次 / 分）	SpO_2（%）	记录	记录人
2022-8-5 14:58	清楚	36.5	92		145/95	20		患者以“***狼疮、溶贫***、血栓性血小板减少性紫癜”由急诊收入院。患者神志清楚，***定向力正常***，诉***全身没劲***，无头晕、头痛、***肚子疼***等不适，未诉关节疼痛等***不舒服***，***近期***血小板 ***2 万 7***，红细胞 2.15×10^{12}/L，血红蛋白 ***6 克 9***。右上肢留置静脉套管针，固定良好，无渗血渗液。无合并咽痛、咳嗽、咳痰。查体：***面部可见蝴蝶形皮疹***，口腔黏膜、牙龈未见出血，***全身皮肤及巩膜未见发黄，全身散在陈旧瘀斑***，全身受压部位皮肤完好。遵医嘱给予患者一级护理。	张三
15:54	清楚	36.6	86		140/91	18		遵医嘱给予患者***盐水 500＋甲强 1000*** 静脉输液，***静点通畅***，静脉套管针固定良好，无渗血、渗液。向患者进行药物指导，患者表示理解。	张三
16:10	清楚	36.5	84		140/85	18		患者卧床休息，遵医嘱给予患者静脉***输注血小板 1 袋***，***60 滴 / 分***，遵医嘱输血前已给予 0.9% 氯化钠注射液静脉冲管。管路连接紧密。进行相关健康教育。	张三

续表

项目 日时	神志	体温（℃）	脉搏（次/分）	心率（次/分）	血压（mmHg）	呼吸（次/分）	SpO_2（%）	记录	记录人
16:25	清楚		84					巡视患者，输液通畅，患者未出现输血反应，将滴速调至 140 滴/分。指导患者如有不适，及时通知医护人员。	张三
16:40	清楚	36.3	88		145/83	18		输血结束，未出现输血反应，遵医嘱给予 0.9% 氯化钠静脉输入。	张三

3. 护理记录正确书写方法示范

项目 日时	神志	体温（℃）	脉搏（次/分）	心率（次/分）	血压（mmHg）	呼吸（次/分）	SpO_2（%）	记录	记录人
2022-8-5 14:58	清楚	36.5	92		145/95	20		患者以“***系统性红斑狼疮***、***溶血性贫血***、血栓性血小板减少性紫癜”由急诊平车收入院。患者神志清楚，***时间、地点、人物定向力正常，诉乏力***，无头晕、头痛、***腹痛***等不适，***未诉关节疼痛，2022 年 8 月 1 日血化验结果示***血小板 ***27×10⁹/L***，红细胞 2.15×10¹²/L，血红蛋白 ***69 g/L***。右上肢留置静脉套管针，固定良好，无渗血、渗液。未合并咽痛、咳嗽、咳痰，***已行流行病学调查。***查体：***面部可见蝶形红斑***，口腔黏膜、牙龈未见出血，***全身皮肤及巩膜无黄染，全身散在陈旧瘀斑，最大一处位于右下肢，约 4 cm×4.5 cm***，全身受压部位皮肤完好，遵医嘱给予患者一级护理。	张三
15:54	清楚	36.6	86		140/91	18		***遵医嘱给予患者 0.9% 氯化钠注射液 500 ml＋注射用甲泼尼龙琥珀酸钠 1000 mg 静脉输液，输注通畅***，静脉套管针固定良好，无渗血、渗液。向患者进行药物指导，患者表示理解。	张三

续表

项目 日时	神志	体温（℃）	脉搏（次/分）	心率（次/分）	血压（mmHg）	呼吸（次/分）	SpO_2（%）	记录	记录人
16:10	清楚	36.5	84		140/85	18		患者卧床休息，遵医嘱给予患者***静脉输注B型单采血小板1单位，输液通畅，120滴/分***，遵医嘱输血前已给予0.9%氯化钠注射液静脉冲管，管路连接紧密。进行相关健康教育。	张三
16:25	清楚		84					巡视患者，输液通畅，患者未出现输血反应，将滴速调至140滴/分。指导患者如有不适，及时通知医护人员。	张三
16:40	清楚	36.3	88		145/83	18		输血结束，患者未出现输血反应，遵医嘱给予0.9%氯化钠静脉输入。	张三
20:40	***清楚***		***84***					***输血后4小时，患者未出现输血反应。现安静休息。***	张三

4. 问题分析与知识链接：根据《病历书写基本规范》（卫医政发〔2010〕11号）第一章第五条、第六条具体分析。

本案例中，具体问题如下。

（1）疾病名称、体征书写未规范使用医学专用术语

①“狼疮、溶贫”疾病诊断名称，推荐修改为“系统性红斑狼疮、溶血性贫血”。

②“面部可见蝴蝶形皮疹”，推荐修改为“面部可见蝶形红斑”。

（2）病历书写未规范使用医学术语

①“全身没劲”，推荐修改为“乏力”。

②“肚子疼”，推荐修改为“腹痛”。

③“不舒服”，推荐修改为“不适”。

④“全身皮肤及巩膜未见发黄”，推荐修改为“全身皮肤及巩膜无黄染”。

（3）各项生命体征指标、化验检查结果、药物名称、剂量等涉及单位的情况，应按照规范要求书写，不可简写。

①“血小板2万7，血红蛋白6克9”，推荐修改为“血小板27×10^9/L，血红蛋白69 g/L”。

②“盐水500＋甲强1000静脉输液，静点通畅”，书写不规范，推荐修改为“0.9%氯化钠注射液500 ml＋注射用甲泼尼龙琥珀酸钠1000 mg静脉输液，输注通畅”。

（4）准确客观描述化验检查具体日期：“近期血小板2万7”，推荐修改为“2022年8月1日血化验结果示血小板27×10^9/L”。

（5）体征异常应规范书写，用专业术语，不可简写：“全身皮肤及巩膜未见发黄，全身散在陈旧瘀斑”，推荐修改为“全身皮肤及巩膜无黄染，全身散在陈旧瘀斑，最大一处位于右下肢，约4 cm×4.5 cm”。

（6）输注血液制品应规范书写，使用规范单位，规范血液制品输血速度。输注后应观察有无输血反应。

①“静脉输注血小板1袋，60滴/分”，未严格按照输注要求书写，推荐修改为“静脉输注

B 型单采血小板 1 单位，输液通畅，120 滴 / 分”。

②输注血液制品时、输血后 4 小时，应观察患者有无输血反应。应增加该时段护理记录书写内容，推荐修改为“输血后 4 小时，患者未出现输血反应”。

肿瘤放疗科病房案例

【案例 1】

1. 资料背景

（1）一般资料：患者女性，68 岁，主因“间断阴道不规则出血半年余”，活检病理提示为中分化鳞癌，诊断为宫颈鳞癌ⅣA 期，于 2022 年 9 月 29 日入院接受进一步治疗。

（2）专科情况

9 月 30 日 14:30 患者于局麻下行后装插植治疗，术后返回病房，测脉搏 88 次 / 分，血压 150/84 mmHg，患者未诉头晕、头痛等不适，协助患者卧床休息，遵医嘱予患者硝苯地平片 10 mg 口服。15:30 复测血压 138/78 mmHg。16:30 患者主诉阴道流出鲜红色血液，量约 30 ml，立即通知主管医生，主管医生查看后在无菌条件下予患者聚维酮碘清洁创面后用长纱布条填塞止血，予 0.9% 氯化钠注射液 250 ml＋卡络磺钠注射液 60 mg 静脉输液。

10 月 1 日 16:30 医生在无菌条件下取出长纱布条，查看患者阴道未再出血。

2. 缺陷护理记录

项目 日时	神志	体温（℃）	脉搏（次 / 分）	心率（次 / 分）	血压（mmHg）	呼吸（次 / 分）	SpO_2（%）	记录	记录人
2022-09-30 12:30	清楚	36.7	78		125/78	18		患者今日拟于局麻下行后装插植治疗，无不适主诉，已完善术前准备。	张三
14:30	清楚	36.8	88		150/84	18		患者术后返回病房，测量血压高，***未诉不适***，协助患者卧床休息，遵医嘱予患者硝苯地平片 ***1 片***口服，已讲解***药物作用及副作用，患者可理解***。	张三
15:30	清楚	36.7	82		138/78	20		复测血压较前下降，遵医嘱继续观察。	张三
16:30	清楚	37.2	92		130/67	18		患者主诉***阴道流血***，立即嘱其卧床休息并通知主管医生，主管医生查看后予患者聚维酮碘清洁创面后用长纱布条填塞止血。	张三
16:35	清楚							遵医嘱予患者 0.9% 氯化钠注射液 250 ml＋卡络磺钠注射液 60 mg 静脉输液，***已讲解药物作用及副作用，***患者表示理解。	张三
2022-10-01 16:30	清楚	36.8	76		133/68			医生取出纱布条后查看患者阴道未再出血。	张三

3. 护理记录正确书写方法示范

项目 日时	神志	体温（℃）	脉搏（次/分）	心率（次/分）	血压（mmHg）	呼吸（次/分）	SpO_2（%）	记录	记录人
2022-09-30 12:30	清楚	36.7	78		125/78	18		患者今日拟于局麻下行后装插植治疗，无不适主诉，已完善术前准备。	张三
14:30	清楚	36.8	88		150/84	18		患者术后返回病房，测量血压高，未诉**头晕、头痛等不适**，协助患者卧床休息，遵医嘱予患者硝苯地平片***10 mg***口服，向患者讲解***药物有降压作用及可能出现恶心、呕吐、低血压、颜面潮红等不良反应***，患者表示理解。	张三
15:30	清楚	36.7	82		138/78	20		复测血压较前下降，遵医嘱继续观察。	张三
16:30	清楚	37.2	92		130/67	18		患者主诉***阴道流出鲜红色血液，量约 30 ml***，立即嘱其卧床休息并通知主管医生，主管医生查看后***在无菌条件下***予患者聚维酮碘清洁创面后用长纱布条填塞止血。	张三
16:35	清楚							遵医嘱予患者 0.9% 氯化钠注射液 250 ml＋卡络磺钠注射液 60 mg 静脉输液，向患者讲解***药物有止血作用及可能出现恶心、眩晕等不良反应***，患者表示理解。	张三
2022-10-01 16:30	清楚	36.8	76		133/68			医生在***无菌条件下***取出纱布条，查看患者阴道未再出血。	张三

4. 问题分析与知识链接：根据《病历书写基本规范》（卫医政发〔2010〕11 号）第一章第三条、第五条、第六条具体分析。

本案例中，具体问题如下。

（1）健康宣教不到位："讲解药物作用及副作用"，未描写具体宣教内容，推荐修改为"讲解硝苯地平片有降压作用及可能出现恶心、呕吐、低血压、颜面潮红等不良反应""讲解卡络磺钠有止血作用及可能出现恶心、眩晕等不良反应"。

（2）出血情况描述不完整："阴道流血"，未描写具体颜色、性质及量，推荐修改为"阴道流出鲜红色血液，量约 30 ml"。

（3）对于患者不适症状描述不具体："患者未诉不适"，推荐修改为"患者未诉头晕、头痛等不适"。

（4）相关剂量单位书写不规范：药物中"片"，推荐修改为"mg、g、ml"等通用用法。

【案例2】

1. 资料背景

（1）一般资料： 患者女性，47 岁，身高 160 cm，体重 70 kg。主因“阴道不规则出血 1 年余”，经病理诊断确诊为宫颈癌Ⅱb 期，于 2022 年 9 月 28 日为进一步治疗收入院。

（2）专科情况

9 月 29 日 9:30 患者行“特瑞普利单抗注射液联合顺铂”化疗，患者为首次输注特瑞普利单抗注射液，向患者讲解行顺铂静脉输液时，饮水量每日需达到 2000 ～ 3000 ml，增加尿量，以减轻药物对肾脏的毒性，患者表示理解。当日化疗后无恶心、呕吐等不良反应。

9 月 30 日 13:50 患者自觉发热，下肢无力，测体温 38.0℃，脉搏 96 次 / 分，呼吸 20 次 / 分，血生化结果回报提示血钾 3.37 mmol/L，遵医嘱给予注射用头孢哌酮钠舒巴坦钠 3 g ONCE 静脉输液抗炎治疗，同时给予 0.9% 氯化钠注射液 500 ml + 15% 氯化钾注射液 1.5 g ONCE 静脉补钾治疗。14:20 复测体温 37.2℃、脉搏 92 次 / 分、呼吸 18 次 / 分，患者未诉不适。14:30 测量午餐后 2 小时血糖为 18.5 mmol/L，遵医嘱给予胰岛素注射液 6 U 皮下注射。15:30 复测血糖 10.3 mmol/L。

2. 缺陷护理记录

项目 日时	神志	体温（℃）	脉搏（次 / 分）	心率（次 / 分）	血压（mmHg）	呼吸（次 / 分）	SpO_2（%）	记录	记录人
2022-09-29 09:30	清楚	36.7	78		125/78	18		患者无不适主诉，今日行化疗，遵医嘱予 0.9% 氯化钠注射液 100 ml + 特瑞普利单抗注射液 200 mg 静脉输液、0.9% 氯化钠注射液 100 ml + 顺铂 80 mg 静脉输液，观察患者静脉留置针固定良好，穿刺点周围皮肤无肿胀，无渗血、渗液。患者为首次输注特瑞普利单抗注射液，输液时间应大于 1 小时，输液速度***宜慢***，嘱患者勿自行调节滴速，向患者讲解行顺铂静脉输液时***多饮水***，增加尿量以减轻药物对肾的毒性，嘱患者在输注化疗药过程中有任何不适，及时按呼叫器通知医护人员，患者表示理解。	张三
2022-09-29 14:50	清楚	36.8	74		130/82	18		患者化疗药物输注结束，***询问患者未诉不适***。观察患者静脉留置针穿刺点周围皮肤无肿胀、无渗液。向患者讲解饮食相关注意事项，指导患者按时服用止吐药物，患者表示理解。	张三

续表

日时 \ 项目	神志	体温（℃）	脉搏（次/分）	心率（次/分）	血压（mmHg）	呼吸（次/分）	SpO_2（%）	记录	记录人
2022-09-30 13:50	清楚	38.0	96			20		患者体温高，未诉寒战、发冷等不适，遵医嘱予患者0.9%氯化钠注射液100 ml＋***舒普深***3 g ***一次***静脉输液，今日血生化结果回报血钾3.37 mmol/L，询问患者诉四肢无力，Morse跌倒评分45分，为高风险，向患者讲解预防跌倒相关注意事项，患者表示理解。遵医嘱予患者0.9%氯化钠注射液500 ml＋***氯化钾注射液***1.5 g ***一次***静脉输液，向患者讲解药物作用，嘱患者多饮水，可进食含钾丰富食物如香蕉、橙子等，患者表示理解。	张三
14:20	清楚	37.2	92			18		患者已饮温水300 ml，体温较前下降，嘱患者注意保暖，遵医嘱继续观察。	张三
14:30	清楚							测患者***血糖***18.5 mmol/L，询问患者无口渴、恶心等不适，已通知医生，遵医嘱予患者***Ins*** 6 U皮下注射，向患者讲解糖尿病相关饮食指导及用药作用，患者表示理解。	张三
15:30	清楚							复测患者血糖10.3 mmol/L，遵医嘱继续观察。	张三

3. 护理记录正确书写方法示范

日时 \ 项目	神志	体温（℃）	脉搏（次/分）	心率（次/分）	血压（mmHg）	呼吸（次/分）	SpO_2（%）	记录	记录人
2022-09-29 09:30	清楚	36.7	78		125/78	18		患者无不适主诉，今日行化疗，遵医嘱予0.9%氯化钠注射液100 ml＋特瑞普利单抗注射液200 mg静脉输液、0.9%氯化钠注射液100 ml＋顺铂80 mg静脉输液。观察患者静脉留置针固定良好，穿刺点周围皮肤无肿胀，无渗血、渗液。患者为首次输注特瑞普利单抗注射液，	张三

续表

项目 日时	神志	体温（℃）	脉搏（次/分）	心率（次/分）	血压（mmHg）	呼吸（次/分）	SpO_2（%）	记录	记录人
								输液时间应大于1小时，输液速度为***30滴/分***，嘱患者勿自行调节滴速，在输注过程中如出现任何不适，及时按呼叫器通知医护人员。同时向患者讲解行顺铂静脉输液时，***饮水量应每日2000～3000 ml***，增加尿量以减轻药物对肾的毒性，患者表示对以上内容均理解。	
14:50	清楚	36.8	74		130/82	18		患者化疗药物输注结束，***询问患者，未诉恶心、呕吐等不适***。观察患者静脉留置针穿刺点周围皮肤无肿胀、无渗液。向患者讲解饮食相关注意事项，指导患者按时服用止吐药物，患者表示理解。	张三
2022-09-30 13:50	清楚	38.0	96			20		患者体温高，未诉寒战、发冷等不适，遵医嘱予0.9%氯化钠注液100 ml＋***注射用头孢哌酮钠舒巴坦钠*** 3 g ***ONCE***静脉输液。今日血生化结果回报血钾3.37 mmol/L，患者诉四肢无力，Morse跌倒评分45分，为高风险，向患者讲解预防跌倒相关注意事项，患者表示理解。遵医嘱予0.9%氯化钠注射液500 ml＋***15%氯化钾注射液*** 1.5 g ***ONCE***静脉输液，向患者讲解药物作用，嘱患者适量多饮水，可进食含钾丰富的食物如香蕉、橙子等，患者表示理解。	张三
14:20	清楚	37.2	92			18		患者已饮温水300 ml，体温较前下降，嘱患者注意保暖，遵医嘱继续观察。	张三
14:30	清楚							测患者***午餐后2小时血糖*** 18.5 mmol/L，患者无口渴、恶心等不适，通知医生，遵医嘱予***胰岛素注射液***6 U皮下注射，向患者讲解糖尿病相关饮食指导	张三

续表

项目 日时	神志	体温（℃）	脉搏（次/分）	心率（次/分）	血压（mmHg）	呼吸（次/分）	SpO_2（%）	记录	记录人
								及用药相关知识，患者表示理解。	
15:30	清楚							复测患者血糖 10.3 mmol/L，遵医嘱继续观察。	张三

4. 问题分析与知识链接：根据《病历书写基本规范》（卫医政发〔2010〕11 号）第一章第三条、第五条、第六条具体分析。

本案例中，健康宣教不到位，药物名称、用药频次等书写不规范，测量血糖时刻表述不准确。具体见下。

（1）健康宣教不到位

①"输液速度宜慢"，推荐修改为"输液速度为 30 滴 / 分"。

②"多饮水"，推荐修改为"饮水量每日 2000 ～ 3000 ml"。

（2）药物名称、用药频次等书写不规范

①"舒普深"为商品名，推荐修改为"注射用头孢哌酮钠舒巴坦钠"。

②"一次"，推荐修改为"ONCE"。

③"氯化钾注射液"药品未注明浓度，推荐修改为"15% 氯化钾注射液"。

④"Ins"为简写，推荐修改为"胰岛素注射液"。

（3）"测患者血糖"时刻表述不准确，推荐修改为"测患者午餐后 2 小时血糖"。

（4）"患者未诉不适反应"，未描述具体内容，推荐修改为"患者未诉恶心、呕吐等不适"。

肿瘤化疗科病房案例

【案例 1】

1. 资料背景

（1）一般资料：患者男性，65 岁，主因"咳嗽、咳痰 4 月余，确诊肺癌 3 月余"，于 2022 年 10 月 19 日为行第三次化疗收入院。

（2）专科情况：10 月 20 日 9:30，遵医嘱给予患者第三周期的第一天化疗，用药为 0.9% 氯化钠注射液 500 ml＋紫杉醇注射液 240 mg 静脉输液 QD8，顺铂注射液 40 mg 静脉输液 QD8。10:30 输注紫杉醇注射液约 15 分钟后，患者突发胸闷、憋气伴大汗，遵医嘱立即暂停紫杉醇注射液静脉输注，测量体温 37.1℃、脉搏 90 次 / 分、呼吸 20 次 / 分、血压 137/66 mmHg，遵医嘱给予鼻导管吸氧 2 L/min，持续心电、血压、血氧饱和度监测。

2. 缺陷护理记录

项目 日时	神志	体温（℃）	脉搏（次/分）	心率（次/分）	血压（mmHg）	呼吸（次/分）	SpO_2（%）	记录	记录人
2022-10-20 10:15	清楚	36.5		76	112/62	17	99	用药为：0.9% 氯化钠注射液 500 ml＋***PTX 240 mg 静脉输液，DDP 40 mg 静脉输液***，患者今日无胸闷、憋气等不适主诉，右臂带有 PICC 导管，观察患者穿刺点无渗血、渗液，穿刺点周围皮肤完好。导管	张三

续表

项目 日时	神志	体温（℃）	脉搏（次/分）	心率（次/分）	血压（mmHg）	呼吸（次/分）	SpO_2（%）	记录	记录人
								置入深度为 44 cm，导管外露长度为 3 cm，测量臂围为 26 cm。遵医嘱今日给予化疗，液体均由 PICC 导管输注。***遵医嘱予患者心电、血压、血氧饱和度监测。***	
10:30	清楚	37.1		90	137/66	20	95	患者主诉胸闷、憋气伴大汗，协助患者卧床休息并立即通知医生，遵医嘱暂停紫杉醇注射液静脉输注，给予患者持续鼻导管***吸氧 2 L/分***，地塞米松注射液 5 mg 静脉冲入、***苯海拉明注射液 1 支***肌内注射。	张三
10:50	清楚	36.5		88	128/63	18	98	患者现平卧位休息，主诉胸闷、憋气症状较前减轻，协助患者饮水 200 ml，查体同前。给予患者更换病号服及床单被套，遵医嘱继续观察患者病情变化，给予患者进行心理护理，减轻患者焦虑感，患者可理解。	张三

3. 护理记录正确书写方法示范

项目 日时	神志	体温（℃）	脉搏（次/分）	心率（次/分）	血压（mmHg）	呼吸（次/分）	SpO_2（%）	记录	记录人
2022-10-20 10:15	清楚	36.5		76	112/62	17	99	患者今日无胸闷、憋气等不适主诉，右臂带有 PICC 导管，观察患者穿刺点无渗血、渗液，穿刺点周围皮肤完好。导管置入深度为 44 cm，导管外露长度为 3 cm，测量臂围为 26 cm。遵医嘱今日给予化疗，用药为：0.9% 氯化钠注射液 500 ml＋***紫杉醇注射液 240 mg 静脉输液，顺铂注射液 40 mg 静脉输液***，液体均由 PICC 导管输注。***用药期间遵医嘱给予患者心电、血压、血氧饱和度监测。心电示波：窦性心律，律齐。向患者***	张三

续表

项目 日时	神志	体温（℃）	脉搏（次/分）	心率（次/分）	血压（mmHg）	呼吸（次/分）	SpO_2（%）	记录	记录人
								讲解化疗期间饮食及活动相关注意事项，患者可理解。	
10:30	清楚	37.1		90	137/66	20	95	患者主诉胸闷、憋气伴大汗，***口唇、甲床无发绀。查体：双肺呼吸音清，未闻及哮鸣音及胸膜摩擦音，腹软，无压痛及反跳痛，双下肢无水肿。心电监测示波：窦性心律，律齐。***协助患者卧床休息并立即通知医生。遵医嘱暂停紫杉醇注射液静脉输注，给予患者持续鼻导管***吸氧 2 L/min***，地塞米松注射液 5 mg 静脉冲入、***苯海拉明注射液 20 mg*** 肌内注射。	张三
10:50	清楚	36.5		88	128/63	18	98	患者现平卧位休息，主诉胸闷、憋气症状较前减轻，查体同前。协助患者饮水 200 ml，给予患者更换病号服及床单被套。遵医嘱继续观察患者病情变化，给予患者进行心理护理，减轻患者焦虑感，患者可理解。	张三

4. 问题分析与知识链接：根据《病历书写基本规范》（卫医政发〔2010〕11 号）第一章第五条、第六条具体分析。

本案例中，化疗药物名称书写不规范，相关剂量单位书写不规范。具体见下。

（1）化疗药物名称书写不规范：PTX 和 DDP 为简写，推荐修改为“紫杉醇注射液及顺铂注射液”。

（2）相关剂量单位书写不规范

①药物中“支”，推荐修改为“mg、g、ml”等通用用法。

②“吸氧 2 L/ 分”，推荐修改为“吸氧 2 L/min 或 2 升 / 分”。

（3）对于患者症状及体征的书写不规范：患者主诉憋气，描述中缺少相关查体及病情观察，推荐修改为“口唇、甲床无发绀。查体：双肺呼吸音清，未闻及哮鸣音及胸膜摩擦音，腹软，无压痛及反跳痛，双下肢无水肿。心电监测示波：窦性心律，律齐”。

【案例 2】

1. 资料背景

（1）一般资料：患者女性，78 岁，主因“间断下腹胀痛 8 月余，右半肠癌伴肝转移切除术后 1 月余”，以“结肠癌”于 2022 年 10 月 18 日收入院。现患者主诉腹胀、纳差。

（2）专科情况： 10 月 18 日遵医嘱给予患者一级护理，禁食，可进水，脂肪乳氨基酸（17）葡萄糖（11%）注射液 1440 ml＋10% 氯化钠注射液 60 ml＋15% 氯化钾注射液 3 g 静脉输液 QD8 营养支持、补钾、补钠治疗，托拉塞米 20 mg 口服 QD 利尿治疗。10 月 19 日患者血生化结果回报：血白蛋白 29 g/L，血总蛋白 57 g/L，遵医嘱给予患者 20% 人血白蛋白 20 g 静脉输液补蛋白治疗。医生在无菌操作下为患者行腹水引流术，并密切观察患者病情变化。

2. 缺陷护理记录

项目 日时	神志	体温（℃）	脉搏（次/分）	心率（次/分）	血压（mmHg）	呼吸（次/分）	SpO_2（%）	记录	记录人
2022-10-19 10:50	清楚	36	82		119/62	17		患者卧床，***主诉腹胀、纳差，诉恶心并呕吐一次，量约 50 毫升***。今日血生化结果回报：血红蛋白 57 g/L，血白蛋白 29 g/L。遵医嘱给予患者禁食，可进水，20% 人血白蛋白 20 g 静脉输液补蛋白治疗，昂丹司琼注射液 8 mg 静脉冲入止吐治疗，给予***卡文*** 1440 ml＋10% 氯化钠注射液 60 ml＋15% 氯化钾注射液 3 g 静脉输液 QD8 营养支持、补钾、补钠治疗，***伊迈格*** 20 mg 口服利尿治疗。	张三
16:20		36.1	90		127/66	19		***医生在无菌操作下为患者抽腹水，为黄色腹水，量约 1500 ml，患者主诉腹胀减轻***。为患者讲解操作的必要性及注意事项，患者可理解。	张三

3. 护理记录正确书写方法示范

项目 日时	神志	体温（℃）	脉搏（次/分）	心率（次/分）	血压（mmHg）	呼吸（次/分）	SpO_2（%）	记录	记录人
2022-10-19 10:50	清楚	36	82		119/62	17		患者卧床，***主诉腹胀、纳差，诉恶心并呕吐一次，为胃内容物，量约 50 ml。查体：腹软，无压痛及反跳痛，肠鸣音 2 次/分，测腹围 98 cm，叩诊移动性浊音阳性。有排气及排便。观察患者双下肢无水肿。***患者今日血生化结果回报：血红蛋白 57 g/L，血白蛋白 29 g/L。遵医嘱给予患者禁食，可进水，20% 人血白蛋白 20 g 静脉输	张三

续表

项目 日时	神志	体温（℃）	脉搏（次/分）	心率（次/分）	血压（mmHg）	呼吸（次/分）	SpO_2（%）	记录	记录人
								液补蛋白治疗，昂丹司琼注射液 8 mg 静脉冲入止吐治疗，给予***脂肪乳氨基酸（17）葡萄糖（11%）注射液*** 1440 ml＋10% 氯化钠注射液 60 ml＋15% 氯化钾注射液 3 g 静脉输液 QD8 营养支持、补钾、补钠治疗，***托拉塞米片*** 20 mg 口服利尿治疗。	
16:20		36.1	90		127/66	19		***医生在无菌操作下为患者行腹水引流术，可引流出黄色清亮腹水，量约 1500 ml。患者主诉腹胀减轻，无腹痛等不适，复测腹围 94 cm。已协助患者入厕排尿共约 1000 ml。***为患者讲解操作的必要性及注意事项，患者可理解。	张三

4. 问题分析与知识链接：根据《病历书写基本规范》（卫医政发〔2010〕11 号）第一章第三条、第五条和第三章第十八条（七）具体分析。

本案例中，护理记录不客观，无病情观察、护理措施和效果。记录内容必须真实反映患者病情，具体见下。

（1）“患者主诉腹胀、纳差，诉恶心并呕吐一次，量约 50 ml”，推荐修改为“患者主诉腹胀、纳差，诉恶心并呕吐一次，为胃内容物，量约 50 ml。查体：腹软，无压痛及反跳痛，肠鸣音 2 次 / 分，测腹围 98 cm，叩诊移动性浊音阳性。有排气及排便。观察患者双下肢无水肿”。

（2）“医生在无菌操作下为患者抽腹水，为黄色腹水，量约 1500 毫升，患者主诉腹胀减轻”，推荐修改为“医生在无菌操作下为患者行腹水引流术，可引流出黄色清亮腹水，量约 1500 ml，患者主诉腹胀减轻，无腹痛等不适，复测腹围 94 cm。已协助患者入厕排尿共约 1000 ml”。

（3）药物名称书写不规范

①药物卡文为商品名，推荐修改为“脂肪乳氨基酸（17）葡萄糖（11%）注射液”。

②药物伊迈格为商品名，推荐修改为“托拉塞米片”。

耳鼻喉、眼科病房案例

【案例 1】

1. 资料背景

（1）一般资料：患者男性，55 岁，主因“呼吸困难 3 天，加重 2 小时”来院就诊，急诊以“喉梗阻”收入院，入院时喉梗阻Ⅱ度，血氧饱和度 97%，遵医嘱指导患者卧床休息，吸氧，心电监测。入院后 30 分钟患者血氧饱和度下降至 81%，Ⅲ度喉梗阻，紧急局麻下行气管切开术。

（2）专科情况

①主要治疗：气管切开术后护理常规，一级护理，半流食，0.9% 氯化钠注射液 100 ml＋头孢呋辛钠 1.5 g 静脉输液，每日 2 次，吸痰 Prn，富露施 0.3 g 雾化吸入 BID，气管切开伤口换药

BID，更换气管套管内芯 QD。

②术后第 1 天：患者进食少，进食时有呛咳，急查电解质，血钾结果回报 2.98 mmol/L，遵医嘱给予患者补液及补钾治疗。

2. 缺陷护理记录

项目 日时	神志	体温（℃）	脉搏（次/分）	心率（次/分）	血压（mmHg）	呼吸（次/分）	SpO_2（%）	记录	记录人
2022-9-1 09:00	清楚	36.2		88	112/68	18	96	患者因呼吸困难***三天，加重俩小时，***以喉梗阻急诊由家属陪同轮椅推入院，入院后患者***2***度喉梗阻，安抚患者，给予患者半卧位，遵医嘱给予***心电监测，面罩吸氧 3 L/分，***开放静脉。	张三
09:10	清楚			100	138/87	26	84	患者诉憋气，***呼吸困难加重***。心电监测示波：窦性心律，律齐，心率较前增快。未诉心悸及心前区不适，立即通知医生。	张三
09:13	清楚			110	138/87	28	82	遵医嘱调节***氧流量 5 L/分***，给予患者***0.9% 盐水 500 毫升静点***，滴速***60 d/分***。***地米 10 毫克入壶***。心电监测示波：窦性心动过速，律齐。患者未诉心悸及心前区不适，已通知医生，嘱暂观察。	张三
09:30	清楚			118	142/96	34	81	患者诉呼吸困难未缓解，查体可见明显三凹征，可闻及喉鸣音，口唇明显发绀，烦躁不安，立即通知医生，准备紧急手术，患者由医生陪同推入手术室行手术治疗。	张三
10:35	清楚			84	125/71	18	98	患者在局麻下行气管切开术，返回病房，***气切套管通畅，固定好，气管切开伤口敷料少量渗血，吸痰一次***，遵医嘱给予患者心电、血压、血氧饱和度监测。心电监测示波：窦性心律，律齐。气管切开套管接人工鼻吸氧 3 L/min。患者四肢活动自如，左手背留置套管针固定好，静脉输液通畅。给予患者术后相关注意事项宣教及保护气管切开套管，防止拔管及堵管，患者表示理解。	张三

续表

项目 日时	神志	体温（℃）	脉搏（次/分）	心率（次/分）	血压（mmHg）	呼吸（次/分）	SpO_2（%）	记录	记录人
11:05	清楚			82	124/74	18	100	患者心电监测示波：窦性心律，律齐。诉伤口轻度疼痛，疼痛评分2分，住院患者预防非计划性拔管评分4分，为低风险，日常生活自理（ADL）评分90分，Morse跌倒风险评分20分，为低风险。指导患者术后进食半流食，餐后漱口，患者已知晓。	张三
20:30	清楚	36.7	78		120/72	18		患者气管切开套管通畅，固定好，寸带松紧适宜，气囊压力为30 cmH_2O，气管切开伤口敷料少量渗血，通知医生，给予患者更换开口纱。查体：未触及皮下气肿，未闻及痰鸣音。Morse跌倒风险评分20分，为低风险，嘱患者下床活动遵循3个30秒，患者已知晓。	张三
2022-9-2 09:00	清楚	36.3	80		120/68	18		患者术后第一天，气管切开套管通畅，固定好，气囊压力30 cmH_2O，查体未触及皮下气肿。患者诉进食少，进食有轻度呛咳。	张三
09:05	清楚		78		120/68	18		遵医嘱给予患者急查电解质。	张三
09:30	清楚		80			18		9:25分计算机弹窗提示***血钾报危机值2.98 mmol/L，通知主管医生，***嘱患者卧床休息，给予饮食指导，嘱患者多进食含钾食物如香蕉、土豆、菠菜等，患者表示理解。	张三
09:50	清楚		82		115/70	18		遵医嘱给予患者5%葡萄糖注射液1000 ml＋15%氯化钾注射液20 ml静脉输液，60滴/分。输含钾药物易发生静脉炎，给予患者相关指导，如静脉输液部位有不适及时通知护士，患者表示理解，并注意多加强巡视。	张三
14:00	清楚		84		120/70	18		遵医嘱给予患者复查电解质，关注血钾结果。	张三

3. 护理记录正确书写方法示范

项目 日时	神志	体温（℃）	脉搏（次/分）	心率（次/分）	血压（mmHg）	呼吸（次/分）	SpO_2（%）	记录	记录人
2022-9-1 09:00	清楚	36.2		88	112/68	18	96	患者因**呼吸困难 3 天，加重 2 小时**，以喉梗阻急诊由家属陪同轮椅推入院，入院后患者**Ⅱ度喉梗阻，未闻及喉鸣音**。查体：**未见三凹征，口唇无发绀。**安抚患者，给予患者半卧位，遵医嘱给予**面罩吸氧 3 L/min，心电、血压、血氧饱和度监测。心电监测示波：窦性心律，律齐。给予患者开放静脉。**	张三
09:10	清楚			100	138/87	26	84	患者诉憋气，呼吸困难加重。心电监测示波：窦性心律，律齐，心率较前增快。床旁看患者**呼吸急促，烦躁不安**。**查体：可见三凹征，口唇可见发绀**，立即通知医生。	张三
09:13	清楚			110	138/87	28	82	遵医嘱调节氧流量，**5 L/min**，遵医嘱给予患者**0.9% 氯化钠注射液 500 ml**静脉输液，输液通畅，滴速 **60 滴/分，地塞米松 10 mg 静脉冲入**。患者心电监测示波：窦性心动过速，律齐。患者未诉心悸及心前区不适，已通知医生，嘱暂观察。	张三
09:30	清楚			120	142/96	30	81	患者诉呼吸困难未缓解，查体可见明显三凹征，可闻及喉鸣音，口唇明显发绀，烦躁不安，立即通知医生，准备紧急手术，患者由医生陪同携带氧气袋吸氧推入手术室行手术治疗。	张三
10:35	清楚	36.5		84	122/71	18	100	患者在局麻下行气管切开术，返回病房，**颈前置入 8 号气管套管，气管切开套管通畅，固定好，寸带松紧适宜，气囊压力为 $30\ cmH_2O$，气管切开伤口敷料少量渗血，已告知医生嘱暂观察。可闻及痰**	张三

续表

项目 日时	神志	体温 （℃）	脉搏 （次/分）	心率 （次/分）	血压 （mmHg）	呼吸 （次/分）	SpO_2 （%）	记录	记录人
								鸣音，给予患者吸痰一次，为少量血性痰液。查体：未触及皮下气肿。遵医嘱给予患者心电、血压、血氧饱和度监测。心电监测示波：窦性心律，律齐。气管切开套管接人工鼻吸氧 3 L/min。患者四肢活动自如，左手背留置套管针固定好，静脉输液通畅。给予患者术后相关注意事项宣教及保护气管切开套管，防止拔管及堵管，患者表示理解。	
11:05	清楚			82	124/74	18	100	患者心电监测示波：窦性心律，律齐。诉伤口轻度疼痛，疼痛评分 2 分，住院患者预防非计划性拔管评分 4 分，为低风险，日常生活自理（ADL）评分 90 分，Morse 跌倒风险评分 20 分，为低风险。指导患者术后进食半流食，餐后漱口，患者已知晓。	张三
20:30	清楚	36.7	78		120/72	18		患者气管切开套管通畅，固定好，寸带松紧适宜，气囊压力为 30 cmH_2O，气管切开伤口敷料少量渗血，通知医生，给予患者更换开口纱。查体：未触及皮下气肿，未闻及痰鸣音。Morse 跌倒风险评分 20 分，为低风险，嘱患者下床活动遵循 3 个 30 秒，患者已知晓。	张三
2022-9-2 09:00	清楚	36.3	84		120/68	18		患者术后第一天，气管切开套管通畅，固定好，寸带松紧适宜，气囊压力为 30 cmH_2O，气管切开伤口敷料清洁，无渗血。查体：未触及皮下气肿，未闻及痰鸣音，诉伤口轻度疼痛可耐受，疼痛评分 2 分。住院患者预防非计划拔管评分 4 分，为低风险，已向患者讲解	张三

续表

日时＼项目	神志	体温（℃）	脉搏（次/分）	心率（次/分）	血压（mmHg）	呼吸（次/分）	SpO_2（%）	记录	记录人
								保护管路的重要性，患者表示理解。患者诉进食少，进食有轻度呛咳，通知医生。	
09:05	清楚		78		120/68	18		遵医嘱给予患者急查电解质。	张三
09:30	清楚		80			18		9:25 计算机弹窗提示***血钾报危机值 2.98 mmol/L，患者诉四肢乏力，无腹胀，9:27 通知主管医生，***嘱患者卧床休息，给予饮食指导，嘱患者多进食含钾食物如香蕉、土豆、菠菜等，患者表示理解。	张三
09:50	清楚		82		115/70	18		遵医嘱给予患者 5% 葡萄糖注射液 1000 ml＋15% 氯化钾注射液 20 ml 静脉输液，60 滴 / 分。输含钾药物易发生静脉炎，给予患者相关指导，如静脉输液部位有不适及时通知护士，患者表示理解，并注意多加强巡视。	张三
14:00	清楚		84		120/70	18		遵医嘱给予患者复查电解质，关注血钾结果。	张三

4. 问题分析与知识链接：根据《病历书写基本规范》（卫医政发〔2010〕11 号）第一章第五条具体分析。

本案例中，书写护理记录未客观记录患者的相关症状和体征；药物名称书写不规范，相关剂量单位书写不规范，具体见下。

（1）病历书写不规范

① 0.9% 盐水推荐修改为 0.9% 氯化钠注射液。

②“静点”推荐修改为“静脉输液”。

③“地米”推荐修改为“地塞米松”。

（2）相关剂量单位书写不规范

①药物中“毫克”“毫升”，推荐分别修改为“mg”“ml”等通用用法。

②输液速度“d/ 分”推荐修改为“滴 / 分”。

（3）书写护理记录未客观记录患者的相关症状和体征，推荐修改为“入院后患者Ⅱ度喉梗阻，未闻及喉鸣音。查体：未见三凹征，口唇无发绀。安抚患者”。

（4）本护理记录中气管切开术后，未记录专科查体有无皮下气肿；吸痰，未对痰液的性质进行描述，推荐修改为“颈前置入 8 号气切套管，气管切开套管通畅，固定好，寸带松紧适宜，气囊压力为 30 cmH_2O，气管切开伤口敷料少量渗血，已告知医生，嘱暂观察。可闻及痰鸣音，给予患者吸痰一次，为少量血性痰液。查体：未触及皮下气肿”。

（5）护理记录中报告了血钾的危急值，未按危急值上报的制度规范记录，危急值的标准记录模式应该包含接到危急值的时间、通知医生的具体时间，推荐修改为“9:25 计算机弹窗提示血钾报危急值 2.98 mmol/L，患者诉四肢乏力，无腹胀，9:27 通知主管医生”。

【案例 2】

1. 资料背景

（1）一般资料：患者女性，21 岁，主诉右眼板层角膜移植术后上皮愈合不良 1 个月。现病史：患者 1 个月前因“右眼棘阿米巴性角膜溃疡”于我院行右眼板层角膜移植术，术后抗炎对症治疗，自行 PHMB 滴眼，视力改善。门诊复查发现右眼角膜上皮愈合不良，无眼红、眼磨痛、眼胀痛、头痛、恶心、呕吐等不适，给予抗炎修复治疗，病情不见好转，以“右眼板层角膜移植术后，右眼角膜上皮持续愈合不良，右眼白内障”为进一步诊治收入院。

（2）专科情况

①入院第 1 天，查体：右眼远视力 0.2，眼压 13 mmHg，眼睑正常，结膜无充血，巩膜瓷白色，角膜上皮大片缺损，板层植片在位透明，后弹力层皱褶，内皮散在大量色素性 KP，瞳孔圆，直径 4 mm，对光反射迟钝，眼球大小正常，无突出、无凹陷。左眼远视力 0.6，眼压 15 mmHg。结膜无充血，巩膜瓷白色，角膜透明，瞳孔圆，直径 3 mm，对光反射灵敏，眼球大小正常，无突出、无凹陷。

②术日情况：患者在全麻下行右眼白内障囊外摘除＋人工晶体植入＋穿透性角膜移植术，术程顺利，安返病房。主要治疗：眼科术后护理常规，一级护理，普食，抗炎抗排斥、促进角膜上皮生长滴眼治疗，全身抗炎治疗。

③术后第 1 天，患者诉右眼胀痛，疼痛评分 8 分。查体：右眼远视力 0.5，左眼远视力 0.6，右眼眼压 53 mmHg，左眼眼压 19 mmHg，右眼眼睑正常，结膜轻度充血，角膜植片植床对合佳，密闭佳，缝线在位，瞳孔圆，直径 5 mm，对光反射弱，人工晶体位正透明，眼底大致正常。主管医生给予患者在表面麻醉下行右眼前房穿刺放液治疗，放液至 22 mmHg，患者诉右眼胀痛症状减轻，疼痛评分 2 分。

④术后第 2 天，患者诉无不适。查体：右眼远视力 0.5，眼压 13 mmHg，右眼眼睑正常，结膜轻度充血，角膜植片透明，植床对合佳，密闭佳，缝线在位，瞳孔圆，直径 5 mm，对光反射弱，人工晶体位正透明，眼底大致正常。

⑤术后第 4 天，患者诉 3 日未排便，为患者查体：腹部平软，未触及包块。遵医嘱给予乳果糖 20 ml 每日 1 次口服，并继续观察患者排便情况。

2. 缺陷护理记录

项目 日时	神志	体温（℃）	脉搏（次/分）	心率（次/分）	血压（mmHg）	呼吸（次/分）	SpO_2（%）	记录	记录人
2022-09-27 8:00		36.1	80		121/62	19		为患者查体 OD：远视力 0.2，眼压 ICare 13 mmHg。眼睑皮肤正常。结膜无充血、无翼状胬肉、无瘢痕。***<u>上皮大片缺损，植片透明</u>***。巩膜瓷白色。瞳孔圆，直径 4 mm，直接对光反射***<u>存在</u>***。眼球大小正常，无突出、无凹陷。为患者查体 OS：远视力 0.6，眼压 ICare 15 mmHg。眼	张三

续表

项目 日时	神志	体温（℃）	脉搏（次/分）	心率（次/分）	血压（mmHg）	呼吸（次/分）	SpO_2（%）	记录	记录人
								睑皮肤正常。结膜无充血、无翼状胬肉、无瘢痕。角膜透明、巩膜瓷白色。瞳孔圆，直径 3 mm，直接对光反射灵敏。眼球大小正常，无突出、无凹陷。	
2022-09-29 8:30		36.1						患者拟定于今日在全麻下行右眼白内障囊外摘除＋人工晶体植入＋穿透性角膜移植术，具体术式详见手术记录单。	张三
9:50	清楚	36.4		66	117/60	20	99	患者返回病房，神志清楚，呼之能应，能正确回答问题。口唇、甲床无发绀，遵医嘱给予患者***双鼻导管吸氧***，心电、血压、血氧饱和度检测。心电示波：窦性心律、律齐。患者***术眼眼垫在位***，清洁干燥，***患者诉术眼磨痛***。	张三
10:20				68	121/61	19	100	心电示波：窦性心律、律齐。	张三
10:50				70	120/62	20	100	心电示波：窦性心律、律齐。	张三
11:50				71	119/61	19	100	心电示波：窦性心律、律齐。遵医嘱停鼻导管吸氧，停心电、血压、血氧饱和度监测。	张三
13:50								***患者饮水 100 ml。患者排尿一次。***	张三
2022-09-30 8:30								患者诉***右眼胀痛，疼痛评分 8 分***。即刻通知医生。	张三
8:40								医生为患者测右眼 iCare 眼压：53 mmHg，为患者在表面麻醉下行***右眼前房放液，复测眼压为 22 mmHg***，患者诉右眼胀痛症状减轻，疼痛评分（NRS）2 分。	张三
2022-10-03 13:30								患者诉 3 日未排便，无便意、无腹痛、无腹胀。即刻通知医生。	张三

续表

日时 \ 项目	神志	体温（℃）	脉搏（次/分）	心率（次/分）	血压（mmHg）	呼吸（次/分）	SpO_2（%）	记录	记录人
13:40								遵医嘱给予患者***杜密克 20 ml***口服，每日1次，嘱患者多食粗纤维食物，适当活动，并继续患者排便情况。	张三
2022-10-04 14:00								患者诉排便1次，为黄褐色成形软便，量约100 g，排便不费力。	张三

3. 护理记录正确书写方法示范

日时 \ 项目	神志	体温（℃）	脉搏（次/分）	心率（次/分）	血压（mmHg）	呼吸（次/分）	SpO_2（%）	记录	记录人
2022-09-27 8:00		36.1	80		121/62	19		为患者查体OD：远视力0.2，眼压iCare 13 mmHg，眼睑皮肤正常，结膜无充血、无翼状胬肉、无瘢痕。***角膜上皮大片缺损，板层植片在位透明，后弹力层皱褶，内皮散在大量色素性KP***。巩膜瓷白色。瞳孔圆，直径4 mm，直接对光反射***迟钝***。眼球大小正常，无突出、无凹陷。为患者查体OS：远视力0.6，眼压iCare 15 mmHg，眼睑皮肤正常。结膜无充血、无翼状胬肉、无瘢痕。角膜透明。巩膜瓷白色。瞳孔圆，直径3 mm，直接对光反射灵敏。眼球大小正常，无突出、无凹陷。	张三
2022-09-29 8:30		36.1						患者拟定于今日在全麻下行右眼白内障囊外摘除+IOL植入+穿透性角膜移植术，具体术式详见手术记录单。	张三
9:50	清楚	36.4		66	117/60	20	99	患者返回病房，神志清楚，呼之能应，能正确回答问题。口唇、甲床无发绀，遵医嘱给予患者***双鼻导管吸氧2 L/min***，心电、血压、血氧饱和度监测。心电示波：窦性心律、律齐。患者***术眼绷带包扎在位***，清洁干燥，***患者诉术眼磨痛，疼痛评分（NRS）2分，可耐受。***	张三

续表

项目 日时	神志	体温（℃）	脉搏（次/分）	心率（次/分）	血压（mmHg）	呼吸（次/分）	SpO_2（%）	记录	记录人
10:20	清楚			68	121/61	19	100	心电示波：窦性心律、律齐。	张三
10:50	清楚			70	120/62	20	100	心电示波：窦性心律、律齐。	张三
11:50	清楚			71	119/61	19	100	心电示波：窦性心律、律齐。遵医嘱停鼻导管吸氧，停心电、血压、血氧饱和度监测。	张三
13:50								***患者饮水 100 ml，无呛咳。患者排尿一次，约 100 ml，尿色澄清，尿色淡黄。***	张三
2022-09-30 8:30			*80*		*125/75*			***患者主诉右眼疼痛，性质为胀痛，疼痛评分（NRS）8 分，持续性疼痛，加重原因不明显，缓解原因不明显，影响休息。***即刻通知医生。	张三
8:40								医生为患者测右眼 iCare 眼压：53 mmHg，***光感存在，为患者在表面麻醉下行右眼前房穿刺放液治疗，放液后复测眼压为 22 mmHg，***患者诉右眼胀痛症状减轻，疼痛评分（NRS）2 分。	张三
2022-10-01 8:30								***协助医生为患者测右眼视力 0.5，右眼 iCare 眼压 13 mmHg，患者诉无不适。***	张三
2022-10-03 13:30								患者诉 3 日未排便，无便意、无腹痛、无腹胀，***近几日患者每日进食 300 g 主食，嘱患者多进食富含高纤维素食物。查体：腹部平软，未触及硬结包块，肠鸣音 4 次/分。***即刻通知医生。	张三
13:40								遵医嘱给予患者***乳果糖口服液 20 ml*** 口服，每日 1 次，嘱患者多食粗纤维食物，适当活动，并继续观察患者排便情况。	张三
2022-10-04 14:00								患者诉排便 1 次，为黄褐色成形软便，量约 100 g，排便不费力。	张三

4. 问题分析与知识链接：根据《病历书写基本规范》（卫医政发〔2010〕11 号）第一章第三条、第六条具体分析。

本案例中，病历书写不完整、不客观。具体见下。

（1）病历书写不完整

①“上皮大片缺损，植片透明”，患者眼部查体角膜情况描述不全面、不准确，推荐修改为“角膜上皮大片缺损，板层植片在位透明，后弹力层皱褶，内皮散在大量色素性 KP”。

②患者术后眼压高，未评估疼痛性质、影响因素，推荐修改为“患者主诉手术伤口疼痛，性质为右眼胀痛，疼痛评分（NRS）8 分，持续性疼痛，加重原因不明显，缓解原因不明显，影响休息”。

③医生给予处理措施书写不准确，推荐修改为“为患者在表面麻醉下行右眼前房穿刺放液治疗，放液后复测眼压为 22 mmHg”。

④高眼压状态下可造成视力下降，患者眼压高时未评估视力，推荐添加“光感存在”。

⑤疼痛时可影响心率及血压，患者剧烈疼痛时，应评估脉搏、血压情况，推荐添加“脉搏 80 次 / 分，血压 125/75 mmHg”。

⑥患者术后出现便秘，未进行患者腹部查体，未评估肠鸣音及近日饮食情况，无相应的饮食宣教，推荐修改为“近几日患者每日进食 300 g 主食，嘱患者多进食富含高纤维素食物。查体：腹部平软，未触及硬结包块，肠鸣音 4 次 / 分”。

（2）病历书写有漏项：全麻术后 2 小时未观察患者神志情况，无记录。推荐增加神志观察记录。

（3）药物名称书写不规范：药物杜密克为商品名，推荐修改为“乳果糖口服液”。

【案例 3】

1. 资料背景

（1）一般资料：患者男性，73 岁，主因“左眼糖尿病视网膜病变，左眼白内障”于 2022 年 10 月 8 日收入我院。既往糖尿病病史 1 年，注射胰岛素治疗，血糖控制平稳。

（2）专科情况：于 2022 年 10 月 9 日 12:15 局麻下行左眼白内障超声乳化吸除＋人工晶体植入＋玻璃体切除＋硅油填充术。14:15 安返病房。患者左眼眼垫遮盖在位，清洁干燥。诉无术眼疼痛、眼胀症状。因术中眼内硅油填充，术后遵医嘱持续面向下位。患者术后因保持体位，晚饭后没有进行适当活动，导致晚餐后 2 小时血糖为 15.6 mmol/L。手术当日主要治疗及护理：眼科术后护理常规，一级护理，糖尿病饮食，快速血糖 QID，面向下位 Always，门冬胰岛素注射液 16 U，TID 餐时皮下注射，甘精胰岛素注射液 12 U，QN 皮下注射。

2. 缺陷护理记录

项目 日时	神志	体温（℃）	脉搏（次 / 分）	心率（次 / 分）	血压（mmHg）	呼吸（次 / 分）	SpO_2（%）	记录	记录人
2022-10-09 11:00		36.2						患者拟定于今日在局麻下行左眼经结膜微创玻璃体切除＋全视网膜激光光凝＋硅油填充术，具体术式详见手术记录单。	张三
14:15		36.0	78		134/88			患者术后安返病房，患者左眼眼垫遮盖在位，清洁干燥。诉无术眼疼痛、眼胀症状。疼痛评分为 0 分。遵医嘱患者*面向下位*。	张三

续表

项目 日时	神志	体温（℃）	脉搏（次/分）	心率（次/分）	血压（mmHg）	呼吸（次/分）	SpO_2（%）	记录	记录人
19:10								遵医嘱为患者测晚餐后2小时血糖15.6 mmol/L，***患者未诉不适。***即刻通知医生，继续关注患者血糖变化。	张三
19:15								遵医嘱为患者留取尿常规，继续关注患者血糖变化。	张三
20:15								尿常规结果回报：尿糖（++++），尿酮体（－）。	张三
2022-10-10 6:00								患者左眼眼垫遮盖在位，清洁干燥。诉术眼无疼痛、胀痛症状。患者空腹血糖为4.5 mmol/L。	张三

3. 护理记录正确书写方法示范

项目 日时	神志	体温（℃）	脉搏（次/分）	心率（次/分）	血压（mmHg）	呼吸（次/分）	SpO_2（%）	记录	记录人
2022-10-09 11:00		36.2						患者拟定于今日在局麻下行左眼经结膜微创玻璃体切除＋全视网膜激光光凝＋硅油填充术，具体术式详见手术记录单。	张三
14:15	清楚	36.0	78		134/88			患者术后安返病房，患者左眼眼垫遮盖在位，清洁干燥。诉无术眼疼痛、眼胀症状。疼痛评分为0分。遵医嘱患者***持续面向下位，告知患者面向下位的持续时间、目的及面向下俯卧位、面向下站位及面向下坐位的正确保持方法，同时教会患者正确使用软枕等护理用具，并嘱患者每2小时更换1次舒适的体位，避免患者局部皮肤出现压红、破损。***	张三
19:10								遵医嘱为患者测晚餐后2小时血糖15.6 mmol/L，***患者诉无疲乏、恶心、口渴症状。***即刻通知医生，继续关注患者血糖变化。	张三
19:15								遵医嘱为患者留取尿常规，继续关注患者血糖变化。***并为患者进行糖尿病饮食、运动宣教及体位指***	张三

续表

项目 日时	神志	体温（℃）	脉搏（次/分）	心率（次/分）	血压（mmHg）	呼吸（次/分）	SpO_2（%）	记录	记录人
								导：持续保持面向下位的同时可适当活动，在房间内行走，注意安全，如有不适，立即通知医务人员。	
20:15								尿常规结果回报：尿糖（++++），尿酮体（－）。	张三
2022-10-10 6:00								患者左眼眼垫遮盖在位，清洁干燥。诉术眼无疼痛、胀痛症状。**遵医嘱患者持续面向下位。**患者空腹血糖为 4.5 mmol/L。	张三

4. 问题分析与知识链接：根据《病历书写基本规范》（卫医政发〔2010〕11 号）第三条具体分析。

本案例中，病历书写不完整、不客观。具体见下。

（1）病历描述不准确

①医嘱是面向下位 Always，病历描述不全面，推荐修改为“持续面向下位”。

②患者高血糖无不适主诉，应描述具体症状，推荐修改为“患者诉无疲乏、恶心、口渴症状”。

（2）病历书写不全面

①更换体位应进行相关的健康宣教，推荐增加“告知患者面向下位的持续时间、目的及面向下俯卧位、面向下站位及面向下坐位的正确保持方法，同时教会患者正确使用软枕等护理用具，并嘱患者每 2 小时更换 1 次舒适的体位，避免患者局部皮肤出现压红、破损”。

②患者高血糖时会向患者进行健康宣教，应将宣教内容记录清楚，推荐修改为“并为患者进行糖尿病饮食、运动宣教及体位指导：持续保持面向下位的同时可适当活动，在房间内行走，注意安全，如有不适，立即通知医务人员”。

③手术第一日晨评价患者病情时内容要全面，推荐加入体位保持情况，加入“遵医嘱患者持续面向下位”。

【案例 4】

1. 资料背景

（1）一般资料：患儿女性，8 岁，主诉“发现双眼外斜视 5 年”。患儿 5 年前无明显诱因出现双眼外斜视，无眼球震颤，歪头视物，不伴特殊头位，不伴复视，不伴视力下降，无颅脑、眼部外伤，无意识障碍、头痛、头晕、恶心。为求进一步诊治就诊于我院，以“双眼共同性外斜视”收入院。

（2）专科情况

①术日情况：患儿于 2022 年 10 月 22 日在全麻下行双眼斜视矫正术，10:00 术后返回病房。主要治疗：眼科术后护理常规、一级护理、普食、抗炎滴眼治疗。11:00 患儿主诉恶心，呕吐 1 次。13:00 患儿主诉眼部手术伤口疼痛明显，疼痛评分为 5 分，遵医嘱安慰并鼓励患儿，嘱其闭眼放松休息，1 小时后疼痛缓解，疼痛评分为 2 分。

②术后第 1 天：由主管医生拆除绷带，患儿诉视物重影，为患儿评估跌倒风险评分为 45 分，

Barthel 指数评定量表评分为 70 分，协助患儿生活护理，嘱患儿活动时注意安全。

2. 缺陷护理记录

项目 日时	神志	体温（℃）	脉搏（次 / 分）	心率（次 / 分）	血压（mmHg）	呼吸（次 / 分）	SpO_2（%）	记录	记录人
2022-10-22 8:00		36.2						患儿拟定于今日在全麻下行双眼斜视矫正术，具体术式详见手术记录单。	张三
10:00	清楚	36.4		72	108/62	20	100	患儿术后返回病房，神志清楚，呼之能应，回答切题。口唇、甲床无发绀，给予鼻导管吸氧 2 L/min，***心电、血压、血氧饱和度监测。*** 患儿术眼绷带在位，患儿诉无术眼疼痛及头痛，疼痛评分为 0 分。	张三
10:30	清楚			89	104/73	20	100	心电示波：窦性心律、律齐。	张三
11:00	清楚			86	110/76	20	100	心电示波：窦性心律、律齐。患儿主诉***双眼疼痛***。立即通知医生。遵医嘱给予病情观察，嘱患儿闭眼卧床休息，安慰患儿。	张三
12:00	清楚			88	108/65	18	100	心电示波：窦性心律、律齐。遵医嘱停鼻导管吸氧，停心电、血压、血氧饱和度监测。患儿主诉双眼***疼痛减轻***。	张三

3. 护理记录正确书写方法示范

项目 日时	神志	体温（℃）	脉搏（次 / 分）	心率（次 / 分）	血压（mmHg）	呼吸（次 / 分）	SpO_2（%）	记录	记录人
2022-10-22 8:00		36.2						患儿拟定于今日在全麻下行双眼斜视矫正术，具体术式详见手术记录单。	张三
10:00	清楚	36.4		72	108/62	20	100	患儿术后返回病房，神志清楚，呼之能应，回答切题。口唇、甲床无发绀，给予鼻导管吸氧 2 L/min，心电、血压、血氧饱和度监测。***心电示波：窦性心律、律齐。*** 患儿术眼绷带在位，患儿诉无术眼疼痛及头痛，疼痛评分为 0 分。***为患儿评估儿童跌倒 / 坠床危险因素评估单总分 15 分，属于跌倒高风险。Barthel***	张三

续表

项目 日时	神志	体温（℃）	脉搏（次/分）	心率（次/分）	血压（mmHg）	呼吸（次/分）	SpO_2（%）	记录	记录人
								指数评定量表评分55分，保持六洁，完善基础护理，向患儿及家属讲解预防跌倒的相关注意事项及护理措施，告知呼叫器的正确使用方法，保持地面清洁、干燥、无障碍物，为患儿加床档，协助患儿生活护理。	
10:30	清楚			89	104/73	20	100	心电示波：窦性心律、律齐。	张三
11:00	清楚			86	110/76	20	100	心电示波：窦性心律、律齐。患儿诉***双眼疼痛，性质为刺痛，疼痛评分为5分，疼痛频率为间歇性，疼痛加重的因素为活动时疼痛加重，休息后疼痛缓解***。立即通知医生。遵医嘱给予病情观察，***嘱患儿闭眼卧床休息，安慰患儿，给予患儿放松疗法***。	张三
12:00	清楚			88	108/65	18	100	心电示波：窦性心律、律齐。遵医嘱停鼻导管吸氧，停心电、血压、血氧饱和度监测。患儿主诉***疼痛减轻，可耐受，疼痛评分为2分***。	张三
2022-10-23 8:00								***患儿主诉视物重影，为患儿评估儿童跌倒/坠床危险因素评估单总分12分，跌倒风险低风险，Barthel指数评定量表评分为70分，放置警示牌，向患儿和家属进行预防跌倒健康教育，保持地面干燥，光线充足，随用物品放于身边，为患儿立双侧床档。***	张三

4. 问题分析与知识链接：根据《病历书写基本规范》（卫医政发〔2010〕11号）第三条具体分析。

本案例中，病历书写不完整、不及时。具体见下。

（1）病历书写不完整

①患儿全麻术后护理记录中应有对心电示波及心律的描述，不应漏掉。推荐增加“心电示波：窦性心律，律齐”。

②患儿双眼术后绷带包扎，应使用Morse跌倒风险评分和Barthel指数评定量表评分重新评

估跌倒风险及自理能力，并给予相应的护理措施。推荐增加“为患儿评估 Morse 跌倒风险评分总分 45 分，Barthel 指数评定量表 55 分，属于跌倒高风险，保持六洁，完善基础护理，向患儿及家属讲解预防跌倒的相关注意事项及护理措施，告知呼叫器的正确使用方法，保持地面清洁、干燥、无障碍物，为患儿加床档，协助患儿生活护理”。

③当患儿主诉疼痛时，应使用疼痛评分量表进行评估，若患者疼痛评分高于 4 分，则需要记录护理记录，按照疼痛记录单的内容进行记录，并辅以相应的护理措施。推荐患儿因病情变化主诉疼痛时，护理记录修改为“患儿主诉眼部手术伤口疼痛，性质为刺痛，面部表情疼痛量表评分为 4 分，疼痛频率为间歇性，疼痛加重的因素为活动时疼痛加重，休息后疼痛缓解。嘱患儿闭眼卧床休息，安慰患儿，嘱患儿放松”。每 30 ～ 60 分钟评价疼痛变化情况，直至疼痛评分小于 4 分时停止评估。

（2）病历书写不及时：一级护理患者每日应有相应的护理记录。术后第一天医生为患儿拆解术眼绷带，患儿出现视物重影，明显视力下降，应立即进行 Morse 跌倒风险评估、Barthel 指数评定量表评估并进行相应的健康宣教，推荐增加护理记录为“患儿主诉视物重影，患儿 Morse 跌倒风险评分为 45 分，Barthel 指数评定量表评分为 70 分，放置警示牌，向患儿和家属进行预防跌倒健康教育，保持地面干燥，光线充足，随用物品放于身边，为患儿立双侧床档”。

妇科病房案例

【案例 1】

1. 资料背景

（1）一般资料： 患者女性，47 岁，2022 年 9 月 22 日主因“体检发现卵巢肿物 1 月余”以“卵巢癌？”收入院。

（2）专科情况： 入院后询问病史过程中，患者主诉左小腿水肿，疼痛 1 周。遵医嘱查血凝血等化验，行双下肢静脉彩超。双下肢静脉彩超回报：左下肢肌间静脉血栓形成，右下肢未见明显血栓形成。

请介入血管科会诊。指导患者现绝对卧床，抬高患肢，禁止按摩，禁止热敷。

2. 缺陷护理记录

项目 日时	神志	体温（℃）	脉搏（次/分）	心率（次/分）	血压（mmHg）	呼吸（次/分）	SpO_2（%）	记录	记录人
2022-09-22 09:00		36.0	92		126/73	20	96	患者因“卵巢癌？”入院，自诉左小腿水肿、疼痛 1 周，现无腹痛、腹胀等不适，无阴道出血。查体：腹部平坦，移动性浊音（－），无腹部凹陷，无腹肌紧张，无腹部压痛，无反跳痛，***左下肢肿胀：有，左下肢腓肠肌压痛：有。予患者测量下肢周径，详见体温单。***予患者监测静息状态下外周血氧饱和度波动在 96% ～ 97%。通知医生，遵医嘱予患者***抽血化验***，***行双下肢 B 超***，患者 ADL 评分 60 分，压疮	张三

续表

项目 日时	神志	体温（℃）	脉搏（次/分）	心率（次/分）	血压（mmHg）	呼吸（次/分）	SpO_2（%）	记录	记录人
								评分 18 分，Wells 评分 2 分，Geneva 评分 9 分。	
09:40								患者***血化验回报：D-Dimmer*** 7.92 μg/ml。***双下肢 B 超回报***：左下肢肌间静脉血栓形成，右下肢未见明显血栓形成。告知医生，遵医嘱嘱患者绝对卧床，患肢制动，禁热敷，禁按摩，抬高患肢，***遵医嘱予患者克赛皮下注射***，抗凝治疗。	张三

3. 护理记录正确书写方法示范

项目 日时	神志	体温（℃）	脉搏（次/分）	心率（次/分）	血压（mmHg）	呼吸（次/分）	SpO_2（%）	记录	记录人
2022-09-22 09:00		36.0	92		126/73	20	96	患者主因“卵巢癌？”入院，自诉左小腿水肿、疼痛 1 周，现未诉***心悸、胸闷、憋气、***腹痛、腹胀等不适，无阴道出血。查体：腹部平坦，移动性浊音阴性，无腹部凹陷，***无腹肌紧张，无腹部压痛，无反跳痛，左下肢水肿（+），右下肢水肿阴性，予患者测量双下肢腿围，左大腿腿围 51 cm，右大腿腿围 50 cm，左小腿腿围 35 cm，右小腿腿围 33.5 cm，双侧足背动脉搏动对称，双下肢皮温皮色一致；***予患者监测静息状态下外周血氧饱和度波动在 96%～97%。患者 ADL 评分 60 分，压疮评分 18 分，Wells 评分 2 分，Geneva 评分 9 分。通知医生，遵医嘱予患者***抽取凝血等化验。嘱患者暂时绝对卧床，左下肢制动，禁止按摩、热敷，患者及家属表示理解，不适随叫。***	张三
2022-09-22 9:15						***18***		***医辅人员带患者坐轮椅外出检查。***	

续表

项目 日时	神志	体温（℃）	脉搏（次/分）	心率（次/分）	血压（mmHg）	呼吸（次/分）	SpO_2（%）	记录	记录人
09:40						***20***		***患者外出检查安返病房，无心悸、胸闷、胸痛、憋气，仍感左下肢肿胀，未感疼痛、麻木。凝血结果回报：D-二聚体 7.92 μg/ml。双下肢静脉彩超回报：***左下肢肌间静脉血栓形成，右下肢未见明显血栓形成。告知医生，遵医嘱***遵医嘱予患者依诺肝素钠注射液 6000 U 皮下注射***，抗凝治疗。嘱患者绝对卧床，患肢制动，禁热敷，禁按摩，抬高患肢，***勿用力排便，多进食高膳食纤维食物，预防便秘，保持排便通畅，予右下肢踝泵练习指导，嘱患者排便困难或有不适时，立即告知医护人员。指导患者床上翻身活动，预防压疮。患者表示理解。***	张三

4. 问题分析与知识链接：根据《卫生部关于加强医院临床护理工作的通知》（卫医政发〔2010〕7号）护士对住院患者履行的护理职责，以及《病历书写基本规范》（卫医政发〔2010〕11号）第一章第五条、第六条具体分析。

本案例中，书写不规范相关内容如下。

（1）“患者主诉左下肢疼痛伴肿胀1周”“予患者测量下肢周径，详见体温单”，没有描述下肢静脉血栓的相关症状及临床表现，查体内容不全面。“怀疑有血栓时”未体现相应的宣教内容，推荐修改为“嘱患者暂时绝对卧床，左下肢制动，不适随叫”。

（2）确诊有血栓时，宣教内容既包括患肢，又包括健肢的活动指导，推荐修改为“嘱患者绝对卧床，患肢制动，禁热敷，禁按摩，抬高患肢，勿用力排便，多进食高膳食纤维食物，预防便秘，保持排便通畅，予右下肢踝泵练习指导，嘱患者排便困难或有不适时，立即告知医护人员。指导患者床上翻身活动，保持会阴部皮肤及肛周皮肤清洁干燥。患者表示理解”。

（3）化验检查和药物名称书写不规范，相关剂量单位书写不规范：“D-dimmer”为英文，推荐修改为“D-二聚体”；“双下肢B超”推荐修改为“双下肢静脉彩超”；药物“克赛”为商品名，推荐修改为“依诺肝素钠注射液6000 U皮下注射”。

【案例2】

1. 资料背景

（1）一般资料：患者女性，36岁，主因“体检发现子宫肌瘤4个月”于2022年8月12日以“子宫肌瘤，多发”收入院。

（2）专科情况

患者于2022年8月12日在全麻下行腹腔镜探查+粘连松解+子宫肌瘤剔除术。术后留置腹腔引流管及尿管。主要治疗：妇科术后护理常规、一级护理、术后饮食、0.9% 氯化钠 100 ml＋注射用头孢呋辛钠 1.5 g 静脉输液 BID，甲硝唑注射液 0.5 g 静脉输液 BID。

患者术后 1 小时腹腔引流 90 ml，血性；阴道出血同月经量，鲜红色，无血块；术后 2 小时，患者主诉头晕、乏力、心悸。腹腔引流 150 ml，血性；阴道出血大于月经量，鲜红色，无血块；通知医生，遵医嘱予患者持续心电监护，抽取血化验。半小时后血常规结果回报：血红蛋白 86 g/L，红细胞 2.86×10^{12}/L，余项大致正常。

2. 缺陷护理记录

项目 日时	神志	体温（℃）	脉搏（次 / 分）	心率（次 / 分）	血压（mmHg）	呼吸（次 / 分）	SpO_2（%）	记录	记录人
2022-8-12 11:00	清楚	36.0		82	133/74	18	98	***患者在全麻下行腹腔镜子宫肌瘤剔除术，术后返回病房。患者无腹痛等不适。查体：伤口敷料干燥、无渗出；腹腔引流通畅；尿管通畅，尿色淡黄；无阴道出血；***受压部位皮肤无压红，予患者 Braden 压疮评分 21 分。予患者及家属术后宣教，其表示理解。心电监护示：窦性心律，律齐。持续鼻导管吸氧 2 L/min。	张三
11:30	清楚			82	117/69	18	97	***予患者倾倒腹腔引流液 40 ml***，通知医生，遵医嘱继续观察腹腔引流变化。心电监护示：窦性心律，律齐。	张三
12:00	清楚			88	106/69	18	97	患者诉腹痛较前无明显变化，***予患者倾倒腹腔引流液 50 ml***，尿管通畅，尿色黄，量约 50 ml；心电监护示：窦性心律，律齐。协助患者翻身活动，通知医生，***遵医嘱予患者垂体 6 单位 24 小时持续泵入***。	王五
13:00	清楚			94	90/60	18	97	患者主诉头晕、乏力、心悸。盆腔引流 80 ml，血性；***阴道出血大于月经量***；心电监护示：窦性心律，律齐。通知医生，遵医嘱抽取血化验。***遵医嘱予患者盐林格输液，生理盐水＋卡络磺钠＋苏灵止血治疗。***	张三
13:10	清楚			94	96/68	18		***患者术后腹腔引流共计 240 ml。***心电监护示：窦性心律，律齐。	张三

续表

项目 日时	神志	体温（℃）	脉搏（次/分）	心率（次/分）	血压（mmHg）	呼吸（次/分）	SpO_2（%）	记录	记录人
13:30	清楚	36.7		96	95/60	18	96	**患者仍感不适，血常规结果回报：HGB 86 g/L，**红细胞 2.86×10^{12}/L，余项大致正常。	张三
14:30	清楚			96	100/65	18	98	**患者腹腔引流 20 ml，遵医嘱予患者悬浮红细胞+血浆输血。**	张三

3. 护理记录正确书写方法示范

项目 日时	神志	体温（℃）	脉搏（次/分）	心率（次/分）	血压（mmHg）	呼吸（次/分）	SpO_2（%）	记录	记录人
2022-8-12 11:00	清楚	36.0		82	133/74	18	98	**患者在全麻下行腹腔镜探查+粘连松解+子宫肌瘤剔除术，术后返回病房。询问患者，未诉腹痛、腹胀，疼痛评分 0 分。查体：腹软，伤口敷料未见渗血；盆腔引流固定完好，管路通畅，引流液淡血性；未见阴道出血；尿管通畅，尿色淡黄；受压部位皮肤未见压红；**遵医嘱予患者心电监护示：窦性心律，律齐，持续鼻导管吸氧 2 L/min；Braden 压疮评分 21 分，**非计划拔管评分 3 分；指导患者翻身活动、管路安全及术后宣教**，患者及家属表示理解。	张三
11:30	清楚			82	117/69	18	97	**患者诉稍感腹痛，疼痛评分 2 分，查体：腹软、腹部压痛及反跳痛阴性，予患者倾倒盆腔引流液 40 ml，血性；阴道出血小于月经量，鲜红色，无血块；**通知医生，遵医嘱继续观察盆腔引流变化。心电监护示：窦性心律，律齐。	张三
12:00	清楚			88	106/69	18	97	患者诉腹痛较前无明显变化，**予患者倾倒盆腔引流液 50 ml，血性；阴道出血同月经量，鲜红色，无血块，量约 15 ml；遵医嘱**	王五

续表

项目 日时	神志	体温（℃）	脉搏（次/分）	心率（次/分）	血压（mmHg）	呼吸（次/分）	SpO_2（%）	记录	记录人
								予患者0.9%氯化钠注射液500 ml+垂体后叶素6单位静脉泵入，维持24小时。尿管通畅，尿色黄，量约50 ml；心电监护示：窦性心律，律齐。协助患者翻身活动。	
12:30	清楚			90	100/60	18	98	询问患者，诉腹痛较前无明显变化，予患者倾倒盆腔引流液70 ml，血性；***阴道出血大于月经量，鲜红色，无血块；***尿管通畅，尿色黄，量约30 ml；心电监护示：窦性心律，律齐，协助患者翻身活动，通知医生，遵医嘱继续观察腹腔引流变化。	王五
13:00	清楚			94	90/60	18	97	患者主诉头晕、乏力、心悸。盆腔引流80 ml，血性；***阴道出血大于月经量，鲜红色，无血块，量约55 ml；尿管通畅，尿色黄，量约40 ml；***心电监护示：窦性心律，律齐。通知医生，遵医嘱抽取血化验，***乳酸盐林格注射液静脉输液扩容治疗，0.9%氯化钠注射液100 ml+卡络磺钠80 mg静脉输液，注射用尖吻蝮蛇血凝酶2 U静脉冲入，止血治疗。***	张三
13:10	清楚			94	96/68	18		患者未诉不适。查体：腹软，腹部压痛阳性，反跳痛阴性，移动性浊音阴性，***患者术后11:00—13:00盆腔引流共计240 ml，血性；阴道出血量70 ml，鲜红色，无血块。尿量80 ml，尿色黄，无絮状物。***立即汇报当天值班医生，心电监护示：窦性心动过速，律齐。	张三
13:30	清楚	36.7		96	95/60	18	96	患者仍感头晕、乏力、心悸。***血常规结果回报：血红蛋白86 g/L，***红细胞2.86×	张三

续表

项目 日时	神志	体温（℃）	脉搏（次/分）	心率（次/分）	血压（mmHg）	呼吸（次/分）	SpO_2（%）	记录	记录人
								10^{12}/L，余项大致正常。***盆腔引流 20 ml，血性，鲜红色；阴道出血同月经量，鲜红色，无血块，量约 10 ml；尿管通畅，尿色黄，量约 30 ml；***心电监护示：窦性心律，律齐。	
14:30	清楚			96	100/65	19	98	***患者诉乏力，未诉头晕、心悸不适，倾倒盆腔引流液 20 ml，血性；阴道出血小于月经量，鲜红色，无血块，量约 5 ml；尿管通畅，尿色黄，量约 40 ml；协助患者翻身活动。心电监护示：窦性心动过速，律齐。遵医嘱予 0.9% 氯化钠注射液冲管，地塞米松 10 mg 静脉注射。B 型 Rh +悬浮红细胞 2 U 静脉输血，调节滴速 15 滴/分，管路连接紧密，输液通畅，给予相关健康教育，患者表示理解。***	张三

4. 问题分析与知识链接：根据《卫生部关于加强医院临床护理工作的通知》（卫医政发〔2010〕7 号）护士对住院患者履行的护理职责，以及《病历书写基本规范》（卫医政发〔2010〕11 号）第一章第三条、第六条具体分析。

本案例中，书写不规范的相关内容如下。

（1）护理文书书写不规范

①“患者在全麻下行腹腔镜子宫肌瘤剔除术，术后返回病房”，建议手术名称书写要具体，推荐修改为“患者在全麻下行腹腔镜探查＋粘连松解＋子宫肌瘤剔除术，术后返回病房”。

②“患者无腹痛等不适”，推荐修改为“患者疼痛评分 0 分”；如果疼痛不是 0 分时，要描述疼痛的部位、性质及处理等。

③“查体：伤口敷料干燥、无渗出；盆腔引流通畅；尿管通畅，尿色淡黄；无阴道出血”，未具体评估腹部情况，未体现引流液的颜色及性质等，也未进行预防意外拔管的评估。

④“化验结果：HGB 86 g/L，红细胞 2.86×10^{12}/L”，未书写相应的查体内容，推荐修改为“患者贫血貌，自诉乏力等不适”。

⑤“患者腹腔引流 20 ml，遵医嘱予患者悬浮红细胞＋血浆输血”，未体现输血的量、血型及相应的健康教育内容，推荐修改为“遵医嘱予患者 0.9% 氯化钠注射液冲管，地塞米松 10 mg 静脉注射。B 型 Rh +悬浮红细胞 2 U 静脉输血，调节滴速 15 滴/分，管路连接紧密，输液通畅，给予相关健康教育”。

（2）化验检查和药物名称等书写不规范：“HGB”为简写，推荐修改为“血红蛋白”；药物“盐林格”推荐修改为“乳酸钠盐林格注射液”；“生理盐水”推荐修改为“0.9% 氯化钠注射液”。

（3）药物名称应使用通用名，并应记录准确的给药剂量、浓度及给药方式等：“乳酸盐林格输液治疗，生理盐水＋卡络磺钠＋苏灵止血治疗”推荐修改为“乳酸盐林格注射液 500 ml 输液扩容治疗，0.9% 氯化钠注射液 100 ml＋卡络磺钠 80 mg，注射用尖吻蝮蛇血凝酶 2 U 静脉冲入，止血治疗”。

【案例 3】

1. 资料背景

（1）一般资料：患者女性，35 岁，主因“痛经 4 年，进行性加重半年”于 2022 年 10 月 19 日以“子宫内膜异位症”收入院。

（2）专科情况

2022 年 10 月 20 日在全麻下行腹腔镜探查＋粘连松解＋右侧卵巢囊肿剔除术＋右卵巢成形术＋深度子宫内膜异位病灶清除术＋盆腔病损切除术＋肠病灶切除术。

术后主要治疗：妇科术后护理常规、一级护理、禁食，可进水，0.9% 氯化钠注射液 100 ml＋舒普深 3 g 静脉输液 Q12h，0.9% 氯化钠注射液 100 ml＋卡络磺钠 80 mg 静脉输液 Qd8，0.9% 氯化钠注射液 100 ml＋注射用尖吻蝮蛇血凝酶 2 单位静脉注射 Qd8，5% 葡萄糖氯化钠注射液 500 ml＋氯化钾注射液 1.5 g 静脉输入 Qd8，四磨汤 20 ml Bid 口服，查血常规、电解质。

2. 缺陷护理记录

项目 日时	神志	体温（℃）	脉搏（次/分）	心率（次/分）	血压（mmHg）	呼吸（次/分）	SpO_2（%）	记录	记录人
2022-10-19 09:00	清楚	36.5	88		135/88	18		患者主因“子宫内膜异位症”入院，现未诉腹痛、腹胀、阴道出血，***既往痛经 4 年余，痛经时疼痛评分最高为 7 分，口服止痛药芬必得治疗，每次 1 片，***已告知医生，遵医嘱继续观察，予患者入院健康教育，表示理解。	张三
2022-10-20 14:50	清楚	36.2		88	125/78	17	100	患者在全麻下行腹腔镜探查＋粘连松解＋右侧卵巢囊肿剔除术＋右卵巢成形术＋深度子宫内膜异位病灶清除术＋盆腔病损切除术＋肠病灶切除术，术后返回病房，***患者稍感腹痛，疼痛评分：3 分，***无腹胀，可见阴道出血小于月经量，鲜红色，患者尿管通畅，尿色淡黄色，受压部位皮肤无压红，Braden 压疮评分：18 分。心电监护示：窦性心律，律齐。遵医嘱予患者禁食，可进水，予饮食指导，表示理解。	张三

续表

项目 日时	神志	体温（℃）	脉搏（次/分）	心率（次/分）	血压（mmHg）	呼吸（次/分）	SpO_2（%）	记录	记录人
15:20	清楚			80	122/75	18	99	诉腹部疼痛同前，未感加重。查体：腹部伤口未见渗血，阴道出血小于月经量，鲜红色，未见血块；尿管通畅，尿色淡黄，心电监护示：窦性心律，律齐。	张三
16:20	清楚			76	132/79	19	100	心电监护示：窦性心律，律齐。尿管通畅，尿液淡黄色。	张三
17:20	清楚			78	124/80	20	99	心电监护示：窦性心律，律齐。协助患者右侧卧位，查看患者骶尾受压部位皮肤未见压红。	李四
18:20	清楚			77	133/73	18	100	询问患者，诉稍感腹痛，疼痛评分2分；尿管通畅，尿液淡黄色；心电监护：窦性心律，律齐。通知医生，遵医嘱暂观察，指导患者听音乐，转移注意力，告知患者疼痛加重时，随时呼叫医护人员。	李四
19:20	清楚			76	129/75	19	99	心电监护示：窦性心律，律齐。查看患者无阴道出血，尿管通畅，尿液淡黄色，协助患者右侧卧位。遵医嘱停心电监护。	李四
22:50	清楚					18		巡视病房，***患者诉腹部疼痛难忍，疼痛评分为7分，***遵医嘱予患者盐酸曲马多注射液100 mg肌内注射。	王二
23:20	清楚					18		患者诉腹部伤口疼痛较前稍好转，***疼痛评分为4分。***	王二
2022-10-21 10:30	清楚	37	88					***患者术后第1天，现未排气、排便，诉腹胀，今日血化验结果回报：K^+ 3.3 mmol/L，遵医嘱继续观察。***	王二
2022-10-23 10:50	清楚					18		***患者术后3天无大便，无腹胀，遵医嘱予患者进半流食，患者未诉不适。***	张三

3. 护理记录正确书写方法示范

项目 日时	神志	体温（℃）	脉搏（次/分）	心率（次/分）	血压（mmHg）	呼吸（次/分）	SpO_2（%）	记录	记录人
2022-10-19 09:00	清楚	36.5	88		135/88	18		患者主因“子宫内膜异位症”入院，自诉既往痛经4余年，**表现为月经前1～2天开始疼痛，月经第1天最严重，**痛经时疼痛评分为7分，**疼痛可持续整个经期，为下腹深部疼痛，有时放射至会阴部、肛门处，平日口服止疼药布洛芬缓释片治疗，每次0.3 g，自诉服药1 h后疼痛逐渐缓解，疼痛评分为3分，**现患者未诉腹痛，疼痛评分0分，予患者入院及围手术期健康教育，表示理解。	张三
2022-10-20 14:50	清楚	36.2		88	125/78	17	100	患者在全麻下行腹腔镜探查＋粘连松解＋右侧卵巢囊肿剔除术＋右卵巢成形术＋深度子宫内膜异位病灶清除术＋盆腔病损切除术＋肠病灶切除术，术后返回病房，**患者稍感腹痛，疼痛评分为3分，**患者现未感腹胀，查体：腹部伤口未见渗血，阴道出血小于月经量，鲜红色；尿管通畅，尿色淡黄色；受压部位皮肤无压红，Braden压疮评分：18分；心电监护示：窦性心律，律齐。**现遵医嘱予患者0.9%氯化钠注射液100 ml＋卡络磺钠80 mg静脉输液，0.9%氯化钠注射液100 ml＋苏灵2 U静脉输液。予患者禁食，可进水，协助并指导患者每1～2小时床上翻身活动，予患者疼痛相关指导，如听音乐、深呼吸等，如患者疼痛加重，随时告知医护人员，**患者表示理解。	张三

续表

项目 日时	神志	体温（℃）	脉搏（次/分）	心率（次/分）	血压（mmHg）	呼吸（次/分）	SpO_2（%）	记录	记录人
15:20	清楚			80	122/75	18	99	诉腹部疼痛同前，未感加重。查体：腹部伤口未见渗血，阴道出血小于月经量，鲜红色，未见血块；尿管通畅，尿液淡黄色。心电监护示：窦性心律，律齐。	张三
16:20	清楚			76	132/79	19	100	心电监护示：窦性心律，律齐。尿管通畅，尿液淡黄色。	张三
17:20	清楚			78	124/80	20	99	心电监护示：窦性心律，律齐。协助患者右侧卧位，查看患者骶尾部皮肤未见压红。	李四
18:20	清楚			77	133/73	18	100	询问患者，诉稍感腹痛，疼痛评分 2 分；尿管通畅，尿液淡黄色；心电监护：窦性心律，律齐。通知医生，遵医嘱继续观察，指导患者听音乐，转移注意力，告知患者疼痛加重时，随时呼叫医护人员。	李四
19:20	清楚			76	129/75	19	99	心电监护示：窦性心律，律齐。查看患者无阴道出血，尿管通畅，尿液淡黄色，协助患者右侧卧位。遵医嘱停心电监护。	李四
22:50	清楚					18		巡视病房，患者诉腹部伤口疼痛难忍，***疼痛为刀割痛，持续性疼痛，改变体位后不能缓解，不能入睡，疼痛评分为 7 分，***立即通知医生，遵医嘱予患者盐酸曲马多注射液 100 mg 肌内注射。	王二
23:20	清楚					18		患者诉腹部伤口疼痛较前稍好转，***仍感疼痛，为刀割痛，间断性疼痛，不能入睡，疼痛评分为 4 分，通知医生，遵医嘱继续观察，指导患者听音乐、深呼吸缓解疼痛，***患者表示理解。	王二

续表

项目 日时	神志	体温（℃）	脉搏（次/分）	心率（次/分）	血压（mmHg）	呼吸（次/分）	SpO_2（%）	记录	记录人
23:50	清楚					*18*		患者诉腹部伤口疼痛较前明显好转，疼痛评分为2分，通知医生，遵医嘱继续观察。	王二
2022-10-21 10:30	清楚	37	88					患者术后第1天，诉稍感头晕，未诉心悸，自觉腹胀明显，未排气、排便；查体：腹部膨隆，听诊肠鸣音1次/分，叩诊为鼓音，触诊腹部压痛反跳痛阴性；阴道出血小于月经量，鲜红色，无血块。今日血化验回报：血钾3.3 mmol/L，其余大致正常。通知医生，遵医嘱患者禁食、可进水，予5%葡萄糖氯化钠注射液500 ml＋15%氯化钾注射液1.5 g静脉输液，四磨汤口服液20 ml，每日2次口服，指导患者体位排气，嚼木糖醇口香糖促进排气，协助患者下床活动，妇科跌倒评分35分，中风险，予活动安全宣教；患者及家属表示理解。	张三
2022-10-22 10:00	清楚	*36.9*	*80*					患者术后第2天，现有少量排气，未排便，诉稍感腹胀，查体：腹部膨隆较前稍好转，听诊肠鸣音2次/分，未见阴道出血，遵医嘱继续四磨汤20 ml，每日2次口服，指导患者体位排气，嚼木糖醇口香糖促进排气，进食米汤、无糖藕粉等，指导患者下床活动，予活动安全宣教，患者表示理解。	
2022-10-23 10:50						18		患者术后3天已排气，未排便，无腹胀，询问患者无便意，查体：听诊肠鸣音3次/分，腹软。遵医嘱予半流食饮食指导，如进食米粥、面片汤等，患者表示理解。	

4. 问题分析与知识链接：根据《病历书写基本规范》（卫医政发〔2010〕11 号）第一章第五条、第六条具体分析。

本案例中，化验检查和药物名称书写不规范，相关剂量单位书写不规范。具体见下。

（1）“既往痛经 4 年余，痛经时疼痛评分最高为 7 分，口服止痛药芬必得治疗，每次 1 片”，未具体描述痛经的特点，止痛药要有具体用量，不应以“片”为单位，推荐修改为“自诉既往痛经 4 年余，表现为月经前 1 ～ 2 天开始疼痛，月经第 1 天最严重，痛经时疼痛评分最高为 7 分，疼痛可持续整个经期，为腹深部疼痛，有时放射至会阴部、肛门处，平日口服止疼药布洛芬缓释片治疗，每次 0.3 g，服药 1 h 后疼痛逐渐缓解，疼痛评分为 3 分，现患者无腹痛，疼痛评分 0 分，无腹胀及阴道出血”。

（2）“患者稍感腹痛，疼痛评分：3 分”，未给予具体缓解疼痛的措施及教育，推荐修改为“现遵医嘱予 0.9% 氯化钠注射液 500 ml＋缩宫素 10 单位静脉泵入维持 24 小时，予患者禁食，可进水，协助并指导患者每 1 ～ 2 小时床上翻身活动，予患者疼痛相关指导，如听音乐、深呼吸等，如患者疼痛加重，随时告知医护人员，患者表示理解”。

（3）“患者诉腹部疼痛难忍，疼痛评分为 7 分”，未具体描述疼痛的性质、部位等，推荐修改为“患者诉腹部伤口疼痛难忍，疼痛为刀割痛，持续性疼痛，改变体位后不能缓解，不能入睡，疼痛评分为 7 分”。

（4）“患者术后第 1 天，现未排气、排便，诉腹胀，今日血化验结果回报：K^+ 3.3 mmol/L，遵医嘱继续观察”。血钾低，未进行相应的饮食安全指导，推荐修改为“患者术后第 1 天，可进流食，协助患者床旁站立，自诉稍感头晕，未排气、排便，自觉腹胀明显，查体：腹部膨隆，叩诊为鼓音，听诊肠鸣音 1 次 / 分，阴道出血小于月经量，鲜红色，无血块。今日血化验结果回报：血钾 3.3 mmol/L，其余结果大致正常。通知医生，遵医嘱予患者补液治疗，予患者四磨汤口服液 20 ml 每日 2 次口服，予患者 Morse 评分：35 分，中风险，嘱患者嚼木糖醇口香糖及多下床活动帮助排气，予患者活动安全指导、踝泵练习等指导，患者表示理解”。次日需再次评估排气等情况。

（5）“患者术后 3 天未排便，无腹胀，遵医嘱予患者进半流食，患者未诉不适”。未进行便意的评估及针对性的饮食指导，推荐修改为“患者术后 3 天未排便，无腹胀，询问患者无便意，查体：腹软，听诊肠鸣音 3 次 / 分。遵医嘱予半流食饮食指导，如进食米粥、面片汤等，患者表示理解”。

【案例 4】

1. 资料背景

（1）一般资料：患者女性，59 岁，主因“发现子宫脱垂Ⅲ度 4 年，阴道前壁膨出Ⅳ度半年”于 2022 年 10 月 9 日以“子宫脱垂，阴道前壁膨出”收入院。

（2）专科情况

患者无腹痛，无腹部坠胀感，无排尿、排便困难，阴道脱出物黏膜完整、无破损，平卧时不能自行还纳，无阴道出血，偶有行走不适。

患者于 2022 年 10 月 9 日在全麻下行右侧腘绳肌取腱＋腹腔镜探查＋粘连松解＋全子宫双附件切除＋阴道残端高位骶韧带悬吊＋阴道前壁自体组织添加修补术，现返回病房。

2. 缺陷护理记录

项目 日时	神志	体温（℃）	脉搏（次/分）	心率（次/分）	血压（mmHg）	呼吸（次/分）	SpO_2（%）	记录	记录人
2022-10-9 10:00	清楚	36	88		126/75	18		患者主因“子宫脱垂Ⅲ度，阴道前壁膨出Ⅳ度”入院，***无腹痛、腹胀，无阴道出血；双下肢无肿胀，无疼痛。患者对磺胺类药物过敏***。予患者入院教育，患者表示理解。	张三
2022-10-11 12:59	清楚	36		78	135/69	18	100	患者在全麻下行***腹腔镜***手术，术后返回病房。无阴道出血，无腹胀，予患者疼痛评分1分，伤口敷料干燥、无渗出。尿管通畅，尿色淡黄，***患者右腿绷带松紧度适宜，足背动脉搏动一致***，受压部位皮肤无压红，予患者压疮评分21分。予患者非计划性拔管评分2分。心电监护示：窦性心律，律齐。予患者术后宣教及踝泵练习指导，患者及家属表示理解。	张三
13:50	清楚			82	131/78	19	100	***心电监护示：窦性心律，律齐。***	张三
14:50	清楚			78	130/68	16	99	心电监护示：窦性心律，律齐。	张三
15:50	清楚			82	127/80	19	99	***心电监护示：窦性心律，律齐。***	张三
16:50	清楚			86	130/78	18	100	心电监护示：窦性心律，律齐。	张三
17:50	清楚			80	124/75	16	99	***心电监护示：窦性心律，律齐。***	李四
18:50	清楚	36.2		80	130/75	19	100	***心电监护示：窦性心律，律齐。***	李四

3. 护理记录正确书写方法示范

项目 日时	神志	体温（℃）	脉搏（次/分）	心率（次/分）	血压（mmHg）	呼吸（次/分）	SpO_2（%）	记录	记录人
2022-10-9 10:00	清楚	36	88		126/75	18		患者主因“子宫脱垂Ⅲ度，阴道前壁膨出Ⅳ度”入院，***患者现未诉腹痛、诉腹部坠胀感，无排尿、排便困难。查体：阴道脱出物黏***	张三

续表

项目 日时	神志	体温（℃）	脉搏（次/分）	心率（次/分）	血压（mmHg）	呼吸（次/分）	SpO_2（%）	记录	记录人
								膜完整、无破损，平卧时不能自行还纳，无阴道出血，双下肢水肿阴性，腓肠肌压痛阴性，足背动脉搏动对称有力，皮温、皮色一致；患者自诉对磺胺类药物过敏，表现为头痛、恶心、周身皮疹。予患者入院教育，患者表示理解。	
2022-10-11 12:59	清楚	36		78	135/69	18	100	患者在全麻下行右侧胭绳肌取腱+腹腔镜探查+粘连松解+全子宫双附件切除+阴道残端高位骶韧带悬吊+阴道前壁自体组织添加修补术，术后返回病房。患者右侧胫骨结节内侧取腱伤口由敷料覆盖，干燥、无渗出，弹力绷带加压包扎，松紧度适宜，双下肢水肿阴性，腓肠肌压痛阴性，足背动脉搏动对称有力，皮温皮色一致；尿管通畅，尿色淡黄；受压部位皮肤完整，未见压红，压疮评分 21 分；非计划性拔管评分 2 分，疼痛评分 1 分，遵医嘱予患者心电监护示：窦性心律，律齐。持续鼻导管吸氧 2 L/min；予患者及家属踝泵练习、管路安全及术后宣教，表示理解。	张三
13:50	清楚			82	131/78	19	100	协助患者翻身活动，未见阴道出血，尿管通畅，尿色淡黄。心电监护示：窦性心律，律齐。	张三
14:50	清楚			78	130/68	16	99	心电监护示：窦性心律，律齐。	张三
15:50	清楚			82	127/80	19	99	询问患者，患者诉稍腹痛，疼痛评分 2 分。予患者踝泵练习指导，预防下肢静脉血栓形成。心电监护示：窦性心律，律齐。	张三
16:50	清楚			86	130/78	18	100	心电监护示：窦性心律，律齐。	张三

续表

项目 日时	神志	体温（℃）	脉搏（次/分）	心率（次/分）	血压（mmHg）	呼吸（次/分）	SpO_2（%）	记录	记录人
17:50	清楚			80	124/75	16	99	***协助患者翻身活动，未见阴道出血。心电监护示：窦性心律，律齐。***	李四
18:50	清楚	36.2		80	130/75	19	100	***询问患者，患者诉腹痛，疼痛评分2分。心电监护示：窦性心律，律齐。遵医嘱停心电监护。予患者不适随叫医护人员，患者表示理解。***	李四

4. 问题分析与知识链接：根据《病历书写基本规范》（卫医政发〔2010〕11号）第一章第二条、第三条、第六条具体分析。

本案例中，病历书写过于简单，专科描述不规范。具体见下。

（1）护理文书书写不完整："无腹痛、腹胀，无阴道出血；双下肢无肿胀，无疼痛，患者对磺胺类药物过敏"。未具体、全面地评估患者情况，对过敏没有描述具体症状，推荐修改为"患者现无腹痛，无腹部坠胀感，无排尿、排便困难。查体：阴道脱出物黏膜完整、无破损，平卧时不能自行还纳，无阴道出血，双下肢水肿阴性，腓肠肌压痛阴性，足背动脉搏动对称有力，皮温、皮色一致。偶有行走不适；患者自诉对磺胺类药物过敏，表现为头痛、恶心、周身皮疹。予患者入院教育，患者表示理解"。

（2）手术名称太宽泛，不容易抓住观察和护理重点："腹腔镜手术"推荐修改为"行右侧胭绳肌取腱＋腹腔镜探查＋粘连松解＋全子宫双附件切除＋阴道残端高位骶韧带悬吊＋阴道前壁自体组织添加修补术"。

（3）患者术后观察内容欠缺："患者右腿绷带松紧度适宜，足背动脉搏动一致"，推荐修改为"患者右侧胫骨结节内侧取腱伤口由敷料覆盖，干燥无渗出，弹力绷带加压包扎，松紧度适宜，双下肢水肿（－），腓肠肌压痛（－），足背动脉搏动对称有力，皮温、皮色一致"。

（4）术后监测过程中，缺乏专科内容观察："心电监护示：窦性心律，律齐"。推荐修改为"协助患者翻身活动，未见阴道出血，尿管通畅，尿色淡黄。心电监护示：窦性心律，律齐"。

第五章

危重患者护理记录单

危重患者护理记录单适用于病情危重、重症监护、复杂或大手术后、严重外伤和大面积烧伤、使用呼吸机辅助呼吸、实施连续性肾替代治疗，以及其他生命体征不稳定的患者，是护士根据医嘱和病情对危重患者住院期间护理过程的客观记录。应当根据相应专科的护理特点书写。

一、书写内容

书写内容包括患者姓名、性别、年龄、科别、床号、病案号（或住院病历号），记录日期、时间，患者体温、脉搏、呼吸、血压、血氧饱和度、入量、出量、病情、治疗和专科操作及指导等。

二、书写要求及规范

1. 对医生开具医嘱的病危、病重、特级护理患者使用危重患者记录单。

2. 眉栏填写：科室、患者姓名、住院病历号、床号、诊断、记录日期（__年__月__日）、页码。

3. 出入量记录：根据医嘱执行，将出入量种类及数值记录在相应内容栏内。

（1）入量：包括每餐进食种类和含水量、饮水量、输液、输血量等（注明药名、单位、浓度、剂量、用法等）。

（2）出量：包括尿量、大便量、呕吐量、术中出血及各种引流液量等。在病情栏内，记录出量颜色、性质等。

（3）纸质特护记录当班护士应做好 24 小时出入量小结，并以双红线标注。

4. 生命体征记录：详细、准确地记录生命体征，记录时间应具体到分钟（24 小时制），其中，体温、脉搏、呼吸至少每日 4 次。病情出现变化时随时记录。心电监测患者每小时记录，并观察患者心电波形变化。

5. 病情记录：病情变化记录内容包括患者意识、病情变化、呼吸机设定参数或模式、各种管路及引流液性质、病情观察要点、护理措施及效果评价。具体内容如下：患者不适主诉；护士所观察到的病情变化、临床表现、心理及行为的改变以及重要的异常实验室检查等；治疗、护理措施、护理效果等。

6. 手术患者记录：患者返回病室的时间、麻醉方式、手术名称、神志情况、生命体征、伤口出血情况、管路及引流情况、皮肤状况、疼痛处理等。

7. 专科护理记录：根据专科护理特点书写观察记录。

8. 特殊用药：记录用药名称、剂量、给药速度、时间、途径、用药观察及用药效果等。

9. 抢救记录：详细描述病情变化经过，准确记录抢救开始时间、过程及抢救结束时间，并与医疗记录一致，因抢救未能及时书写护理记录，应在抢救结束后 6 小时内补记。

三、危重患者护理记录单评分标准

危重患者护理记录单评分标准（2011年1月修订）

项目	要求	分值
眉栏 5	填写完整、正确	5
		－1分/项
病情观察记录内容 60	病危患者根据病情制订个性化的护理计划	10
		－10分/项
	每班应准确、客观、及时地记录症状、生命体征至少2次；记录时间具体到小时、分钟	10
		－5分/项
	客观记录病情变化；能体现动态观察	10
		－5分/项
	评估发现异常，按5点式（PIO）记录；给予特殊药物或治疗护理时应随时记录，并用红签字笔划直线标明重点提示	10
		－5分/项
	手术患者应重点记录麻醉方式、手术名称、伤口出血、引流管情况、回病室时间	5
		－2分/项
	准确记录出入量	5
		－5分/项
	记录应突出专科特点（参照护理常规）	10
		－2分/项
记录书写要求 35	记录病情变化后护士及时签字，签字清楚	10
		-10分/项
	使用医学术语，护理记录修改正确	10
		-2分/项
	护士长访视记录：与访视记录本一致	5
		-5分/项
	24小时出入量总结划双红线准确记录	5
		-5分/项
	日间、夜间护理记录均用蓝黑墨水笔；并标注要交班内容，不做小结式记录	5
		-5分/项
合计		100分

四、危重患者护理记录单书写问题及案例解析

外科危重症病房案例

【案例1】

1. 资料背景

（1）一般资料： 患者男性，55岁，主诉“摔伤后，伴四肢活动受限2天”，于2022年9月3日急诊以“颈椎骨折，脊髓损伤”收入院。

（2）专科情况

①术日情况：2022 年 9 月 4 日全麻下行“C2 ～ 7 单开门椎管减压，C5 ～ 7 侧块螺钉固定术”，术后转入 ICU。转入后给予患者特级护理，呼吸方面予气管插管接呼吸机辅助通气。

②术后第 3 天：进行脱机训练，患者高位脊髓损伤，自主咳痰能力弱，无法拔除气管插管，择期行气管切开术。

③术后第 5 天：6:00 患者出现发热，体温 38.5℃，告知医生，遵医嘱给予冰毯降温，并持续监测体温。8:00 患者心电示波窦性心动过缓，心率 59 次 / 分，告知医生，遵医嘱继续观察。患者今日计划行气管切开术，8:00 遵医嘱暂停肠内营养，调整静脉输液速度为 100 ml/h。医生查房后，9:02 遵医嘱给予患者脱机训练，吸氧方式更改为人工鼻吸氧，氧流量 8 L/min，脱机过程顺利，患者无不适主诉。12:00 患者离开 ICU，去往手术室行气管切开术，手术顺利，14:00 患者安返病房，神志清楚，给予气管切开接呼吸机辅助通气，A/C 模式，FiO_2 40%，心电示波窦性心律，心率 65 次 / 分，血压 115/61 mmHg，体温 36.8℃，停止冰毯降温。

2. 缺陷护理记录

	6:00	7:00	8:00	9:00	10:00	11:00	12:00	13:00	14:00	15:00	16:00	17:00
心电示波	窦性律齐	窦性律齐	***窦性律齐***	***窦性律齐***	窦性律齐	窦性律齐	外出	外出	窦性律齐	窦性律齐	窦性律齐	窦性律齐
HR（次 / 分）	62	61	59	59	60	63			65	63	64	64
P（次 / 分）	62	61	59	59	60	63			65	63	64	64
ABP（mmHg）	115/62	115/63	110/60	125/64	128/68	125/67			115/61	112/62	110/59	105/58
RR（次 / 分）	16	16	16	22	23	21			16	16	16	16
SpO_2（%）	100	100	100	100	99	100			100	100	100	100
T（℃）	38.5								36.8			
降温 / 不升		38.2	38	37.8	37.6	37.5						
控温毯（升温 / 降温）		降温	降温	降温	降温	降温	***降温***	***降温***	***降温***	***降温***	***降温***	***降温***
头枕冰帽												
吸氧方式	呼吸机	呼吸机	呼吸机	***呼吸机***	人工鼻	人工鼻	***人工鼻***	***人工鼻***	呼吸机	呼吸机	呼吸机	呼吸机
通气模式	A/C	A/C	SPONT						A/C	A/C	A/C	A/C
FiO_2	40	40	40						40	40	40	40
氧流量（L/min）					8	8	***8***	***8***				
卧位	左侧	左侧	右侧	右侧	左侧	左侧	***左侧***	***左侧***	右侧	右侧	左侧	左侧
物理约束	无	无	无	无	无	无	***无***	***无***	无	无	无	无
肠内营养途径	胃管	胃管	***胃管***	***胃管***	***胃管***	***胃管***	***胃管***	***胃管***	***胃管***	***胃管***	***胃管***	***胃管***
EN：能全力	30	30										
静脉输液 1	70	70	100	100	100	100	***100***	***100***	100	100	100	100

3. 护理记录正确书写方法示范

	6:00	7:00	8:00	9:00	10:00	11:00	12:00	13:00	14:00	15:00	16:00	17:00
心电示波	窦性律齐	窦性律齐	***窦性心动过缓***	***窦性心动过缓***	窦性律齐	窦性律齐	外出	外出	窦性律齐	窦性律齐	窦性律齐	窦性律齐
HR（次 / 分）	62	61	59	59	60	63			65	63	64	64

续表

	6:00	7:00	8:00	9:00	10:00	11:00	12:00	13:00	14:00	15:00	16:00	17:00
P（次/分）	62	61	59	59	60	63			65	63	64	64
ABP（mmHg）	115/62	115/63	110/60	125/64	128/68	125/67			115/61	112/62	110/59	105/58
RR（次/分）	16	16	16	22	23	21			16	16	16	16
SpO_2（%）	100	100	100	100	99	100			100	100	100	100
T（℃）	38.5								36.8			
降温/不升		38.2	38	37.8	37.6	37.5						
控温毯（升温/降温）		降温	降温	降温	降温	降温	***外出***	***外出***	***停***			
头枕冰帽												
吸氧方式	呼吸机	呼吸机	呼吸机	***人工鼻***	人工鼻	人工鼻	***外出***	***外出***	呼吸机	呼吸机	呼吸机	呼吸机
通气模式	A/C	A/C	SPONT						A/C	A/C	A/C	A/C
FiO_2	40	40	40						40	40	40	40
氧流量（L/min）				***8***	8	8	***外出***	***外出***				
卧位	左侧	左侧	右侧	右侧	左侧	左侧	***外出***	***外出***	右侧	右侧	左侧	左侧
物理约束	无	无	无	无	无	无	***外出***	***外出***	无	无	无	无
肠内营养途径	胃管	胃管	***停***									
EN：能全力	30	30										
静脉输液 1	70	70	100	100	100	100	***0***	***0***	100	100	100	100

4. 问题分析与知识链接：根据《电子病历应用管理规范（试行）》（国卫办医发〔2017〕8 号）第三章第十二条、《医疗质量安全核心制度要点》（国卫医发〔2018〕8 号）病历管理制度、《病历书写基本规范》（卫医政发〔2010〕11 号）第三章第二十二条（二十三）具体分析。

本案例中，心电示波、吸氧方式、肠内营养途径、外出手术、控温毯记录不规范。电子特护记录中持续复制内容应当遵循客观、真实、准确、及时、完整、规范的原则进行记录。“静脉输液 1”记录不规范，患者外出手术，持续静脉输液量应暂停，否则会持续计算入量，从而影响出入量的准确记录。具体见下。

（1）心电示波记录不规范：8:00、9:00 心电示波“窦性律齐”，推荐修改为“窦性心动过缓”。

（2）吸氧方式记录不准确：9:00 吸氧方式“呼吸机”，推荐修改为“人工鼻”，氧流量填写“8 L/min”。

（3）肠内营养途径记录不准确：8:00 肠内营养“胃管”，推荐修改为“停”。

（4）外出手术记录不准确：12:00、13:00 控温毯“降温”、吸氧方式“人工鼻”、氧流量“8 L/min”、卧位“左侧”、物理约束“无”均推荐修改为“外出”。

（5）控温毯记录不准确：14:00 控温毯“降温”，推荐修改为“停”。

（6）12:00、13:00“静脉输液 1”入量“100”，推荐修改为“0”。

【案例 2】

1. 资料背景

（1）一般资料：患者男性，84 岁。主因“摔伤，伴意识不清 2 小时”，于 2022 年 10 月 3 日以“硬膜下血肿”急诊收治入院。

（2）专科情况

①术日情况：2022 年 10 月 3 日全麻下行“小骨瓣开颅急性额颞顶硬膜下血肿清除术”，术

后转入 ICU。留置硬膜下引流管一根。气管插管接呼吸机辅助呼吸，转入后即刻给予患者镇静、镇痛治疗。

②术后第 3 日：8:00 交接班，患者呕吐，黄绿色胃液，量约 20 ml，调整胃管深度由 55 cm 至 60 cm，引出 100 ml 黄绿色胃液。患者气管插管状态，12:00 经气管插管吸痰时，痰液为Ⅰ度黄白色，14:00 测体温 38.2℃，15:00 给予患者床旁胸片检查，提示双肺纹理增多。

2. 缺陷护理记录

		6:00	7:00	8:00	9:00	10:00	11:00	12:00	13:00	14:00	15:00
气道管理	排痰方式	经导管	经导管	经导管	经导管	经导管	经导管	经导管	经导管	经导管	经导管
	吸痰次数 / 痰液黏稠度	1/Ⅱ	1/Ⅱ	1/Ⅱ	1/Ⅱ	1/Ⅱ	1/Ⅱ	*1/I*	*1/I*	*1/I*	*1/I*
	痰液评估	白色	白色	白色	白色	白色	白色	*黄白色*	*黄白色*	*黄白色*	*黄白色*
胃管	置管天数 / 深度	1/55	1/55	*1/55*	*1/55*	*1/55*	*1/55*	*1/55*	*1/55*	*1/55*	*1/55*
	部位：鼻腔 / 观察	正常				正常				正常	
	导管通常情况	通畅				通畅				通畅	
	导管护理	固定良好				固定良好				固定良好	
PVC	置管天数 / 深度	2	2	2	2	2	2	2	2	2	2
	部位：右肘 / 观察	正常			正常			正常			
	导管通畅情况	夹闭			通畅			正压封管			
责任护士		*李 ×*	*李 ×*	*李 ×*	*李 ×*	王 ××	王 ××	王 ××	王 ××	王 ××	王 ××
带教老师											
护理记录	时间 / 记录者	病情观察									
	08:10/ 李 ×	*接班时患者呕吐，*胃管置入 55 cm，调整胃管刻度至 60 cm，*引出黄绿色胃液。*									
	09:00/ 李 ×	给予患者 A 型阳性血浆 400 ml，静脉输注，调节输血速度为 50 ml/h，评估右肘外周静脉输液通畅。									
	09:15/ 王 ××	巡视患者，输液通畅，患者无输血反应，调节输血速度为 100 ml/h，继续予以严密观察。									
	13:00/ 王 ××	输血毕，患者无输血反应，遵医嘱予 0.9% 氯化钠注射液静脉输注，冲洗管路。									
	14:00/ 王 ××	体温 38.2℃，告知医生，遵医嘱给予冰袋物理降温。									
	14:30/ 王 ××	复测体温 37.8℃。									
	15:00/ 王 ××	*给予患者床旁胸片检查。*									
	17:00/ 王 ××	输血结束 4 小时，患者无输血反应。									

3. 护理记录正确书写方法示范

		6:00	7:00	8:00	9:00	10:00	11:00	12:00	13:00	14:00	15:00
气道管理	排痰方式	经导管	经导管	经导管	经导管	经导管	经导管	经导管	经导管	经导管	经导管
	吸痰次数 / 痰液黏稠度	1/Ⅱ	1/Ⅱ	1/Ⅱ	1/Ⅱ	1/Ⅱ	1/Ⅱ	*1/I*	*1/I*	*1/I*	*1/I*
	痰液评估	白色	白色	白色	白色	白色	白色	*黄白色*	*黄白色*	*黄白色*	*黄白色*
胃管	置管天数 / 深度	1/55	1/55	*1/60*	*1/60*	*1/60*	*1/60*	*1/60*	*1/60*	*1/60*	*1/60*
	部位：鼻腔 / 观察	正常		*正常*		正常				正常	
	导管通常情况	通畅		*通畅*		通畅				通畅	
	导管护理	固定良好		*调整深度*		固定良好				固定良好	

续表

		6:00	7:00	8:00	9:00	10:00	11:00	12:00	13:00	14:00	15:00
PVC	置管天数 / 深度	2	2	2	2	2	2	2	2	2	2
	部位：右肘 / 观察	正常			正常	***正常***	***正常***	正常			
	导管通畅情况	夹闭			通畅	***通畅***	***通畅***	正压封管			
责任护士		**李 ×**	**李 ×**	王 ××	王 ××	王 ××	王 ××	王 ××	王 ××	王 ××	王 ××
带教老师		**韩 ××**	**韩 ××**								
护理记录	时间 / 记录者	病情观察									
	08:10/ 王 ××	接班时患者呕吐，***黄绿色液体，量约 20 ml，*** 胃管置入 55 cm，调整胃管刻度至 60 cm，引出 ***100 ml*** 黄绿色胃液。									
	09:00/ 王 ××	给予患者 A 型阳性血浆 400 ml，静脉输注，调节输血速度为 50 ml/h，评估右肘外周静脉输液通畅。									
	09:15/ 王 ××	巡视患者，输液通畅，患者无输血反应，调节输血速度为 100 ml/h，继续予以严密观察。									
	10:00/ 王 ××	***调整胃管深度后，患者未发生呕吐。***									
	12:00/ 王 ××	***给予患者吸痰时发现患者痰液黏稠度由Ⅱ级变成Ⅰ级，痰液颜色由白色变成黄白色，告知医生，遵医嘱留取痰培养。***									
	13:00/ 王 ××	输血毕，患者无输血反应，遵医嘱予 0.9% 氯化钠注射液静脉输注，冲洗管路。									
	14:00/ 王 ××	体温 38.2℃，告知医生，遵医嘱给予冰袋物理降温。									
	14:30/ 王 ××	复测体温 37.8℃。									
	15:00/ 王 ××	给予患者床旁胸片检查，***提示双肺纹理增多。***									
	17:00/ 王 ××	输血结束 4 小时，患者无输血反应。									

4. 问题分析与知识链接：根据《电子病历应用管理规范（试行）》（国卫办医发〔2017〕8 号）第二章第九条、第三章第十二条，《医疗质量安全核心制度要点》（国卫医发〔2018〕8 号）分级护理制度、病历管理制度、信息安全管理制度，《病历书写基本规范》（卫医政发〔2010〕11 号）第一章第二条、第八条、第三章第十八条（三）、第二十二条（二十三）具体分析。

本案例中，个人信息保管不当；试用期医务人员书写的病历未覆盖本医疗机构注册的医务人员签名；未准确记录出入量；复制内容未校对；未按照病情观察、护理措施和效果进行评价；通过护理获得的相关资料，未形成护理记录；未记录检查效果；特级护理落实不到位。具体见下。

（1）个人信息保管不当，推荐李 × 交班后退出电子特护记录账号。

（2）试用期医务人员信息未覆盖，推荐责任护士李 × 名字下方，添加带教老师韩 ××。

（3）未准确记录出入量，推荐“引出黄绿色胃液”更改为“引出 100 ml 黄绿色胃液”。

（4）复制内容未校对：推荐 08:00 胃管深度“1/55”更改为“1/60”。

（5）未按照病情观察、护理措施和效果进行评价，推荐增加 10:00 护理记录，以及调整胃管刻度后的效果评价。

（6）通过护理获得的相关资料，未形成护理记录：12:00 痰液发生变化，应及时告知医生，并形成护理记录。

（7）未记录检查效果：“给予患者床旁胸片检查”推荐更改为“给予患者床旁胸片检查，提示双肺纹理增多”。

（8）特级护理落实不到位：推荐 10:00、11:00 增加 PVC 部位及导管通畅情况观察记录。

【案例3】

1. 资料背景

（1）一般资料：患者男性，47岁，主因“车祸伤致髋部、双下肢疼痛、出血及活动受限1天余”，于2022年9月5日以“多发伤”急诊收入院。

（2）专科情况：急行“皮肤脱套伤探查术”，术后转入ICU。患者神志清醒，评估双下肢肌力3级，同术前，遵医嘱给予镇静镇痛治疗，气管插管接呼吸机机械通气，左下肢予纱布棉垫包裹，敷料干燥，留置2根引流管通畅，右小腿VSD引流通畅、无漏气。2小时后左下肢创面渗血，告知医生，请成形科医生会诊。主要治疗：特级护理、病危通知、重症监护、禁食禁水、机械通气、抗感染治疗。

2. 缺陷护理记录

		12:00	13:00	14:00	15:00	16:00	17:00
体征监测	心电示波	窦性，律齐	窦性，律齐	窦性，律齐	窦性，律齐	窦性，律齐	窦性，律齐
	HR（次/分）	94	90	93	94	96	98
	P（次/分）	94	90	93	94	96	98
	ABP（mmHg）	140/68	127/53	100/48	125/52	133/59	129/59
	RR（次/分）	18	15	15	15	15	15
	SpO_2（%）	99	100	100	100	100	100
	T（℃）	35.6					
	意识	全麻未醒	***药物镇静***	药物镇静	药物镇静	药物镇静	药物镇静
	右瞳孔大小	2.5	2	2	2	2	2
	右瞳孔光反射	迟钝	灵敏	灵敏	灵敏	灵敏	灵敏
	左瞳孔大小	2.5	2	2	2	2	2
	左瞳孔光反射	迟钝	灵敏	灵敏	灵敏	灵敏	灵敏
药物治疗	瑞捷 2 mg/50 ml		4	4	4	4	4
	得普利麻 500 mg		5	5	5	5	5
护理记录	时间/记录者	病情观察					
	12:00/李××	***患者行皮肤脱套伤探查术，***术后转入ICU。					
	12:05/李××	气管插管接呼吸机机械通气，***左下肢予纱布棉垫包裹，***留置2根引流管通畅，右小腿VSD引流通畅、无漏气。					
	13:55/李××	给予患者床旁胸片检查。查看患者***左下肢敷料渗出，***告知医生，请成形科医生会诊。患者生命体征平稳。					
	14:25/李××	***成形科医生看患者，查看伤口后进行换药，同时指示严密观察创面敷料情况。***					

3. 护理记录正确书写方法示范

		12:00	13:00	14:00	15:00	16:00	17:00
体征监测	心电示波	窦性，律齐	窦性，律齐	窦性，律齐	窦性，律齐	窦性，律齐	窦性，律齐
	HR（次/分）	94	90	93	94	96	98
	P（次/分）	94	90	93	94	96	98
	ABP（mmHg）	140/68	127/53	100/48	125/52	133/59	129/59

续表

		12:00	13:00	14:00	15:00	16:00	17:00
	RR（次 / 分）	18	15	15	15	15	15
	SpO_2（%）	99	100	100	100	100	100
	T（℃）	35.6					
	意识	全麻未醒	***药物镇静***	药物镇静	药物镇静	药物镇静	药物镇静
	右瞳孔大小	2.5	2	2	2	2	2
	右瞳孔光反射	迟钝	灵敏	灵敏	灵敏	灵敏	灵敏
	左瞳孔大小	2.5	2	2	2	2	2
	左瞳孔光反射	迟钝	灵敏	灵敏	灵敏	灵敏	灵敏
药物治疗	瑞捷 2 mg/50 ml		4	4	4	4	4
	得普利麻 500 mg		5	5	5	5	5
护理记录	时间 / 记录者	病情观察					
	12:00/ 李 ××	***患者行“皮肤脱套伤探查术”，***术后转入 ICU。					
	12:05/ 李 ××	气管插管接呼吸机机械通气，***左下肢予纱布棉垫包裹，敷料干燥，***留置 2 根引流管通畅，右小腿 VSD 引流通畅、无漏气。					
	12:30/ 李 ××	***判断患者神志清楚，评估双下肢肌力 3 级。同术前，遵医嘱给予镇静镇痛治疗。***					
	13:55/ 李 ××	给予患者床旁胸片检查。查看患者***左下肢伤口敷料表面可观察到淡血性液体，敷料渗透 2/3，引流管通畅，***告知医生，请成形科医生会诊。患者生命体征平稳。					
	14:25/ 李 ××	***成形科医生看患者，查看伤口后换药：去除敷料后可见鲜红色创面，缓慢持续渗血、渗液。予无菌盐水清洁伤口，聚维酮碘消毒，无菌纱布覆盖后无菌棉垫包裹，外层使用弹力绷带适当加压包扎。指示尽量抬高患肢，同时继续严密观察伤口敷料情况，引流管保持通畅，注意引流液颜色、量及性状的变化。***					
	16:00/ 李 ××	***患者生命体征平稳。观察左下肢伤口敷料少许渗出，引流管通畅，引流液呈淡血性，量少。***					

4. 问题分析与知识链接：根据《医疗机构从业人员行为规范》（卫办发〔2012〕45 号）第三十二条，《医疗质量安全核心制度要点》（国卫医发〔2018〕8 号）会诊制度，《病历书写基本规范》（卫医政发〔2010〕11 号）第三章第十八条（三）、第十八条（七）具体分析。

本案例中，手术名称缺少引号；缺少对症状演变发展情况的描述；专科内容记录不全面；缺少会诊处理意见。具体见下。

（1）手术名称缺少引号：皮肤脱套伤探查术推荐修改为“皮肤脱套伤探查术”。

（2）缺少对症状演变发展情况的描述，患者意识状态已从“全麻未醒”变成“药物镇静”，但是记录中无相关描述，推荐增加“判断患者神志清楚，评估双下肢肌力 3 级，同术前，遵医嘱给予镇静镇痛治疗”。

（3）专科内容记录不全面，伤口渗液描述不具体，推荐增加伤口敷料描述，以及渗液颜色、量的观察情况。

（4）缺少会诊处理意见

①推荐增加伤口换药过程的详细记录。

②推荐增加会诊后相关护理措施的描述记录。

③推荐增加会诊后、采取新护理措施后的追踪记录效果。

呼吸危重症病房案例

【案例 1】

1. 资料背景

（1）一般资料：患者男性，65 岁，主因“发热伴呼吸困难加重 3 天”，于 2022 年 9 月 1 日收入院。

（2）专科情况

主要治疗：特级护理、储氧面罩吸氧 6 L/min，禁食禁水、留置胃管、尿管，入院第二天遵医嘱加用 0.9% 氯化钠 100 ml＋头孢哌酮钠舒巴坦钠 3 g 静脉输液，应用前进行皮试，结果为阴性。

15:33 静脉输注头孢哌酮钠舒巴坦钠（舒普深），1 分钟后患者诉口干、口苦，床旁护士立即通知医生看患者。

15:34 患者突发意识丧失，呼叫患者无反应，躯干及四肢内侧出现片状红疹，压之可褪色，遵医嘱立即停止输液并回抽静脉留置针内液体，拔除静脉留置针并重置，同时行紧急气管插管术接有创呼吸机辅助通气。

15:35 遵医嘱给予盐酸肾上腺素注射液 1 mg 皮下注射，地塞米松磷酸钠注射液 5 mg 静脉推注，葡萄糖酸钙注射液 5 ml 以 20 ml/h 静脉泵入。患者心率 122 次 / 分，呼吸 37 次 / 分，血氧饱和度 76%，血压 143/75 mmHg。

16:00 查体：患者处于浅昏迷状态，双侧瞳孔等大、等圆，直径约 3 mm，双侧对光反射灵敏，压眶有反应，GCS 评分 4 分，躯干及四肢内侧片状红疹，压之可褪色，心率 121 次 / 分，呼吸 32 次 / 分，血氧饱和度 93%，血压 135/65 mmHg。

16:25 呼叫患者可唤醒，能正确回答问题，无定向障碍，但醒后约 40 秒又即刻入睡。查体：患者神志转为嗜睡状态，球结膜水肿，躯干及四肢内侧片状红疹仍压之可褪色，颜色较前变浅，患者心率 118 次 / 分，呼吸 30 次 / 分，血氧饱和度 94%，血压 134/71 mmHg。

2. 缺陷护理记录

项目 日时	神志	体温（℃）	脉搏（次 / 分）	心率（次 / 分）	血压（mmHg）	呼吸（次 / 分）	SpO_2（%）	记录	记录人
2022-09-01 15:32	清楚			102	103/67	26	92	患者神志清楚，持续储氧面罩吸氧 6 L/min，遵医嘱予***静点舒普深*** 40 滴 / 分，留置针固定好，穿刺处无红肿及外渗，静脉输液通畅，***1 分钟后患者诉口干、口苦症状，立即通知医生看患者，30 秒后患者突发意识丧失，呼之无反应，躯干及四肢内侧出现片状红疹，压之可褪色，遵医嘱立即停止输液并回抽套管针内液体，同时医生予气管插管术接有创呼吸机辅助通气。***	张三
15:35				122	143/67	37	76	***遵医嘱***给予***肾上腺素 1 mg 皮下注射***，***地米 5 mg 静推***，葡萄糖酸钙注射液 5 ml 以 20 ml/h ***静脉泵***。	张三

续表

项目 日时	神志	体温（℃）	脉搏（次/分）	心率（次/分）	血压（mmHg）	呼吸（次/分）	SpO_2（%）	记录	记录人
16:00	浅昏迷			121	135/65	32	93	查体：患者处于浅昏迷状态，双侧瞳孔等大、等圆，直径约 3 mm，双侧对光反射灵敏，压眶有反应，躯干及四肢内侧片状红疹，压之可褪色。	张三
16:25				118	134/71	30	94	***呼叫患者有反应***，球结膜水肿，躯干及四肢内侧片状红疹仍压之可褪色，颜色较前变浅。	张三

3. 护理记录正确书写方法示范

项目 日时	神志	体温（℃）	脉搏（次/分）	心率（次/分）	血压（mmHg）	呼吸（次/分）	SpO_2（%）	记录	记录人
2022-09-01 15:32	清楚			102	103/67	26	92	患者神志清楚，持续储氧面罩吸氧 6 L/min，遵医嘱予 ***0.9% 氯化钠 100 ml＋头孢哌酮钠舒巴坦钠 3 g 静脉输液*** 40 滴/分，留置针固定好，穿刺处无红肿及外渗，静脉输液通畅。	张三
15:33				***115***	***123/74***	***27***	***90***	***患者主诉有口干、口苦症状，立即通知 ×× 医生看患者。***	***张三***
15:34				***125***	***141/67***	***34***	***81***	***患者突发意识丧失，呼之无反应，躯干及四肢内侧出现片状红疹，压之可褪色，遵医嘱立即停止输液并回抽套管针内液体，拔除静脉留置针并于左前臂重新留置，同时医生予气管插管术接有创呼吸机辅助通气。***	***张三***
15:35				122	143/75	37	76	***遵 ×× 医生口头医嘱***给予***盐酸肾上腺素注射液 1 mg 皮下注射，地塞米松磷酸钠注射液 5 mg 静脉推注***，葡萄糖酸钙注射液 5 ml 以 20 ml/h ***静脉泵入，静脉输液通畅。***	张三
15:40				***128***	***134/64***	***34***	***89***	***经口气管插管过程顺利，插入深度 24 cm，外露距门齿处 8 cm，口腔固定器固定良好，接床旁有创呼吸机辅助通气，方式 IPPV，***	张三

续表

日时＼项目	神志	体温（℃）	脉搏（次/分）	心率（次/分）	血压（mmHg）	呼吸（次/分）	SpO_2（%）	记录	记录人
								设置呼吸频率20次/分，潮气量400 ml，氧浓度40%，PEEP 5 cmH_2O。	
16:00	浅昏迷			121	135/65	32	93	查体：患者处于浅昏迷状态，双侧瞳孔等大、等圆，直径约3 mm，双侧对光反射灵敏，压眶有反应，***GCS评分4分***，躯干及四肢内侧片状红疹，压之可褪色。	张三
16:25	***嗜睡***			118	134/71	30	94	***呼叫患者可唤醒，能正确回答问题，无定向障碍，但醒后约40秒又即刻入睡。查体：患者神志转为嗜睡状态，***球结膜水肿，躯干及四肢内侧片状红疹仍压之可褪色，颜色较前变浅。	张三

4. 问题分析与知识链接：根据《病历书写基本规范》（卫医政发〔2010〕11号）第一章第五条、第六条，以及第三章第二十二条（二十三）具体分析。

本案例中，药物名称书写不规范，用药方式书写不规范。特殊患者文字记录描述不规范，具体见下。

（1）药物名称等书写不规范：药物“舒普深、地米”为商品名，推荐修改为“头孢哌酮钠舒巴坦钠、地塞米松磷酸钠注射液”；“静点”推荐修改为“静脉输液”。

（2）用药方式书写不规范：用药方式“静推、静脉泵”为简写，推荐修改为“静脉推注、静脉泵入”。

（3）特殊患者文字记录描述不规范

①患者病情变化期间记录为一段式，未按发生时间记录，推荐修改为按病情变化时间，分段详细记录。

②神志发生变化未使用GCS评分客观评估，推荐修改神志发生变化，增加GCS评分。

【案例2】

1. 资料背景

（1）一般资料：患者男性，81岁，主因“发热、咳嗽、呛咳1个月，加重1周”于2022年8月29日收入院，诊断为“吸入性肺炎”。

（2）专科情况

主要治疗：特级护理，密闭式氧气吸入Q1h，吸痰护理Prn，留置胃管，瑞代500 ml肠内营养灌注BID，注射用美罗培南1 g Q8h静脉输液治疗。

2022年8月30日7:00患者神志清楚，鼻导管吸氧2 L/min，留置胃管通畅，鼻饲瑞代70 ml/h泵入，床头抬高30°。

12:30患者鼻饲时诉恶心，呕吐一次，为瑞代样胃内容物约50 ml，护士立即暂停鼻饲并立刻通知医生看患者，遵医嘱给予患者将头偏向一侧，清除口腔分泌物。给予患者经口咽通气道吸痰一次，吸出瑞代样胃内容物。

12:40 患者再次诉恶心，遵医嘱给予患者盐酸甲氧氯普胺注射液 10 mg 静脉注射，患者体温高，抽取血常规等化验。5 分钟后诉恶心较前好转，遵医嘱给予患者暂停今日鼻饲并予 5% 葡萄糖氯化钠注射液 500 ml 补液治疗。血常规及 PCT 回报化验异常，遵医嘱继续注射用美罗培南组抗感染治疗。

2. 缺陷护理记录

项目 日时	神志	体温（℃）	脉搏（次 / 分）	心率（次 / 分）	血压（mmHg）	呼吸（次 / 分）	SpO_2（%）	记录	记录人
2022-8-30 7:00	清楚	36	78		112/56	18	100	患者鼻导管吸氧 2 L/min，留置胃管通畅，回抽胃液清亮，胃区可闻及气过水声，床头抬高 30°，鼻饲瑞代 70 ml/h 持续泵入。	张三
12:30	清楚		80		112/56	18	90	患者主诉恶心，呕吐一次，呕吐为瑞代样胃内容物约 50 ml。***暂停鼻饲并立刻通知医生看患者，给予患者吸痰一次，为瑞代样胃内容物，回抽胃液并继续观察。***	张三
12:40	清楚	38.3	102		124/75	20	100	患者仍诉恶心，回抽胃液未抽出，遵医嘱给予患者***胃复安 10 mg***静脉注射。患者体温 38.3℃，遵医嘱给予患者冰袋物理降温并抽取血常规及 ***PCT 送检***。	张三
12:45	清楚		104		124/75	20	100	患者主诉恶心较前好转，遵医嘱暂停今日鼻饲，给予患者 ***5% 糖盐组 40 滴 / 分。***	张三
13:30	清楚	37.6	102		120/76	18	100	患者血常规回报：***WBC 13.04×10^9/L，Neut% 80%，PCT 0.97 pg/ml。***遵医嘱继续给予患者 0.9% 氯化钠注射液 100 ml＋注射用美罗培南 1 g Q8h 抗感染治疗。	张三

3. 护理记录正确书写方法示范

项目 日时	神志	体温（℃）	脉搏（次 / 分）	心率（次 / 分）	血压（mmHg）	呼吸（次 / 分）	SpO_2（%）	记录	记录人
2022-8-30 7:00	清楚	36	78		112/56	18	100	患者鼻导管吸氧 2 L/min，留置胃管通畅，回抽胃液清亮，胃区可闻及气过水声，床头抬高 30°，鼻饲瑞代 70 ml/h 持续泵入。	张三
12:30	清楚		80		112/56	18	90	患者主诉恶心，呕吐一次，呕吐物为瑞代样胃内容物约 50 ml。暂停鼻饲，***给予***	张三

续表

项目/日时	神志	体温（℃）	脉搏（次/分）	心率（次/分）	血压（mmHg）	呼吸（次/分）	SpO_2（%）	记录	记录人
								患者头偏向一侧，清除口腔内分泌物，并立刻通知医生看患者。	
12:32	***清楚***		***110***		***130/70***	***22***	***99***	***遵医嘱给予患者经口咽通气道吸痰一次，为瑞代样胃内容物，胃管端回抽为100 ml瑞代样胃内容物，遵医嘱继续观察。***	张三
12:40	清楚	38.3	102		124/75	20	100	患者仍诉恶心，回抽胃液未抽出，遵医嘱给予患者***盐酸甲氧氯普胺注射液10 mg***静脉注射，患者体温38.3℃，遵医嘱给予患者冰袋物理降温并抽取血常规及***急查降钙素原送检。***	张三
12:45	清楚		104		124/75	20	100	患者主诉恶心较前好转，遵医嘱暂停今日鼻饲，给予患者***5%葡萄糖氯化钠注射液组40滴/分。***	张三
13:30	清楚	37.6	102		120/76	18	100	患者血常规回报：***白细胞计数13.04×10⁹/L，中性粒细胞百分数80%，急查降钙素原0.97 pg/ml。***遵医嘱继续给予患者0.9%氯化钠注射液100 ml＋注射用美罗培南1 g Q8h抗感染治疗。	张三

4. 问题分析与知识链接：根据《病历书写基本规范》（卫医政发〔2010〕11号）第一章第五条、第三章第二十二条（二十三）具体分析。

本案例中患者病情变化记录不完整，未规范使用医学用语，具体见下。

（1）患者呕吐后的处理描写不规范，应按时间顺序准确、详细记录："12:30患者主诉恶心，呕吐一次，呕吐物为瑞代样胃内容物约50 ml。暂停鼻饲并立刻通知医生看患者，给予患者吸痰一次，为瑞代样胃内容物，回抽胃液并继续观察"，推荐修改为"12:30患者主诉恶心，呕吐一次，呕吐物为瑞代样胃内容物约50 ml。暂停鼻饲，给予患者头偏向一侧，清除口腔内分泌物，并立刻通知医生看患者。12:32遵医嘱给予患者经口咽通气道吸痰一次，为瑞代样胃内容物，胃管端回抽为100 ml瑞代样胃内容物，遵医嘱继续观察"。

（2）药物名称书写不规范，相关剂量单位书写不规范

①药物名称等书写不规范

药物"胃复安"为商品名，推荐修改为"盐酸甲氧氯普胺"。

药物"5%糖盐"推荐改为"5%葡萄糖氯化钠注射液"。

②化验检查和药物名称等书写不规范

"PCT"为简写，推荐修改为"降钙素原"。

"WBC"为简写，推荐修改为"白细胞计数"。

"Neut%"为简写，推荐修改为"中性粒细胞百分数"。

【案例3】

1. 资料背景

（1）一般资料：患者女性，65岁，主因"咳嗽、咳痰1个月，伴发热2周"于2022年2月20日以"重症肺炎、Ⅰ型呼吸衰竭"收入院。

（2）专科情况

患者主要治疗包括：有创呼吸机辅助呼吸，咪达唑仑（力月西）+枸橼酸芬太尼镇静镇痛，美罗培南（美平）抗感染，留置胃管、尿管及中心静脉导管。考虑到管路安全，医生与家属沟通，签署了约束知情同意书，对患者进行保护性约束。

2022年2月23日8:35，医生锻炼患者自主呼吸能力，停咪达唑仑（力月西）镇静治疗，唤醒患者并调节呼吸机参数进行呼吸锻炼。患者神志转清后躁动明显，应用写字板与患者沟通，患者主诉气管插管处不适，希望拔除。给予患者床旁安抚，强调管路安全的重要性，患者逐渐安静，并表示理解，检查约束带约束情况良好。通知医生，遵医嘱继续观察。

9:00护士进行邻床治疗，听到呼吸机报警音，立即到床旁，发现患者处于坐位，气管插管已脱出在手中，双手约束良好。患者呼吸急促，血氧饱和度70%，立即给予患者储氧面罩吸氧10 L/min并通知医生，查血气分析，氧分压50 mmHg，遵医嘱再次气管插管接呼吸机辅助通气治疗。

2. 缺陷护理记录

项目 日时	神志	体温（℃）	脉搏（次/分）	心率（次/分）	血压（mmHg）	呼吸（次/分）	SpO_2（%）	记录	记录人
2022-02-23 8:30	镇静状态		80		130/70	20	95	患者处于***镇静状态***，***气管插管接有创呼吸机辅助呼吸，遵医嘱予力月西2 ml/h及芬太尼2 ml/h持续泵入***，***约束双手，床头抬高30°***。	张三
2022-02-24 8:40	镇静状态		88		128/65	20	94	***遵医嘱暂停力月西及芬太尼组泵入，并调节呼吸机参数。***	张三
8:42	清楚		100		145/80	28	90	***患者神志转清，躁动明显，予床旁安抚，***通知医生，遵医嘱观察，并床旁看护。	张三
8:55	清楚		90		130/70	26	92	***患者安静合作，***仍主诉气管插管处不适，再次予患者强调管路安全的重要性，患者表示理解，并安静休息。	张三
9:00	清楚		120		155/85	38	70	***呼吸机持续报警，患者气管插管已脱出，通知医生看患者，遵医嘱予力月西5 mg静脉注射，并行气管插管术，过程顺利，予力月西2 ml/h及芬太尼2 ml/h持续泵入***。	张三

3. 护理记录正确书写方法示范

项目 日时	神志	体温（℃）	脉搏（次/分）	心率（次/分）	血压（mmHg）	呼吸（次/分）	SpO_2（%）	记录	记录人
8:30	镇静状态		80		130/70	20	95	患者处于镇静状态，RASS镇静评分－2分，非计划拔管评分6分，高风险，经口气管插管，插入深度23 cm，固定良好。接有创呼吸机辅助呼吸，工作正常，方式PC/AC，PI 18 cmH_2O，PEEP 5 cmH_2O，FiO_2 65%，f 20次/分。留置右侧颈内静脉导管通畅，伤口敷料干燥，遵医嘱予咪达唑仑（力月西）2 ml/h及枸橼酸芬太尼2 ml/h续泵入，应用约束带约束双手，松紧适宜。床头抬高30°。	张三
8:40	镇静状态		88		128/65	20	94	遵医嘱暂停咪达唑仑（力月西）组泵入，唤醒患者并调节呼吸机参数，方式PSV，PS 18 cmH_2O，PEEP 5 cmH_2O，FiO_2 65%。	张三
8:42	清楚		100		145/80	28	90	患者神志转清，RASS镇静评分3分，非计划拔管评分13分，极高风险，患者躁动明显，频繁床上坐起，应用写字板与患者沟通，患者主诉气管插管处不适，希望拔除。床旁安抚患者，强调管路安全的重要性，患者表示理解，查看约束带约束良好，松紧适宜。通知医生，遵医嘱继续观察，并床旁看护。	张三
8:55	清楚		90		130/70	26	92	患者安静合作，RASS镇静评分0分，非计划拔管评分6分，高风险。仍主诉气管插管处不适，再次予患者强调管路安全的重要性，患者表示理解，并安静休息。	张三
9:00	清楚		120		155/85	38	70	呼吸机持续报警，患者呈坐位，呼吸急促，口唇、甲床发绀明显，气管插管已脱出在手中，管路完整，双手约束良好，立即予患者储氧面罩吸氧10 L/min并通知医生看患者。	张三
9:02	清楚		122		155/85	42	72	医生行血气分析，结果回报氧分压50 mmHg，予简易人工呼吸器辅助通气。	张三

续表

项目 日时	神志	体温（℃）	脉搏（次/分）	心率（次/分）	血压（mmHg）	呼吸（次/分）	SpO_2（%）	记录	记录人
9:03	清楚		121		155/85	42	80	遵医嘱予咪达唑仑（力月西）5 mg 静脉注射。	张三
9:04	镇静状态		90		135/80	38	88	患者处于镇静状态，镇静评分−4分，医生予患者行气管插管术，过程顺利，插入深度 23 cm，接呼吸机辅助呼吸，方式 PC/AC，PI 18 cmH_2O，PEEP 5 cmH_2O，FiO_2 65%，f 20 次/分。	张三
9:10	镇静状态		88		105/60	20	92	气管插管固定良好，松紧适宜，非计划拔管评分 6 分，高风险，遵医嘱继续咪达唑仑（力月西）2 ml/h 及枸橼酸芬太尼 2 ml/h 持续泵入。约束带加约束手套约束双手，固定良好，松紧适宜。	张三

4. 问题分析与知识链接：根据《病历书写基本规范》（卫医政发〔2010〕11 号）第一章第五条、第三章第二十二条（二十三）具体分析。

本案例中，未规范使用医学用语，对于特殊病情变化风险评估不及时，病情记录不详细，具体见下。

（1）患者应用镇静镇痛药物，书写药物名称不规范：如药物“力月西”为商品名称，应使用通用名“咪达唑仑”；“芬太尼”为简写名称，应改为“枸橼酸芬太尼”。

（2）对于特殊病情变化风险评估不及时，病情记录不详细

①风险评估不及时：患者镇静状态，应评估镇静评分及非计划拔管评分，并判断风险等级；当患者神志转清楚，躁动明显，频繁坐起时，应再次评估非计划拔管评分，判断风险等级，并给予相应健康教育及护理措施。

②留置管路期间，专科护理特点不全面：留置管路期间应按照护理级别记录相应内容，如气管插管插入途径、深度，应用呼吸机时应记录呼吸机参数，对患者拔除管路应查看管路完整性，再次置管应书写管路插入深度。

③病情变化记录内容不全面：患者出现躁动、拔除气管插管及重置气管插管均不全面，应记录患者不适主诉，护士所观察到的病情变化、临床表现、心理及行为的改变以及重要的异常实验室检查等，以及治疗、护理措施、护理效果等。

心内科危重症病房案例

【案例 1】

1. 资料背景

（1）一般资料：患者男性，77 岁，主因“5 年前晕厥 1 次，再发 1 个月，呼吸困难 10 余天”于 2022 年 9 月 26 日以“心力衰竭、胸腔积液”收入院。

入院后给予患者内科护理常规、特级护理、病重通知、重症监护、半流食、强心、利尿、扩血管治疗，出入量积极维持负平衡。

（2）专科情况：9 月 28 日为患者行床旁右侧颈内中心静脉置管，予持续中心静脉压监测。

9 月 30 日 10:40 患者心率 136 次 / 分，血压 87/45 mmHg，呼吸频率 26 次 / 分，心电监护提示室性期前收缩、短阵室速。查体双下肺可闻及湿啰音，复查 NT-proBNP 进一步升高，考虑心力衰竭病情加重，不除外容量相对不足的可能，容量管理难度大，需要进行血流动力学监测，予患者行股动脉置管进行 PICCO 监测，依据监测数据调整血管活性药及利尿方案。

2. 缺陷护理记录

项目 日时	神志	体温（℃）	脉搏（次 / 分）	心率（次 / 分）	血压（mmHg）	呼吸（次 / 分）	SpO_2（%）	记录	记录人
2022-09-28 11:56	清楚			122	108/79	19	98	***示波：窦性心律。医生行床旁中心静脉置管术，过程顺利，置入右颈内静脉，妥善固定。予约束双上肢松紧适宜。***	张三
16:55	清楚			129	104/71	19	99	***示波：窦性心律。医生行床旁抽胸水，过程顺利。***	张三
2022-09-30 10:40	清楚			136	87/45	26	100	示波：窦性心动过速，偶见室性期前收缩，短阵室速。***床旁 PICCO 穿刺，过程顺利，右股动脉留置鞘管。妥善固定。***	李四
2022-10-01 09:42	清楚	37.3		142	102/75	24	99	示波：窦性心动过速，偶见室性期前收缩。***测体温。测心输出量一次。***	张三

3. 护理记录正确书写方法示范

项目 日时	神志	体温（℃）	脉搏（次 / 分）	心率（次 / 分）	血压（mmHg）	呼吸（次 / 分）	SpO_2（%）	记录	记录人
2022-09-28 11:56	清楚			122	108/79	19	98	***示波：窦性心动过速。医生予患者床旁行右侧颈内中心静脉置管，置入深度 15 cm，过程顺利，右侧颈内中心静脉敷料干燥，妥善固定。住院患者非计划拔管评分 7 分，为拔管高风险，予患者管路安全注意事项相关指导，患者表示理解，并予患者约束手套约束双上肢，松紧适宜。***	张三
16:55	清楚			129	104/79	19	99	***示波：窦性心动过速。医生予患者行床旁胸腔穿刺术，抽出黄色浑浊胸腔积液，量约 600 ml，患者未诉胸闷、呼吸困难等不适，穿刺处予无菌敷料覆盖，未见出血及渗液。***	张三
2022-09-30 10:40	清楚			136	87/45	26	100	示波：窦性心动过速，偶见室性期前收缩、短阵室速。***医生予患者行床旁 PICCO 穿刺，留置右侧股动脉鞘管，***	李四

续表

项目 日时	神志	体温（℃）	脉搏（次 / 分）	心率（次 / 分）	血压（mmHg）	呼吸（次 / 分）	SpO_2（%）	记录	记录人
								过程顺利，外接 PICCO 血流动力学监测，穿刺点周围无渗血，妥善固定。住院患者非计划拔管评分 9 分，予患者管路安全注意事项相关指导，患者表示理解。患者未诉呼吸困难等不适，予患者肢体活动指导，患者表示理解。双侧足背动脉搏动可触及且左右一致，双下肢皮温、皮色正常。	
2022-10-01 09:42	清楚	37.3		142	102/75	24	99	示波：窦性心动过速，偶见室性期前收缩。测体温高，患者未诉发热等不适，通知医生，遵医嘱继续观察。遵医嘱测量心输出量一次。患者无呼吸困难、胸痛等不适。双侧足背动脉搏动可触及且左右一致，双下肢皮温、皮色正常。	张三

4. 问题分析与知识链接：根据《病历书写基本规范》（卫医政发〔2010〕11 号）第一章第三条、第三章第二十二条（二十三），以及《卫生部关于加强医院临床护理工作的通知》（卫医政发〔2010〕7 号）护士对住院患者履行的护理职责具体分析。

本案例中，病历书写不客观、不完整，医学术语使用不规范。具体如下。

（1）病历书写不客观："示波：窦性心律"，此项描述中，对心率 122 次 / 分推荐修改为"示波：窦性心动过速"。

（2）病历书写不完整

①留置右侧颈内中心静脉后，推荐增加置入深度、穿刺处皮肤情况的表述、住院患者非计划拔管评分的评估及健康宣教。

②行 PICCO 穿刺后未对管路及周围皮肤进行描述，推荐增加术侧肢体的相关宣教内容，并重新进行非计划拔管评分的评估。

③测量心输出量后推荐增加对患者主诉的描述及并发症的观察相关描述。

（3）医学术语使用不规范："医生行床旁穿胸水"推荐修改为"医生予患者行床旁胸腔穿刺术"，并推荐增加对胸腔积液的颜色、性质、量的表述，建议增加对诊疗过程中患者主诉的描述。

【案例 2】

1. 资料背景

（1）一般资料：患者男性，82 岁，主因"活动后呼吸困难 2 年余，加重伴双下肢水肿 2 周余"，于 2022 年 10 月 27 日以"慢性心力衰竭急性加重"收入心内科监护病房。患者入院后给予内科护理常规、特级护理、病重通知、重症监护、低盐低脂糖尿病饮食、密闭式氧气吸入。

（2）专科情况

患者入院后 4 小时：入量 850 ml，尿量 200 ml，未诉喘憋不适，遵医嘱给予丽泉（托拉塞米注射液）10 mg 静脉冲入。

2. 缺陷护理记录

项目/日时	神志	瞳孔（mm）	体温（℃）	脉搏（次/分）	心率（次/分）	血压（mmHg）	呼吸（次/分）	SpO_2（%）	入量内容	入量（ml）	出量内容	出量（ml）	记录	记录人
2022-10-27 11:32	清楚	—	36.5		95	110/83	20	99	水	300	尿	200	患者平车入院，入院后未诉喘憋不适，遵医嘱给予鼻导管吸氧 2 L/min，持续心电、血压、血氧饱和度监测。示波：窦性心律，律齐。***患者双下肢水肿***。	张三
16:50	清楚	—			86	106/64	19	100	水	550			***遵医嘱给予托拉塞米注射液（丽泉）10 mg 静脉冲入***。示波：窦性心律，律齐。	张三

3. 护理记录正确书写方法示范

项目/日时	神志	瞳孔（mm）	体温（℃）	脉搏（次/分）	心率（次/分）	血压（mmHg）	呼吸（次/分）	SpO_2（%）	入量内容	入量（ml）	出量内容	出量（ml）	记录	记录人
2022-10-27 11:32	清楚	—	36.5		95	110/83	20	99	水	300	尿	200	患者平车入院，入院后未诉喘憋不适，遵医嘱给予鼻导管吸氧 2 L/min，持续心电、血压、血氧饱和度监测。示波：窦性心律，律齐。***患者双下肢轻度可凹性水肿***。	张三
16:50	清楚	—			86	106/64	19	100	水	550			***患者 4 小时入量：850 ml，尿量：200 ml，未诉喘憋不适，遵医嘱给予托拉塞米注射液（丽泉）10 mg 静脉冲入***。***指导患者准确记录出入量，并向患者讲解限制入量的重要性，患者表示知晓***。示波：窦性心律，律齐。	张三
17:40	清楚				80	108/78	20	99			尿	300	***患者排尿 300 ml，尿色淡黄。***示波：窦性心律，律齐。	张三

4. 问题分析与知识链接： 根据《医疗事故处理条例》（2002）（国务院令第 351 号）第二章第十条、《卫生部关于加强医院临床护理工作的通知》（卫医政发〔2010〕7 号）护士对住院患者履行的护理职责具体分析。

本案例中，存在问题具体见下。

（1）症状描述不全面："双下肢水肿"只描述了部位，描述不全面，应描述性质、程度等，建议修改为"双下肢轻度可凹性水肿"。

（2）病情描述不全面、不完整

①只记录给予利尿剂，未进行病情描述，如当时的出入量、患者的症状等，建议修改为"患者 4 小时入量：850 ml，尿量：200 ml，未诉喘憋不适，遵医嘱给予托拉塞米注射液（丽泉）10 mg 静脉冲入"。

②给予患者利尿剂之后，应评估药物疗效，并追踪患者排尿情况。

（3）未记录健康指导：患者明显存在入量过多的情况，应及时给予容量管理的健康指导，建议增加"指导患者准确记录出入量，并向患者讲解限制入量的重要性，患者表示知晓"。

心脏外科监护病房案例

【案例】

1. 资料背景

（1）一般资料： 患者男性，74 岁，主因"冠心病"于 2022 年 4 月 9 日在全麻下行"冠状动脉旁路移植术"，术后转入心脏外科监护病房。

（2）专科情况： 特级护理，禁食禁水，患者神志清楚，气管插管接呼吸机辅助呼吸，患者留置左胸引流管，置入 14 cm，引流管通畅，引出血性液，无气体引出，引流管穿刺处敷料干燥、无渗血，遵医嘱调节呼吸机参数设置，于 5:25 拔除气管插管。

2. 缺陷护理记录

护理记录	时间 / 记录者	病情观察
	04:30/ 张 ×	遵医嘱调整患者呼吸机 ***SPONT + PS 10，PEP 4。***
	04:50/ 张 ×	遵医嘱调整患者呼吸机 ***SPONT + PS 8，PEEP 4。***
	05:10/ 张 ×	遵医嘱调整患者呼吸机 ***SPONT + PS 6，PEEP 4。***
	05:25/ 张 ×	遵医嘱查血气分析，× 大夫看患者，遵医嘱给予地塞米松磷酸钠 5 mg 静脉冲入，充分吸痰后拔除气管插管，患者声音正常无嘶哑。
	06:05/ 张 ×	***间断挤压左胸引流管通畅。***

3. 护理记录正确书写方法示范

护理记录	时间 / 记录者	病情观察
	04:30/ 张 ×	遵医嘱调节患者呼吸机参数 ***SPONT + PS 10 cmH_2O，PEEP 4 cmH_2O。***
	04:50/ 张 ×	***患者生命体征平稳，心率 97 次 / 分，窦性心律齐，血压 139/84 mmHg，呼吸次数 22 次 / 分，*** 遵医嘱调节患者呼吸机参数 ***SPONT + PS 8 cmH_2O，PEEP 4 cmH_2O。***
	05:10/ 张 ×	***患者生命体征平稳，心率 92 次 / 分，窦性心律齐，血压 130/81 mmHg，呼吸次数 24 次 / 分，*** 遵医嘱调节患者呼吸机参数 ***SPONT + PS 6 cmH_2O，PEEP 4 cmH_2O。***
	05:25/ 张 ×	遵医嘱查血气分析，× 大夫看患者，遵医嘱给予地塞米松磷酸钠 5 mg 静脉冲入，充分吸痰后拔除气管插管，患者声音正常无嘶哑。
	06:05/ 张 ×	***间断挤压左胸引流管，引出血性液，无气体引出，引流管通畅。***

4. 问题分析与知识链接：根据《病历书写基本规范》（卫医政发〔2010〕11 号）第一章第三条、第三章第二十二条（二十三），以及《医疗质量安全核心制度要点》（国卫医发〔2018〕8 号）病历管理制度具体分析如下。

本案例中，更改呼吸机参数书写不规范，对更改参数后患者的生命体征没有描述，对引流管护理的描述不全面。具体见下。

（1）呼吸机参数书写不规范：参数“PS 10，PEEP 4”没有书写单位，推荐修改为“SPONT + PS 10 cmH_2O，PEEP 4 cmH_2O”。

（2）更改呼吸机参数后没有对病情进行描述：更改呼吸机参数后建议增加对患者生命体征的描述，如“患者生命体征平稳，心率 92 次 / 分，窦性心律齐，血压 130/81 mmHg，呼吸次数 24 次 / 分”。

（3）对引流管护理的记录不全面：“间断挤压左胸引流管”没有对挤压后引流出的引流液颜色、性质的描述，推荐修改为“间断挤压左胸引流管，引出血性液，无气体引出，引流管通畅”。

第六章

抢救护理记录单

抢救记录是指为控制病情、挽救生命，对危重患者采取抢救措施时所作的记录，一般混杂在危重症患者护理记录中间或最后的位置。

一、书写内容

眉栏（科别、姓名、床号、ID 号等）；项目（日期、时间、生命体征、出入量、抢救经过和措施、结果、护士签名等）。

二、书写要求及规范

1. 眉栏用蓝黑墨水笔填写各空白项目，不得有空项、漏项。

2. 使用规范医学术语，可使用通用的缩略语。日间用蓝黑墨水笔，夜间用红墨水笔书写。签班次及护士全名。

3. 抢救患者，在同一时间段应简述病情或手术情况、经过的处置及效果。危重症患者应及时向患者家属告病危重，记录与患者家属沟通的说明。

4. 危重患者的抢救记录应与医师协调一致，记录及时、准确、客观、真实，记录内容包括病情变化情况、抢救时间及措施、参加抢救的医务人员姓名及技术职称等，抢救时间应当具体到分钟。

5. 患者抢救死亡的护理记录顺序：病情变化、抢救过程、心电图示、宣布死亡、尸体护理、死亡小结。

6. 因抢救急危患者，未能及时书写病历的，有关医务人员应当在抢救结束后 6 小时内据实补记，主持抢救的人员应当审核并签字。

三、抢救护理记录书写问题及案例分析

【案例】

1. 资料背景

（1）一般资料：患者“主因左下肢疼痛 3 天”，CTA 提示“左侧下肢动脉栓塞”，于 2022 年 9 月 18 日在全麻下行“左膝上截肢术”，术后转入 ICU。

（2）专科情况：术后第 5 天，患者双鼻导管吸氧 4 L/min，14:15 主诉憋气明显、口唇发绀，血氧饱和度在 86% ～ 90%。立即通知医生，患者调整为端坐卧位，更换储氧面罩吸氧 10 L/min。

听诊：双肺湿啰音。14:17 血压 60/40 mmHg，遵医嘱予盐酸去甲肾上腺素 18 mg＋0.9% 氯化钠注射液 50 ml 静脉泵入，维持血压。14:20 复测血压 90/62 mmHg，血氧饱和度 90%，留取血气分析。14:22 血气分析回报 PO_2 52 mmHg，PCO_2 70 mmHg；pH 7.23。提示患者Ⅱ型呼吸衰竭、呼吸性酸中毒。14:27 给予无创呼吸机辅助通气。14:40 患者呼吸困难加重，口唇及甲床发绀，血氧饱和度低至 70%，呼之不应，双侧瞳孔等大、等圆，直径 3 mm，对光反射灵敏。血压 105/70 mmHg，紧急予患者气管插管术。14:50 插管成功，吸入氧浓度 100%。15:20 患者神志清楚，复查血气分析 PO_2 102 mmHg，PCO_2 48 mmHg，调整氧浓度 80%。

2. 缺陷护理记录

护理记录	时间 / 记录者	病情观察
	14:15/ 王 ××	患者主诉呼吸困难，立即调整为端坐卧位。***血氧饱和度下降，即刻予以面罩吸氧，10 L/ 分***，通知医生，给予***肺部听诊***。***血压低，予药物去甲肾上腺素 18 mg/50 ml 中心静脉泵入***。密切监测患者血压的变化。
	14:20/ 王 ××	***患者血氧饱和度上升，复测血压上升。***急查动脉血气。
	14:22/ 王 ××	***血气分析提示患者Ⅱ型呼吸衰竭、呼吸性酸中毒。***给予患者无创呼吸机辅助通气。
	14:40/ 王 ××	***患者呼吸困难加重，嘴唇及指甲发紫，血氧饱和度较前下降，呼之不应。***紧急行气管插管术。
	14:50/ 王 ××	插管成功，接呼吸机辅助通气，吸入氧浓度 100%。

3. 护理记录正确书写方法示范

护理记录	时间 / 记录者	病情观察
	14:15/ 王 ××	患者主诉呼吸困难，立即调整为端坐卧位。***血氧饱和度下降，最低至 86%，即刻予以面罩吸氧，10 L/min***。通知医生，给予***肺部听诊，提示双肺湿啰音***。
	14:17/ 王 ××	***患者血压低，血压 60/40 mmHg，予盐酸去甲肾上腺素 18 mg＋0.9% 氯化钠注射液 50 ml，3 ml/h，中心静脉泵入。***密切监测患者血压的变化。
	14:20/ 王 ××	***患者血氧饱和度上升至 90%，复测血压，血压上升至 90/62 mmHg。***急查动脉血气。
	14:22/ 王 ××	***血气分析回报：PO_2 52 mmHg，PCO_2 70 mmHg；pH 7.23。提示Ⅱ型呼吸衰竭、呼吸性酸中毒。***
	14:27/ 王 ××	***给予患者无创呼吸机辅助通气。***
	14:40/ 王 ××	***患者呼吸困难加重，口唇及甲床发绀。血氧饱和度 70%，呼之不应，双侧瞳孔等大、等圆，直径 3 mm，对光反射灵敏。***紧急行气管插管术。
	14:50/ 王 ××	插管成功，接呼吸机辅助通气，吸入氧浓度 100%。
	15:20/ 王 ××	***患者神志清楚，复查血气分析，PO_2 102 mmHg，PCO_2 48 mmHg，调整氧浓度 80%。***

4. 问题分析与知识链接：根据《病历书写基本规范》（卫医政发〔2010〕11 号）第三章第二十二条（八）、第二十二条（二十三），以及《电子病历应用管理规范（试行）》（国卫办医发〔2017〕8 号）第三章第十二条具体分析。

本案例中，抢救时间记录不详细；相关药物名称和剂量单位书写不规范；未规范使用医学术语，表达不准确；病情观察记录不全面；缺少护理措施及评价。具体见下。

（1）抢救时间记录不准确、不详细："盐酸去甲肾上腺素使用时间是 14:17""无创呼吸机使用时间是 14:27"，这两条应分别记录。

（2）相关药物名称及剂量单位书写不规范

①"面罩吸氧，10 L/ 分"推荐修改为"面罩吸氧，10 L/min"。

②"药物去甲肾上腺素"推荐修改为"盐酸去甲肾上腺素"。

（3）未使用医学术语："嘴唇及指甲发紫"推荐修改为"口唇及甲床发绀"。

（4）表达不准确："去甲肾上腺素 18 mg/50 ml 中心静脉泵入"推荐修改为"盐酸去甲肾上腺素 18 mg＋0.9% 氯化钠注射液 50 ml，3 ml/h，中心静脉泵入"。

（5）病情观察记录不全面：缺少血氧饱和度、听诊结果、血压、血气分析结果、神志状态结果的描述。

①"血氧饱和度下降"推荐修改为"血氧饱和度下降，最低至 86%"。

②"肺部听诊"推荐修改为"肺部听诊，提示双肺湿啰音"。

③"血压低"推荐修改为"血压低，血压 60/40 mmHg"。

④"血氧饱和度上升，复测血压上升"推荐修改为"血氧饱和度上升至 90%，复测血压，血压上升至 90/62 mmHg"。

⑤"血气分析提示患者Ⅱ型呼吸衰竭、呼吸性酸中毒"推荐修改为"血气分析回报：PO_2 52 mmHg，PCO_2 70 mmHg；pH 7.23。提示Ⅱ型呼吸衰竭、呼吸性酸中毒"。

⑥"呼之不应"推荐修改为"呼之不应，双侧瞳孔等大、等圆，直径 3 mm，对光反射灵敏"。

（6）缺少护理措施及评价：推荐增加 15:20 护理记录。

第七章

特殊科室记录单

一、产科患者护理记录单

【案例 1】

1. 资料背景

（1）一般资料：患者女性，39 岁，主因“停经 23^{+5} 周，不规律腹紧伴阴道出血 3 小时”以“宫内孕 23^{+5} 周，G_2P_1，先兆流产，产前出血，胎盘低置状态”于 2022 年 10 月 18 日收入院。

（2）专科情况：患者自诉于 2022 年 10 月 18 日 3 小时前（20:00）入厕排便后，出现阴道出血伴不规律腹紧，无明显痛感，阴道出血鲜红色，可浸透一片日用卫生巾，无阴道流液等，遂急诊就诊，急诊留取宫颈分泌物培养，23:30 轮椅入院。

2. 缺陷护理记录

项目 日时	神志	体温（℃）	脉搏（次 / 分）	心率（次 / 分）	血压（mmHg）	呼吸（次 / 分）	SpO_2（%）	记录	记录人
2022-10-18 23:45	清楚	36.9	98		105/72			患者主因“停经 23^{+5} 周，不规律腹紧伴阴道出血 3 小时”以“宫内孕 23^{+5} 周，G_2P_1，先兆流产，产前出血，胎盘低置状态”入院。患者现***下腹痛：无，偶感腹紧。阴道出血：约 5 ml***。遵医嘱予***硫酸镁组液（0.9% 氯化钠注射液 500 ml＋硫酸镁注射液 10 g）静脉输液，2 g/h 静脉泵入。二便正常。压疮评分：20 分：措施：每班观察皮肤情况，指导翻身活动、正确使用 R 型枕。宣教：饮食饮水、活动安全指导。***	张三
2022-10-19 1:45			88			18		***遵医嘱下调硫酸镁组液滴速至 1.5 g/h 静脉泵入。***	张三
3:45			92			18		***遵医嘱下调硫酸镁组液滴速至 1.2 g/h 静脉泵入。***	张三

续表

项目 日时	神志	体温（℃）	脉搏（次/分）	心率（次/分）	血压（mmHg）	呼吸（次/分）	SpO_2（%）	记录	记录人
5:45			90			20		***遵医嘱下调硫酸镁组液滴速至 1.0 g/h 静脉泵入。***	张三
7:00			88			20		患者现仍予硫酸镁组液 1 g/h 静脉泵入，***昨日静点硫酸镁至今尿量 800 ml，阴道出血：15 ml，膝腱反射：正常。***无排尿、排便困难，全身受压部位皮肤完好无压红，再次指导患者饮食、饮水、床上翻身及踝泵练习，患者表示理解。	张三

3. 护理记录正确书写方法示范

项目 日时	神志	体温（℃）	脉搏（次/分）	心率（次/分）	血压（mmHg）	呼吸（次/分）	SpO_2（%）	记录	记录人
2022-10-18 23:45	清楚	36.9	98		105/72	***20***		患者主因“停经 23^{+5} 周，不规律腹紧伴阴道出血 3 小时”以“宫内孕 23^{+5} 周，G_2P_1，先兆流产，产前出血，胎盘低置状态”入院。患者***现自诉感每 4～5 分钟一阵腹紧，未感明显痛感，每次持续 10～20 秒，伴少量暗红色阴道出血，面积法估算约 5 ml***。遵医嘱予硫酸镁组液（0.9% 氯化钠注射液 500 ml＋硫酸镁注射液 10 g）静脉输液，2 g/h 静脉泵入。***查体：叩诊耻骨联合上未及膀胱；双下肢水肿：阴性，腓肠肌压痛（－）；膝腱反射：双侧对称引出。现全身受压部位皮肤完整、未见压红。每日一次成形软便，无排便困难。Braden 压疮评分：20 分。宣教：饮食饮水，活动安全，踝泵练习，保持会阴清洁，保持大小便通畅。***	张三
2022-10-19 1:45			88			18		患者***现诉腹紧症状已明显缓解，仍有少量暗红色阴道出血，医生行宫底部触诊半小时可及 2 次宫缩，每次持续 15～20 秒。***遵医嘱下调硫酸镁组液滴速至 1.5 g/h 静脉泵入。***双侧膝腱反射可对称引出。***	张三

续表

项目 日时	神志	体温（℃）	脉搏（次/分）	心率（次/分）	血压（mmHg）	呼吸（次/分）	SpO_2（%）	记录	记录人
3:45			92			18		患者**现诉腹紧症状已明显缓解，仅如厕后有少量暗红色阴道出血，医生床旁手扶宫底半小时可及 1 次宫缩，持续 5 ～ 10 秒**。遵医嘱下调硫酸镁组液滴速至 1.2 g/h 静脉泵入，**双侧膝腱反射可对称引出**。	张三
5:45			90			20		**患者已平卧入睡，呼吸平稳，遵医嘱下调硫酸镁组液滴速至 1.0 g/h 静脉泵入。**	张三
7:00			88			20		患者现仍予硫酸镁组液 1 g/h 静脉泵入，**现自诉未感腹痛、腹紧等不适主诉，昨日 23:45 至今日 7:00 尿量 800 ml，阴道出血 15 ml（暗红色）。双侧膝腱反射可对称引出**。再次指导患者饮食、饮水、床上翻身及踝泵练习。	张三

4. 问题分析与知识链接：根据《电子病历应用管理规范（试行）》（国卫办医发〔2017〕8 号）第一章第十二条、《电子病历共享文档规范　第 14 部分：待产记录》（WS/T 500.14—2016）、《电子病历共享文档规范　第 21 部分：出入量记录》（WS/T 500.21—2016）具体分析。

本案例中，对病情观察书写不完整、不规范，具体见下。

（1）对宫缩情况书写不完整、不规范："下腹痛：无，偶感腹紧。阴道出血：约 5 ml"描述中，未记录宫缩强弱、频率、持续时间等情况，推荐修改为"现自诉感每 4 ～ 5 分钟一阵腹紧，每次持续 10 ～ 20 秒，伴少量暗红色阴道出血，面积法估算约 5 ml"。

（2）病历书写不完整、不规范，对硫酸镁使用观察内容欠缺："遵医嘱予硫酸镁组液（0.9% 氯化钠注射液 500 ml＋硫酸镁 10 g）静脉输液，2 g/h 泵入"，此项描写中无硫酸镁使用注意事项，未记录呼吸、双侧膝腱反射及尿量情况，病历书写不完整，推荐增加记录呼吸频率，推荐修改为"遵医嘱予硫酸镁组液（0.9% 氯化钠注射液 4.5 g＋硫酸镁注射液 10 g）静脉输液，2 g/h 静脉泵入，膝腱反射：双侧对称引出"等。

（3）卧床保胎期间，应对尿潴留风险、静脉血栓形成风险硫酸镁中毒风险皮肤状况，患者一般情况进行评估，此项描述中未涉及，缺乏护理观察要点，推荐修改为"查体：叩诊耻骨联合上未及膀胱，双下肢水肿：无，Homans 征：阴性，膝腱反射：双侧对称引出。现全身受压部位皮肤完型、未见压红。每日一次成形软便，无排便困难。Braden 压疮评分：20 分。宣教：饮食饮水、活动安全、踝泵练习、保持会阴清洁，保持大小便通畅"。

【案例 2】

1. 资料背景

（1）一般资料：患者女性，39 岁，主因"停经 30^{+5} 周，反复阴道出血 2 周，增多 3 小时"，以"宫内孕 30^{+5} 周，G_3P_1，产前出血，瘢痕子宫（剖宫产史）"于 2022 年 10 月 18 日收入院。

（2）专科情况：无规律产检。既往 5 年前自然流产清宫一次，3 年前孕 38 周因“胎儿窘迫”行剖宫产一活婴，健存。患者近 2 周无诱因反复阴道出血，量少，未就医。入院前沐浴时出现阴道出血增多，出血量不详，于急诊就诊并收入院。入院后完善 B 超提示完全性前置胎盘，予地塞米松促胎肺成熟，硫酸镁抑制宫缩，后突发阴道出血 600 ml，出血为暗红色伴血块，行紧急剖宫产术，术后新生儿转儿科。

2. 缺陷护理记录

项目 / 日时	神志	体温（℃）	脉搏（次/分）	心率（次/分）	血压（mmHg）	呼吸（次/分）	SpO_2（%）	记录	记录人
2022-10-18 22:18	清楚	36.9	98		105/72			主因“停经 30^{+5} 周，反复阴道出血 2 周，增多 3 小时”，以“宫内孕 30^{+5} 周，G_3P_1，产前出血，瘢痕子宫（剖宫产史）”收入院。既往 5 年前自然流产清宫一次，3 年前孕 38 周因胎儿宫内窘迫剖宫产一活婴，健存。患者近 2 周无诱因反复阴道出血，量少，未就医。入院前沐浴时出现阴道出血增多。***现患者可感胎动，稍感腹紧，仍有少量暗红色阴道出血，约 5 ml，暗红色，无阴道流液。现患者入院予饮食饮水、踝泵练习及活动安全宣教，患者表示理解。***	张三
23:45			84			18		患者自诉腹紧频繁，5～8 分钟一次，每次持续 20 秒，通知医生，医生床旁看患者，遵医嘱予 0.9% 氯化钠注射液 500 ml＋25% 硫酸镁注射液 10 g 组液以 2 g/h 泵入，双侧膝腱反射可对称引出，受压部位皮肤完整，未见压红。压疮评分 20 分。遵医嘱予地塞米松 5 mg 肌内注射，促进胎肺成熟。	张三
2022-10-19 01:45			98			18		患者诉腹紧症状已明显缓解，胎心监护胎心率 134 次/分，无明显宫缩。协助更换无菌棉垫，称重法估计阴道出血 5 ml。遵医嘱下调硫酸镁组液滴速至 1.5 g/h 泵入，双侧膝腱反射可对称引出，患者自诉未感胸闷、憋气、恶心呕吐等不适。再次指导患者饮食饮水，踝泵练习，自数胎动，保持会阴清洁，保持大便通畅，患者表示理解。	张三

续表

日时 \ 项目	神志	体温（℃）	脉搏（次/分）	心率（次/分）	血压（mmHg）	呼吸（次/分）	SpO_2（%）	记录	记录人
03:45						18		患者入睡，遵医嘱下调硫酸镁组液滴速至 1.2 g/h 静脉泵入。	张三
05:45						17		患者入睡，遵医嘱下调硫酸镁组液滴速至 1.0 g/h 静脉泵入。	张三
07:00		36.6	90			18		患者现主诉未感腹痛、腹紧等不适，未见阴道流血、流液，可自感胎动，从入院至今阴道出血共计 10 ml，暗红色。现硫酸镁组液以滴速 1.0 g/h 静脉泵入，双侧膝腱反射可对称引出，从昨日 23:45 至今日 7:00，尿量共计 1500 ml。通知医生，遵医嘱继续观察。嘱患者不适随叫。	张三
09:00			88			18		接班看患者，患者现主诉未感腹痛、腹紧等不适，未见阴道流血、流液，可自感胎动，遵医嘱予硫酸镁组液以滴速 1.0 g/h 静脉泵入，双侧膝腱反射可对称引出，协助患者更换无菌棉垫，患者未感排便、排尿困难。双下肢水肿（－），腓肠肌压痛（－），指导患者饮食饮水，踝泵练习及活动安全，患者表示理解。	张三
11:45				102	102/65	19	99	患者入厕大便后，阴道排出一血块，称重：92 ml，可感胎动，现感有腹紧，立即告知医生，遵医嘱予硫酸镁组液以 2 g/h 静脉泵入，双侧膝腱反射可对称引出。	张三
12:30				104	95/58	20	99	***患者诉阴道大量出血，予称重约 600 ml，出血为暗红色伴血块，***立即通知医生，医生予胎心监护，胎心率 134 次/分。协助更换无菌棉垫，并立即予术前准备、留置尿管及术前宣教。	张三

3. 护理记录正确书写方法示范

项目 日时	神志	体温（℃）	脉搏（次/分）	心率（次/分）	血压（mmHg）	呼吸（次/分）	SpO_2（%）	记录	记录人
2022-10-18 22:18	清楚	36.9	98		105/72	20		主因“停经 30^{+5} 周，反复阴道出血 2 周，增多 3 小时”，以“宫内孕 30^{+5} 周，G_3P_1，产前出血，瘢痕子宫（剖宫产史）”收入院。既往 5 年前自然流产清宫一次，3 年前孕 38 周因“胎儿宫内窘迫”行剖宫产一活婴，健存。患者近 2 周无诱因反复阴道出血，量少，未就医。入院前沐浴时出现阴道出血增多。***现查体患者腹软，自诉感每 15～20 分钟一阵腹紧，持续 10～20 秒，未感腹痛，可见少量暗红色阴道出血，约 5 ml，暗红色，可自感胎动，通知医生。患者膀胱高度耻骨上大横指，协助患者入厕解小便，量约 200 ml，色黄。指导患者饮食饮水，踝泵练习活动安全，会阴置无菌棉垫，保持会阴卫生，保持大便通畅。患者表示理解。***	张三
23:45			84			18		患者自诉腹紧频繁，5～8 分钟一次，每次持续 20 秒，通知医生，医生床旁看患者，遵医嘱予 0.9% 氯化钠注射液 500 ml＋25% 硫酸镁注射液 10 g 组液以 2 g/h 泵入，双侧膝腱反射可对称引出，受压部位皮肤完整，未见压红。压疮评分 20 分。遵医嘱予地塞米松 5 mg 肌内注射，促进胎肺成熟。	张三
2022-10-19 01:45			98			18		患者诉腹紧症状已明显缓解，胎心监护示胎心率 134 次/分，无明显宫缩。协助更换无菌棉垫，称重法估计阴道出血 5 ml。遵医嘱下调硫酸镁组液滴速至 1.5 g/h 泵入，双侧膝腱反射可对称引出，患者自诉未感胸闷、憋气、恶心呕吐等不适。再次指导患者饮食饮水，踝泵练习，自数胎动，保持会阴清洁，保持大便通畅，患者表示理解。	张三

续表

项目 日时	神志	体温（℃）	脉搏（次/分）	心率（次/分）	血压（mmHg）	呼吸（次/分）	SpO_2（%）	记录	记录人
03:45						18		患者入睡，遵医嘱下调硫酸镁组液滴速 1.2 g/h 静脉泵入。	张三
05:45						17		患者入睡，遵医嘱下调硫酸镁组液滴速至 1.0 g/h 静脉泵入。	张三
07:00		36.6	90			18		患者现主诉未感腹痛、腹紧等不适，未见阴道流血、流液，可自感胎动，从入院至今阴道出血共计 10 ml，暗红色。现硫酸镁组液以滴速 1.0 g/h 静脉泵入，双侧膝腱反射可对称引出，从昨日 23:45 至今日 7:00，尿量共计 1500 ml。通知医生，遵医嘱继续观察。嘱患者不适随叫。	张三
09:00			88			18		接班看患者，患者现主诉未感腹痛、腹紧等不适，未见阴道流血、流液，可自感胎动，遵医嘱予硫酸镁组液以滴速 1.0 g/h 静脉泵入，双侧膝腱反射可对称引出，协助患者更换无菌棉垫，患者未感排便、排尿困难，双下肢水肿（－），腓肠肌压痛（－），指导患者饮食饮水，踝泵练习及活动安全，患者表示理解。	张三
11:45				102	102/65	19	99	***患者入厕大便后，阴道排出一血块，称重法估计约 92 ml。可感胎动，现感有腹紧。未感心悸、胸闷、憋气，腹痛。腹紧、***立即告知医生，遵医嘱予硫酸镁组液以滴速 2 g/h 静脉泵入，双侧膝腱反射可对称引出。***予患者开放第二条静脉通路，急查血常规、凝血、配血试验等，予心电监护，示波：窦性心动过速，律齐。***	张三
12:30				104	95/58	20	99	***患者诉阴道大量出血，称重约 600 ml，出血为暗红色伴血块，患者腹软，自诉仍感腹紧，未感腹痛、心悸等其他不适，可自感胎动。心电监护，示波：窦性心动过速，律齐。***立即通知医生，医生予胎心监护，胎心率 134 次/分。协助更换无菌棉垫，并立即予术前准备、留置尿管及术前宣教。	张三

4. 问题分析与知识链接： 根据《电子病历应用管理规范（试行）》（国卫办医发〔2017〕8号）第一章第十二条、《电子病历共享文档规范　第17部分：一般护理记录》（WS/T 500.17—2016）具体分析。

本案例中，对住院患者护理健康指导信息书写不完整，对专科内容记录不完整，具体见下。

（1）对住院患者护理健康指导信息书写不完整："现患者入院予饮食饮水，踝泵练习及活动安全，患者表示理解"，此项描述未记录产前出血患者特殊注意事项、预防感染等内容，推荐修改为"指导患者饮食饮水，踝泵练习，活动安全，会阴置无菌棉垫，保持会阴卫生，保持大便通畅。患者表示理解。"

（2）病历书写不完整、不规范，对专科内容记录不完整，观察不全面

①患者是瘢痕子宫且有宫缩，此描述中无针对性观察，包括有无子宫破裂表现，如下腹压痛，无胎心、尿色等观察，推荐修改为"现患者腹软，自诉感每15～20分钟一阵腹紧，持续10～20秒，未感腹痛，可见少量暗红色阴道出血，可自感胎动，通知医生，患者膀胱高度耻骨上1横指，协助患者入厕解小便，量约200 ml，色黄"。

②阴道出血增多伴宫缩时，应警惕早产、子宫破裂等风险，及时行心电监护及开通粗直静脉并留取化验，推荐修改为"予患者开放第二条静脉通路，急查血常规、凝血、配血试验等化验，予心电监护，示波：窦性心动过速，律齐"。

③患者阴道出血后，未记录患者现主诉有无不适，专科症状无具体描述，推荐修改为"无心悸、胸闷、憋气，无腹痛、腹紧、阴道流液等不适""患者入厕后，阴道流出一血块，称重92 ml。可感胎动，现感有腹紧，患者未感心悸、胸闷、憋气及腹痛。""患者诉阴道大量出血，称重约600 ml，出血为暗红色伴血块，患者腹软，自诉仍感腹紧，未感腹痛、心悸等其他不适，可自感胎动"。

【案例3】

1. 资料背景

（1）一般资料： 新生儿男性，其母于38^{+3}周，2022年10月29日，行子宫下段剖宫产术，新生儿出生体重3020 g。因其母妊娠期糖尿病，且乳汁分泌少，新生儿生后遵医嘱予母乳＋配方奶混合喂养。

（2）专科情况

新生儿生后12小时，巡视病房发现患儿出现低血糖征象：反应稍差、肌张力减弱、出汗，末梢血糖2.2 mmol/L。立即通知医生，采取紧急处理措施，予配方奶20 ml喂养，新生儿吸吮15 ml，30分钟后复测末梢血糖为2.6 mmol/L。

2. 缺陷护理记录

项目 时间	体重（g）	乳汁分泌	喂养方式	吸吮力	其他	记录人
2022-10-29 20:15	3020	无	人工喂养，配方奶10 ml	好	新生儿性别：男。孕周38^{+3}周，分娩方式：剖宫产。新生儿反应好，皮肤无异常，口唇无发绀，脊柱及四肢无异常，胎便未解，小便未解。遵医嘱给予配方奶10 ml人工喂养，吸吮力好。	张三
20:45		少量			测末梢血糖为3.1 mmol/L，新生儿面色红润，哭声亮，遵医嘱暂观察。转入母婴同室病房，进行皮肤接触，予母乳喂养宣教。	张三
22:40		少量	母乳喂养	好	指导母乳喂养姿势，新生儿含接好，面色红润。胎便已解，小便已解。	张三
2022-10-30 6:30		少量	母乳喂养	好	夜间母乳喂养5次，吸吮力好。无低血糖反应。	张三

续表

项目 时间	体重（g）	乳汁分泌	喂养方式	吸吮力	其他	记录人
8:30			遵医嘱添加配方奶 15 ml，人工喂养	中	***发现新生儿低血糖，测末梢血糖为 2.2 mmol/L。遵医嘱予配方奶 15 ml，人工喂养。***	张三
9:00					复测末梢血糖为 2.0 mmol/L，儿科医生到场，新生儿反应好，肌张力未见异常，遵医嘱因新生儿低血糖转儿科病房。	张三

3. 护理记录正确书写方法示范

项目 时间	体重（g）	乳汁分泌	喂养方式	吸吮力	其他	记录人
2022-10-29 20:15	3020	无	人工喂养，配方奶 10 ml	好	新生儿性别：男。胎龄：38^{+3} 周，分娩方式：剖宫产。新生儿反应好，皮肤无异常，口唇无发绀，脊柱及四肢无异常，胎便未解，小便未解。***因其母妊娠期糖尿病、乳汁分泌不足，遵医嘱给予配方奶 15 ml 人工喂养新生儿吸吮 10 ml***，吸吮力好。	张三
20:45		少量			测末梢血糖为 3.1 mmol/L，新生儿面色红润，哭声亮，遵医嘱暂观察。转入母婴同室病房，进行皮肤接触，予母乳喂养宣教，新生儿吸吮好。	张三
22:40		少量	母乳喂养	好	指导母乳喂养姿势，新生儿含接好，面色红润。胎便已解，小便已解。	张三
2022-10-30 6:30		少量	母乳喂养	好	夜间母乳喂养 5 次，吸吮力好。无低血糖反应。	张三
8:30			遵医嘱添加配方奶 15 ml，人工喂养	中	***巡视病房，发现新生儿反应稍差，肌张力减弱，头部出汗，立即呼叫医生，测末梢血糖为 2.2 mmol/L。遵医嘱予配方奶喂养，共计吸吮 15 ml，吸吮力中。血氧饱和度波动在 96% ～ 99%，心率波动在 128 ～ 132 次/分。喂养后新生儿反应好，肌张力未见异常。***	张三
9:00					复测末梢血糖为 2.0 mmol/L，儿科医生到场，新生儿反应好，肌张力未见异常，遵医嘱因新生儿低血糖转儿科病房。	张三

4. 问题分析与知识链接：根据《病历书写基本规范》（卫医政发〔2010〕11 号）第一章第三条具体分析。

本案例中，相关记录不完整、不规范。具体见下。

（1）予新生儿人工喂养或混合喂养时，均需有明确指征，该患儿母亲为糖尿病，应如实记录。

（2）新生儿出现低血糖时的情况未记录，应具体描述新生儿症状表现及发现异常后护士的全部护理内容。

（3）新生儿出现低血糖症状后，需要遵医嘱立即喂养，并且观察和记录喂养后症状的改善情况。

【案例 4】

1. 资料背景

（1）一般资料：患者女性，28 岁，G_2P_1，孕 38^{+1} 周，因“完全性前置胎盘”于 2022 年 8

月 31 日入院。

（2）专科情况：2022 年 9 月 1 日在腰麻＋硬膜外麻醉下行“子宫下段剖宫产术”，术后返回病房，术后 1 小时因出血多，予宫缩剂、按摩子宫后出血逐渐减少，后继续观察子宫收缩和阴道出血情况。

2. 缺陷护理记录

项目 日时	神志	体温（℃）	脉搏（次/分）	心率（次/分）	血压（mmHg）	呼吸（次/分）	SpO_2（%）	记录	记录人
2022-09-01 09:00	清楚	36.2		88	105/73	18	100	患者在腰麻＋硬膜外麻醉下行子宫下段剖宫产术，术中出血 300 ml。患者现未诉不适。 查体：现双乳软，少量乳汁分泌，子宫收缩好，宫底高度脐下 1 指，阴道出血 50 ml，汇报医生，遵医嘱暂观察。伤口敷料干燥，未见渗血、渗液。全身皮肤完整，未见压红，Braden 压疮评分 16 分。尿管畅，尿色淡黄，住院患者预防非计划性拔管评分 2 分。予心电监护，心电示波：窦性心律，律齐。 指导术后饮食、饮水、活动、母乳喂养和喂养安全。协助进行新生儿皮肤接触及吸吮。	张三
09:30				73	106/60	18	99	宫底高度脐下 1 指，子宫收缩好，阴道出血少于月经量，心电监护示：窦性心律、律齐。新生儿皮肤接触中，面色红润，指导患者注意哺乳安全，勿堵住新生儿口鼻。	张三
10:00				72	106/67	20	99	宫底高度脐下 1 指，子宫收缩好，阴道出血 100 ml，心电监护示：窦性心律、律齐。汇报医生，遵医嘱予***欣母沛 250 μg***，卡孕栓 1 mg 肛塞。	张三
10:30				88	102/60	20	99	宫底平脐，***子宫收缩欠佳，按压宫底，见阴道出血多，***汇报医生。心电监护示窦性心律、律齐。	张三
10:40								持续按摩子宫，遵医嘱卡贝缩宫 100 μg 静脉注射。宫底高度脐下 1 指，子宫收缩好，***阴道出血少量，***心电监护示：窦性心律、律齐。	张三
11:00				88	105/61	19	99	宫底脐下 1 指，子宫收缩好，阴道出血共计 490 ml（含术中）。遵医嘱暂观察。	张三

3. 护理记录正确书写方法示范

项目 日时	神志	体温 （℃）	脉搏 （次/分）	心率 （次/分）	血压 （mmHg）	呼吸 （次/分）	SpO_2 （%）	记录	记录人
2022-09-01 09:00	清楚	36.2		88	105/73	18	100	患者在腰麻＋硬膜外麻醉下行子宫下段剖宫产术，术中出血 300 ml。患者现未诉不适。查体：现双乳软，少量乳汁分泌，子宫收缩好，宫底高度脐下 1 指，阴道出血 50 ml，汇报医生，遵医嘱暂观察。伤口敷料干燥，未见渗血、渗液。全身皮肤完整，未见压红，Braden 压疮评分 16 分。尿管畅，尿色淡黄，住院患者预防非计划性拔管评分 2 分。予心电监护，心电示波：窦性心律，律齐。指导术后饮食、饮水、活动、母乳喂养和喂养安全。协助进行新生儿皮肤接触及吸吮。	张三
09:30				73	106/60	18	99	宫底高度脐下 1 指，子宫收缩好，阴道出血少于月经量，心电监护示：窦性心律、律齐。新生儿皮肤接触中，面色红润，指导患者注意哺乳安全，勿堵住新生儿口鼻。	张三
10:00				72	106/67	20	99	宫底高度脐下 1 指，子宫收缩好，阴道出血 100 ml，心电监护示：窦性心律、律齐。汇报医生，遵医嘱予***欣母沛 250 μg 肌内注射***，卡孕栓 1 mg 肛塞。	张三
10:30				88	102/60	20	99	宫底平脐，***子宫收缩欠佳，暗红色阴道出血，可见血块，称重法测量出血量为 70 ml，汇报医生。按摩宫底后，宫底脐下 1 指，宫底硬度良好。***心电监护示窦性心律、律齐。	张三
10:40								持续按摩子宫，遵医嘱卡贝缩宫 100 μg 静脉注射。宫底高度脐下 1 指，子宫收缩好，***阴道出血约 20 ml，***心电监护示：窦性心律、律齐。	张三
11:00				88	105/61	19	99	宫底脐下 1 指，子宫收缩好，阴道出血共计 490 ml（含术中）。遵医嘱暂观察。	张三

4. 问题分析与知识链接：根据《病历书写基本规范》（卫医政发〔2010〕11 号）第一章第三条具体分析。

本案例中，药物用法未记录，病情变化描述不客观、不完整。具体见下。

（1）欣母沛 250 μg 针剂，用法应为“肌内注射”，未记录用法。

（2）“子宫收缩欠佳，阴道出血多”，应具体记录宫底位置变化，阴道出血的颜色、量，有无血块等。

（3）该患者阴道出血多，应密切关注出血情况，记录具体出血量，不要使用“少量”等模糊描述。

【案例5】

1. 资料背景

（1）一般资料：患者女性，38岁，主因“停经39周，不规律腹痛1天，加重2小时”于2022年9月1日以“宫内孕39周，G_1P_0，临产”入院。

（2）专科情况

患者于2022年8月30日23:00临产，31日8:00行分娩镇痛，21:45阴道分娩一活婴，新生儿出生体重4100 g。22:00胎盘自然娩出，9月1日1:00转至产后病房。总产程23小时，第一产程20小时30分钟，第二产程2小时15分钟，第三产程15分钟。因宫缩乏力台上出血400 ml，台上及四程出血共计约480 ml。

现生命体征：体温36.8℃、脉搏88次/分、血压105/65 mmHg、呼吸18次/分。

主要治疗：产后护理常规、一级护理、普食、会阴擦洗BID、记阴道出血量。

2. 缺陷护理记录

项目 日时	神志	体温（℃）	脉搏（次/分）	心率（次/分）	血压（mmHg）	呼吸（次/分）	SpO_2（%）	记录	记录人
2022-09-01 1:00	清楚	36.8	88		105/65			患者在椎管内麻醉分娩镇痛下于21:45分阴道分娩一活婴，***台上及四程共计出血约480 ml***。现转入产后病房，未诉不适。查体：双乳软，有少量乳汁分泌，宫底高度：u＝0f，子宫硬度：良好，阴道出血少于月经量。***小便未解***。	张三
2:00								患者未诉不适。查体：宫底高度：u＝0f，子宫硬度：良好，阴道出血少于月经量。***小便未解***。	张三
2:20								患者自解小便。	
3:00								未诉不适。查体：宫底高度：u＝0f，子宫硬度：良好，阴道出血少于月经量。	张三
3:45	清楚			96	98/58	21	97	患者***突然阴道大量出血***，自诉乏力、头晕。查体：子宫收缩差，宫底高度：u+1f，***膀胱不胀。***予持续按摩宫底，立即汇报值班医生，遵医嘱予***欣母沛肌内注射、卡孕栓肛塞***。	
4:00				92		18	99	患者未诉不适。查体：宫底高度：u＝0f，子宫硬度：良好，阴道出血少于月经量。嘱患者适量饮水，再次予活动安全指导。	张三

3. 护理记录正确书写方法示范

项目 日时	神志	体温 （℃）	脉搏 （次/分）	心率 （次/分）	血压 （mmHg）	呼吸 （次/分）	SpO_2 （%）	记录	记录人
2022-09-01 1:00	清楚	36.8	88		105/65			患者在椎管内麻醉分娩镇痛下于21:45分阴道分娩一活婴，***新生儿出生体重4100 g，总产程共计23小时***，***台上及四程共计出血约480 ml***。现转入产后病房，未诉不适。查体：双乳软，有少量乳汁分泌，宫底高度：u＝0f，子宫硬度：良好，阴道出血少于月经量，***叩诊耻骨联合上未及膀胱。产科跌倒评分4分。措施：置跌倒高危标识，置床档，家属陪住，避免无人陪护下床活动。予母乳喂养、新生儿安全、饮食饮水及活动安全指导，患者及家属表示理解***。	张三
2:00								患者未诉不适。查体：宫底高度：u＝0f，子宫硬度：良好，阴道出血少于月经量，***叩诊膀胱耻骨联合上2指。指导患者听流水声、温水冲洗会阴辅助排尿，注意活动安全***。	张三
2:20								***自解小便1次，畅，量约200 ml。叩诊耻骨联合上未及膀胱。***	
3:00								患者未诉不适。查体：宫底高度：u＝0f，子宫硬度：良好，阴道出血少于月经量。	张三
3:45	清楚			96	98/58	21	97	患者***突发阴道大量出血，护士赶至床旁称重出血量约150 ml，暗红色伴血块，***自诉乏力、头晕。查体：子宫收缩差，宫底高度：u+1f，***叩诊耻骨联合上未及膀胱***。予持续按摩宫底，立即汇报值班医生，遵医嘱予***卡前列素氨丁三醇注射液250 μg肌内注射、卡前列酸栓1 mg肛塞，心电监护，示波窦性心律、律齐；开放第二条静脉通路***。	
4:00				92		18	99	患者未诉不适。查体：宫底高度：u＝0f，子宫硬度：良好，阴道出血少于月经量，***叩诊耻骨联合上未及膀胱***。嘱患者适量饮水，再次予活动安全指导。	张三

4. 问题分析与知识链接：根据《病历书写基本规范》(卫医政发〔2010〕11号)第一章第五条、第六条具体分析。

本案例中，评估和宣教内容不完整、相关剂量单位书写不规范，具体见下。

(1)病历书写不完整

①“台上及四程共计出血约480 ml”，仅描述了出血情况，未整体评估产程时间、新生儿体重等产后出血的高危因素，推荐修改为“新生儿出生体重4100 g，总产程共计23小时，台上及四程共计出血约480 ml”。

②首次产后记录没有相应的评估及宣教内容，宣教的结果应有相应的评价，推荐修改为“产科跌倒评分4分，措施：置跌倒高危标识，置床档，家属陪住，避免无人陪护下床活动。予母乳喂养、新生儿安全、饮食饮水及活动安全指导，患者及家属表示理解”。

③患者“突然大量阴道出血”时，除给药外，还要体现生命体征等抢救意识，推荐增加“心电监护，示波窦性心律、律齐；开放第二条静脉通路”。

(2)病历书写不规范

①“小便未解”，未描述评估膀胱的情况及针对性的宣教内容，小便时要体现自解是否通畅、尿量等。产后应及时评估膀胱，这也是影响产后出血的高危因素。推荐修改为“叩诊膀胱耻骨联合上2指，指导患者听流水声、温水冲洗会阴辅助排尿，注意活动安全”。

②患者“突然阴道大量出血”，未体现出血的量及性状，对出血量的统计必要时写清楚计算方法。推荐修改为“患者突发阴道大量出血，护士赶至床旁称重法估计出血量约150 ml，暗红色伴血块”。

(3)药物名称及剂量等书写不规范：“遵医嘱予欣母沛肌内注射、卡孕栓肛塞”，未体现药品通用名及具体的剂量单位等，推荐修改为“遵医嘱予卡前列素氨丁三醇250 μg肌内注射、卡前列甲酯栓1 mg肛塞”。

二、儿科患者护理记录单

【案例1】

1. 资料背景

(1)一般资料：患儿李×之女，女，生后10分钟，胎龄33^{+2}周，体重1750 g，主因“呼吸困难10分钟”于2022年9月1日由转运暖箱转入产科。

(2)专科情况

9:00入院后患儿有呼吸困难的表现，可见口周发绀，三凹征阳性，可闻及呻吟，可见吐沫，遵医嘱予患儿无创呼吸机辅助呼吸，工作方式为CPAP，吸入氧浓度25%后，呼吸困难较前缓解。9:10为预防新生儿出血症，遵医嘱予患儿维生素K_1 1 mg肌内注射。9:20患儿纳奶差，同时避免反流误吸，遵医嘱予患儿留置胃管。

2. 缺陷护理记录

项目 日时	神志	体温(℃)	脉搏(次/分)	心率(次/分)	血压(mmHg)	呼吸(次/分)	SpO_2(%)	记录	记录人
2022-09-01 09:00		36.5		146		㊱68/鼻塞	88/右手	患儿呼吸困难，口周发绀，可见三凹征，鼻翼扇动，***哼唧、口吐白沫***，经皮测血氧饱和度88%，遵医嘱予患儿无创呼吸机辅助呼吸，工作方式为CPAP，吸入氧浓度为25%。	张三

续表

项目 日时	神志	体温 (℃)	脉搏 (次/分)	心率 (次/分)	血压 (mmHg)	呼吸 (次/分)	SpO_2 (%)	记录	记录人
09:05				141		㊺	94	患儿在无创呼吸机辅助呼吸，工作方式为CPAP，吸入氧浓度为25%，口周未见发绀，三凹征较前减轻，***无哼唧，仍有口吐白沫***，呼吸困难较前缓解。	张三
09:10				149		㊿55	93	遵医嘱予患儿维生素 K_1 ***0.1 ml*** 肌内注射。	张三
09:20				138		56	93	***医生在场，***予患儿放置胃管，胃管型号为6号，管深16 cm，经三种方法确定胃管在胃内，过程顺利，固定妥当。	张三
09:25				149		㊹	95	***压疮危险因素评分14分。***	张三

3. 护理记录正确书写方法示范

项目 日时	神志	体温 (℃)	脉搏 (次/分)	心率 (次/分)	血压 (mmHg)	呼吸 (次/分)	SpO_2 (%)	记录	记录人
2022-09-01 09:00		36.5		146		68/鼻塞	88/右手	患儿呼吸困难，口周发绀，可见三凹征，鼻翼扇动，***可闻及呻吟，可见吐沫***，经皮测血氧饱和度88%，遵医嘱予患儿无创呼吸机辅助呼吸，工作方式为CPAP，吸入氧浓度25%。	张三
09:05				141		㊺	94	患儿在无创呼吸机辅助呼吸下，工作方式为CPAP，吸入氧浓度为25%，口周未见发绀，三凹征较前减轻，***未闻及呻吟，仍可见吐沫***，呼吸困难较前缓解。	张三
09:10				149		55	93	遵医嘱予患儿维生素 K_1 ***1 mg*** 肌内注射。***患儿皮肤及黏膜完整，未见出血点及瘀斑。***	张三
09:18								***患儿前囟平软，全身皮肤红润，腹部平软，肠鸣音4次/分，尿色淡黄、澄清，大便为胎便，未见呕血等情况。***	张三
09:20				138		56	93	***家长签署知情同意书，主管医生在场，***予患儿放置胃管，胃管型号为6号，管深16 cm，经三种方法确定胃管在胃内，过程顺利，固定妥当。	张三

续表

日时＼项目	神志	体温（℃）	脉搏（次/分）	心率（次/分）	血压（mmHg）	呼吸（次/分）	SpO_2（%）	记录	记录人
09:25				149		㊹	95/右手	***压疮危险因素评分14分，针对压疮的危险采取床头悬挂高危标识。使用水凝胶敷料保护鼻孔、鼻中隔部位皮肤，使用无边形硅凝胶敷料保护额、颞部及枕后部受压皮肤；使用防水贴膜保护，工字型胃管固定胶带；每小时更换血氧饱和度探头。皮肤完整无破损。***	张三

4. 问题分析与知识链接：根据《病历书写基本规范》（卫医政发〔2010〕11号）第一章第三条、第六条、第十条具体分析。

本案例中，护理记录书写不完整、不准确，未使用医学术语，相关剂量单位书写不规范。具体见下。

（1）护理记录书写不完整、不准确

①需取得患者或家属书面同意方可进行的医疗活动，须查看知情同意书，并记录，推荐修改为“家长签署知情同意书”。

②压疮危险因素评分14分，针对风险评估结果采取的对应措施应进行记录，推荐修改为“压疮危险因素评分14分，针对压疮的危险采取床头悬挂高危标识。使用水凝胶敷料保护鼻孔、鼻中隔部位皮肤，使用无边型硅凝胶敷料保护额、颞部及枕后部受压皮肤；使用防水贴膜保护，工字型胃管固定胶带；每小时更换血氧饱和度探头位置”。皮肤完整无破损。

③遵医嘱予患儿维生素 K_1 0.1 ml肌内注射，医疗护理病历记录内容应相一致、不矛盾，推荐修改为“遵医嘱予患儿维生素 K_1 1 mg肌内注射”。

④患儿维生素 K_1 1 mg肌内注射后，应该客观、真实、完整、规范地描述患儿出血倾向及实际情况，推荐修改为“患儿皮肤及黏膜完整，未见出血点及瘀斑”“患儿前囟平软，全身皮肤红润，腹部平软，肠鸣音4次/分，尿色淡黄、澄清，大便为胎便，未见呕血等情况”。

（2）未规范使用医学术语：“哼唧、口吐白沫”推荐修改为“可闻及呻吟，可见吐沫”。

【案例2】

1. 资料背景

（1）一般资料：患儿李×之女，女，胎龄 29^{+5} 周，体重1070 g，身长36 cm，主因“窒息复苏后呼吸困难30分钟”于2022年7月12日由产科携带气管插管转运暖箱转入。

（2）专科情况：患儿在呼吸机辅助呼吸，工作方式HFOV，气管插管为3.0号，置管深度7 cm，固定妥当，吸入氧浓度35%。查体：口周无发绀，呼吸不规则。因病情危重，需开放静脉，医生予患儿脐静脉置管。

患儿生后7天，因胎龄小、体重小，需较长时间静脉营养，有深静脉置管指征，予患儿脐静脉导管序贯PICC导管。

患儿生后30天，达到全肠内营养，遵医嘱拔除PICC导管。

本护理记录只举例描述导管相关的记录。

2. 缺陷护理记录

项目 日时	神志	体温/箱温（℃）	脉搏（次/分）	心率（次/分）	血压（mmHg）	呼吸（次/分）	SpO_2（%）	记录	记录人
2022-7-12 23:25		36.7/33		136	54/25（36）	㉞	93/右手	家长已签署脐静脉置管知情同意书。*医生为患儿行脐静脉置管过程顺利，管深 8 cm，固定稳妥。等待胸片定位。*	张三
2022-7-13 0:05		36.7/33		142		㊴	94/左手	*拍床旁胸片示位置过深，主管医生调节管深至 7.5 cm，连接静脉点滴，通畅。*	张三
3:00								*脐静脉冲管顺利。*	张三
2022-7-19 10:25		36.8/33		148		㊻	91/左足	家长已签署 PICC 置管知情同意书。*主管护士为患儿行 PICC 置管。右侧贵要静脉，全长 15 cm，外露 3 cm，固定稳妥，*等待床旁胸片定位。	张三
11:05		36.8/33		151		㊱	93/右手	*拍床旁胸片示位置正确，连接静脉输液，通畅。*	张三
13:20								*主管医生拔除脐静脉导管，并留取管端培养。*	张三
15:00								*PICC 冲管顺利。*	
2022-7-26 15:20		36.8/32		147		㊵	93/左手	*PICC 换膜*。	张三
2022-8-18 15:25		36.8/32		155		㊵	94/左手	*护士予患儿拔除 PICC，过程顺利，留标本送检。*	张三

3. 护理记录正确书写方法示范

项目 日时	神志	体温/箱温（℃）	脉搏（次/分）	心率（次/分）	血压（mmHg）	呼吸（次/分）	SpO_2（%）	记录	记录人
2022-7-12 23:25		36.7/33		136	54/25（36）	㉞	93/右手	家长已签署脐静脉置管知情同意书。*主管医生在无菌条件下予患儿放置脐静脉导管，过程顺利，回抽可见*	张三

续表

项目 日时	神志	体温/箱温（℃）	脉搏（次/分）	心率（次/分）	血压（mmHg）	呼吸（次/分）	SpO_2（%）	记录	记录人
								回血，导管通畅，管深 8 cm，固定妥当。遵医嘱封管，等待胸片定位。脐轮无红肿，脐带根部无分泌物、渗血，无异味，脐带残端无渗液、渗血。	
2022-7-13 0:05		36.7/33		142		㊴	94/ 左手	拍床旁胸片，胸片示导管管端位于第 7 椎体，主管医生调节导管深度，管深 7.5 cm，固定妥当。遵医嘱连接输液，静脉输液通畅。	张三
3:00								脐轮无红肿，脐带根部无分泌物、渗血，无异味，脐带残端无渗液、渗血。管深 7.5 cm，固定妥当，回抽可见回血，冲管过程顺利，静脉输液通畅。	
2022-7-19 10:25		36.8/33		148		㊻	91/ 左足	家长已签署 PICC 置管知情同意书。静疗专科护士为患儿在无菌操作下行 PICC 置管。自右侧贵要静脉进针，过程顺利，出血少。回抽可见回血，导管通畅，全长 15 cm，外露 3 cm，予无菌透明敷料覆盖穿刺点，导管固定牢固。测量臂围 6 cm。予 PICC 导管封管，等待床旁胸片定位。	张三
11:05		36.8/33		151		㊱	93/ 右手	拍床旁胸片示 PICC 导管管端位于第 5 椎体，位置正确，连接静脉输液，静脉输液通畅。	张三
13:20								主管医生予患儿在无菌操作下拔除脐静脉导管，导管完整，夹闭脐带残端，过程顺利，留导管管端做培养，标本送检。	张三

续表

项目 日时	神志	体温 / 箱温（℃）	脉搏（次 / 分）	心率（次 / 分）	血压（mmHg）	呼吸（次 / 分）	SpO_2（%）	记录	记录人
15:00								***PICC 穿刺处无红肿、渗出，导管外露 3 cm，固定妥当，回抽可见回血，冲管顺利。***	
2022-7-26 15:20		36.8/32		147		㊵	93/ 左手	***在无菌操作下给予患儿进行右侧上臂 PICC 导管维护，测量臂围 6 cm，回抽可见回血，导管通畅，观察穿刺点干燥、无渗出，其周围皮肤完好无破损，导管外露长度 3 cm，予无菌透明敷料覆盖穿刺点，导管固定牢固。***	张三
2022-8-18 15:25		36.8/32		155		㊵	94/ 左手	***静疗专科护士予患儿在无菌操作下拔除 PICC 导管，过程顺利，全程 15 cm，导管完整，留导管管端做培养，标本送检。予无菌敷料密闭穿刺点 24 小时。***	张三
2022-8-19 15:30								***PICC 导管穿刺点无红肿、渗血，已愈合。***	***张三***

4. 问题分析与知识链接：根据《病历书写基本规范》（卫医政发〔2010〕11 号）第一章第三条、第五条、第十条、第二十二条（二十三）和《静脉治疗护理技术操作规范》（WS/T 433—2023）具体分析。

本案例中，病历书写不完整，对于 PICC 置管的专科护理内容描述不规范，具体见下。

（1）病历书写不完整

①“医生为患儿行脐静脉置管过程顺利，管深 8 cm，固定稳妥。等待胸片定位”，此项描写中未描述有创诊疗操作过程是否顺利、有无不良反应，描述不完整，推荐修改为“主管医生在无菌条件下予患儿放置脐静脉导管，过程顺利，回抽可见回血，导管通畅，管深 8 cm，固定妥当。遵医嘱封管，等待胸片定位。脐轮无红肿，脐带根部无分泌物、渗血，无异味，脐带残端无渗液、渗血”。

②“脐静脉冲管顺利”，此项描写不具体，未描述日常导管维护过程中需要观察的要点，推荐修改为“脐轮无红肿，脐带根部无分泌物、渗血，无异味，脐带残端无渗液、渗血。管深 7.5 cm，固定妥当，回抽可见回血，冲管过程顺利，静脉输液通畅”。

③“主管护士为患儿行 PICC 置管。右侧贵要静脉，全长 15 cm，外露 3 cm，固定稳妥”，此项描写中未描述有创诊疗操作过程是否顺利、有无不良反应，描述不完整，推荐修改为“静疗专科护士为患儿在无菌操作下行 PICC 置管。自右侧贵要静脉进针，过程顺利，出血少。回抽可见回血，导管通畅，全长 15 cm，外露 3 cm，予无菌透明敷料覆盖穿刺点，导管固定牢固。测量臂围 6 cm。予 PICC 导管封管”。

④“主管医生拔除脐静脉导管，并留取管端培养”，此项描写中未具体描述操作的过程是否

顺利、有无不良反应，描述不完整，推荐修改为“主管医生予患儿在无菌操作下，拔除脐静脉导管，导管完整，夹闭脐带残端，过程顺利，留导管管端做培养，标本送检”。

⑤“护士予患儿拔除 PICC，过程顺利，留标本送检”，此项描写不具体，对操作过程、观察要点及注意事项描述不完整，推荐修改为“静疗专科护士予患儿在无菌操作下拔除 PICC 导管，过程顺利，全程长 15 cm，导管完整，留导管管端做培养，标本送检。予无菌敷料密闭穿刺点 24 小时”。

⑥护理记录应体现连续性，未描述拔除导管后 24 小时穿刺点的情况。推荐加入拔管后续描写，推荐修改为“PICC 穿刺点无红肿、渗血，已愈合”。

（2）病历书写不客观：“拍床旁胸片示位置过深，主管医生调节管深至 7.5 cm，连接静脉点滴，通畅”，此项描写中，描写导管位置过深，没有客观说明导管的具体位置。置管后未描述导管固定情况，对静脉输液通畅描述不规范，推荐修改为“拍床旁胸片，胸片示导管管端位于第 7 椎体，主管医生调节导管深度，管深 7.5 cm，固定妥当。遵医嘱连接输液，静脉输液通畅”。

（3）病历书写不规范

①“拍床旁胸片示位置正确，连接静脉输液，通畅”，此项描写不具体，没有说明导管的位置。“连接静脉输液，通畅”描述不规范，推荐修改为“拍床旁胸片示 PICC 导管管端位于第 5 椎体，位置正确，连接静脉输液，静脉输液通畅”。

②“PICC 冲管顺利”，此项描写不具体，未描述日常导管维护过程中需要观察的要点，推荐修改为“PICC 穿刺处无红肿、渗出，导管外露 3 cm，固定妥当，回抽可见回血，冲管顺利”。

③“PICC 换膜”，此项描写中，PICC 换膜不规范，也未描述操作过程及观察要点，描述不完整，推荐修改为“在无菌操作下给予患儿进行右侧上臂 PICC 导管维护，测量臂围 6 cm，回抽可见回血，导管通畅，观察穿刺点干燥、无渗出，其周围皮肤完好无破损，导管外露长度 3 cm，予无菌透明敷料覆盖穿刺点，导管固定牢固”。

【案例 3】

1. 资料背景

（1）一般资料：患儿李 × 之子，男，胎龄 29^{+5} 周。体重 1100 g，身长 38 cm，主因“窒息复苏后呼吸困难 24 分钟”于 2022 年 10 月 12 日由产科携带气管插管转运暖箱转入。

（2）专科情况

患儿在呼吸机辅助呼吸，工作方式为 SIMV（PIP 15 cmH_2O、PEEP 6 cmH_2O、呼吸频率 30 次 / 分、吸气时间 0.33 秒、吸入氧浓度 40%，气管插管深 7 cm），气管插管为 3.0 号，置管深度 7 cm，固定妥当，口周无发绀，生命体征平稳，在正常范围内。

10 月 12 日 21:25 患儿生后第 10 天，出现病情变化，进行新生儿复苏抢救，同时进行腹部查体后，不除外消化道穿孔，等待完善胸片检查。

21:40 拍胸片，确诊“新生儿坏死性小肠结肠炎”。

22:20 患儿转至新生儿外科继续治疗。

2. 缺陷护理记录

项目 / 日时	神志	体温（℃）	脉搏（次 / 分）	心率（次 / 分）	血压（mmHg）	呼吸（次 / 分）	SpO_2（%）	记录	记录人
2022-10-12 21:25		36.7/33		79	55/25（33）	⓪	75/ 右手	患儿出现***呼吸暂停及腹胀***，触之有张力，立即通知医生看患儿，予患儿刺激足底后未缓解。遵医嘱予患儿 ***T-piece*** 正压通气。	张三

续表

项目 日时	神志	体温（℃）	脉搏（次/分）	心率（次/分）	血压（mmHg）	呼吸（次/分）	SpO_2（%）	记录	记录人
21:26				58		测不出	54	遵医嘱予患儿持续肠外按压，配合***T-piece***正压通气。	张三
21:28				50		测不出	34	患儿***全身皮肤苍白、腹胀明显***。主管医生在场，确定胃管在胃内，可抽出17 ml气体及5 ml未消化奶伴咖啡色絮状物，遵医嘱弃去并予患儿禁食禁水，持续胃肠减压。遵医嘱予患儿1∶10 000肾上腺素注射液0.02 mg静脉冲入。	张三
21:29				60		⑫	56	遵医嘱予患儿持续肠外按压，配合***T-piece***正压通气。	张三
21:30				50		测不出	38	遵医嘱予患儿持续肠外按压，配合***T-piece***正压通气。遵医嘱予患儿1∶10 000肾上腺素注射液0.02 mg静脉冲入。胃肠减压引流出2 ml咖啡色胃内容物。	张三
21:31				72		13	70	遵医嘱暂停肠外按压，予患儿***T-piece***正压通气。	
21:33				120		㉜	85	患儿心率、血氧饱和度逐渐上升。暂停***T-piece***正压通气。遵医嘱连接呼吸机，予患儿呼吸机辅助呼吸，工作方式为SIMV，吸入氧浓度为60%。	张三
21:34		36.5/33		144	59/29（37）	㊺	90	复苏成功。查体见患儿腹部膨隆，触之有张力，遵医嘱继续观察。予患儿持续禁食禁水、胃肠减压。	张三
21:37				138		㊴	91	予患儿拍床旁腹平片。腹平片回报：肠壁积气，可见气腹征，提示患儿肠穿孔。	张三
21:40								遵医嘱予患儿5%葡萄糖注射液1 ml+美平46 mg，静脉输入，输液速度0.3 ml/h。	

续表

项目 日时	神志	体温（℃）	脉搏（次/分）	心率（次/分）	血压（mmHg）	呼吸（次/分）	SpO_2（%）	记录	记录人
21:51				134	60/31（44）	㊳	91	遵医嘱取血气，血气结果回报：混合性酸中毒合并低氧血症，pH 7.069，PCO_2 56.4 mmHg，PO_2 45.8 mmHg，BE －13.1 mmol/L，Lac 17.7 mmol/L。患儿因病情需要，遵医嘱携带气管插管（型号为3.0号，管深7 cm）、胃管（型号为6号，管深13 cm）转至新生儿外科继续治疗。	张三
22:01								***患儿转至新生儿外科***。	

3. 护理记录正确书写方法示范

项目 日时	神志	体温（℃）	脉搏（次/分）	心率（次/分）	血压（mmHg）	呼吸（次/分）	SpO_2（%）	记录	记录人
2022-10-12 21:25		36.7/33		79	55/25（33）	⓪	75/右手	***患儿出现呼吸暂停，全身皮肤发灰，口周发绀，四肢肌张力低下，伴有心率、血氧饱和度下降，心率降至79次/分，血氧饱和度降至75%，立即通知医生，同时给予托背、刺激足底，约15秒未缓解。遵医嘱予患儿T组合复苏器***正压通气。***查体见患儿腹部膨隆，触之有张力，腹壁发青，可见腹壁静脉***。	张三
21:26				58		测不出	54	遵医嘱予患儿持续肠外按压配合***T组合复苏器***正压通气。	张三
21:28				50		测不出	34	患儿***全身皮肤苍白、发花，末梢循环差，毛细血管充盈时间大于3秒，无自主呼吸，心率为50次/分，血氧饱和度为34%，予患儿查体，腹部膨隆，触之有张力，腹壁发青，可见腹壁静脉，听诊肠鸣音减弱至1次/分***。主管医生在场，确定胃管在胃内，可抽出17 ml气体及5 ml未消化奶伴咖啡色絮状物，遵医嘱弃去并予患儿禁食禁水，持续胃肠减压。遵医嘱予患儿1∶10 000肾上腺素注射液0.02 mg静脉冲入。	张三
21:29				60		⑫	56	遵医嘱予患儿持续肠外按压配合***T组合复苏器***正压通气。	张三

续表

项目 日时	神志	体温（℃）	脉搏（次/分）	心率（次/分）	血压（mmHg）	呼吸（次/分）	SpO_2（%）	记录	记录人
21:30				50		测不出	38	遵医嘱予患儿持续肠外按压，配合***T*组合复苏器**正压通气。患儿**全身皮肤苍白、发花，末梢循环差，毛细血管充盈时间大于3秒，无自主呼吸，心率为50次/分，血氧饱和度为38%，**遵医嘱予患儿1∶10 000肾上腺素注射液0.02 mg静脉冲入。胃肠减压引流出2 ml咖啡色胃内容物。	张三
21:31				72		⑬	70	遵医嘱暂停肠外按压，予患儿***T*组合复苏器**正压通气。	
21:33				120		㉜	85	患儿心率、血氧饱和度逐渐上升。暂停***T*组合复苏器**正压通气。遵医嘱连接呼吸机，予患儿呼吸机辅助呼吸，工作方式为SIMV，吸入氧浓度为60%。	张三
21:34		36.5/33		144	59/29（37）	㊺	90	**患儿全身皮肤、甲床及口周较前红润，四肢转暖，心率及血氧饱和度上升至正常。**复苏成功。查体见患儿腹部膨隆，触之有张力，遵医嘱继续观察。予患儿持续禁食禁水、胃肠减压。	张三
21:37				138		㊴	91	予患儿拍床旁腹平片。腹平片回报：肠壁积气，可见气腹征，提示患儿肠穿孔。	张三
21:40								遵医嘱予患儿5%葡萄糖注射液1 ml＋**美罗培南**46 mg，静脉输入，输液速度0.3 ml/h。	
21:51				134	60/31（44）	㊳	91	**患儿全身皮肤发花，肌张力低下，腹部膨隆，触之有张力，腹壁发青，可见腹壁静脉。持续禁食禁水、胃肠减压。**遵医嘱取血气，血气结果回报：混合性酸中毒合并低氧血症，pH 7.069，PCO_2 56.4 mmHg，PO_2 45.8 mmHg，BE －13.1 mmol/L，Lac 17.7 mmol/L。患儿因病情需要，遵医嘱携带气管插管（型号为3.0号，管深7 cm）、胃管（型号为6号，管深13 cm）转至新生儿外科继续治疗。	张三
22:01								**患儿转至新生儿外科，与新生儿外科护士共同核对电子腕带、皮肤完整性、管路固定及通畅情况，核对无误后签字。**	

4. 问题分析与知识链接：根据《病历书写基本规范》（卫医政发〔2010〕11 号）第一章第三条、第五条、第六条具体分析。

本案例中，病历书写中描述生命体征及病情、药物名称、抢救仪器名称书写不规范。具体见下。

（1）描述生命体征及病情书写不规范

①“患儿出现呼吸暂停及腹胀”，病情描述不完整、不具体，推荐修改为“患儿出现呼吸暂停，全身皮肤发灰，口周发绀，四肢肌张力低下，伴有心率、血氧饱和度下降，心率降至 79 次 / 分，血氧饱和度降至 75%，立即通知医生，同时给予托背、刺激足底，约 15 秒不缓解。遵医嘱予患儿 T 组合复苏器正压通气。查体见患儿腹部膨隆，触之有张力，腹壁发青，可见腹壁静脉”。

②抢救过程中及抢救成功后均未描述生命体征中的血压数值，推荐抢救中及抢救成功后均要进行生命体征中血压数值的监测和记录。

③“全身皮肤苍白、腹胀明显”，抢救过程中对于患儿病情的描述不准确，未完整评估病情，推荐修改为“全身皮肤苍白、发花，末梢循环差，毛细血管充盈时间大于 3 秒，无自主呼吸，心率为 50 次 / 分，血氧饱和度为 34%，予患儿查体，腹部膨隆，触之有张力，腹壁发青，可见腹壁静脉”。

④复苏成功时未评估生命体征及复苏指征，推荐修改为“患儿全身皮肤、甲床及口周较前红润，四肢转暖，心率及血氧饱和度上升至正常”。

⑤“患儿转至新生儿外科”护理记录描述不完整、不具体，推荐修改为“患儿转至新生儿外科，与新生儿外科护士共同核对电子腕带、皮肤完整性、管路固定及通畅情况，核对无误后签字”。

（2）药物名称书写不规范：美平为商品名，推荐修改为“美罗培南”。

（3）抢救仪器书写不规范：T-piece 为不规范英文仪器名称，推荐修改为“T 组合复苏器”。

【案例 4】热惊抢救

1. 资料背景

（1）一般资料：患儿李 ×，男，1 岁，主因“发热 2 天，惊厥 1 次”于 2022 年 9 月 22 日入院。患儿惊厥缓解以来，神志清楚，精神反应好，睡眠及食欲好，大、小便正常。体重 10 kg，身高 73 cm。

（2）专科情况

2022 年 9 月 22 日 23:00 患儿入院后惊厥一次，嘱予患儿鼻导管吸氧 1 L/min，心电、血氧饱和度监测，静脉冲入咪达唑仑注射液 3 mg，半分钟后惊厥缓解。体温 38.8℃，予口服退热药物可降至正常。

2022 年 9 月 23 日 00:30 医生予患儿行腰椎穿刺，过程顺利，留脑脊液标本送检。

2022 年 9 月 23 日 02:30 患儿下床活动，精神反应好，生命体征在正常范围内。

2. 缺陷护理记录

项目 日时	神志	体温（℃）	脉搏（次 / 分）	心率（次 / 分）	血压（mmHg）	呼吸（次 / 分）	SpO_2（%）	记录	记录人
2022-09-22 22:35		36.1		120	102/60	30		患儿神志清楚，精神反应好，四肢肌张力正常，双侧瞳孔等大、等圆，直径 3 mm，对光反射存在，体温正常，未	张三

续表

项目 日时	神志	体温（℃）	脉搏（次/分）	心率（次/分）	血压（mmHg）	呼吸（次/分）	SpO_2（%）	记录	记录人
								见抽搐。患儿未见咳嗽、咳痰、咽痛、打喷嚏等症状。	
22:40								跌倒坠床危险因素评分12分，***属于低风险***。告知家长患儿有跌倒危险，并告知：①床档使用要求及患儿活动注意事项；②保持地面干燥和通畅；③指导患儿活动时有人陪伴；④教会家长使用床头灯及呼叫器；⑤做好外出交接；⑥放置“预防跌倒”警示标识；***⑦加强对患儿的夜间巡视***。	张三
23:00				134		32	90	患儿突然抽搐，表现为意识丧失，呼之不应，双眼向右上方凝视，口周发绀，牙关紧闭，伴流涎，四肢屈曲抖动，肌张力增高，***立即通知医生，遵医嘱予患儿鼻导管吸氧1 L/min，负压吸引处于完好备用状态***，心电、血氧饱和度监测Q1h，心电示波为窦性心律，律齐。	张三
23:01				138		34	88	***患儿抽搐未缓解，遵医嘱立即予患儿静脉冲入咪达唑仑注射液3 mg，半分钟后，患儿抽搐停止。仍可见口周发绀，遵医嘱予患儿鼻导管吸氧流量调至2 L/min***。	张三
23:02		38.8		139	107/57	32	95	患儿心率快，触诊肤温高，予患儿测量体温。***遵医嘱予患儿口服布洛芬混悬液4 ml，嘱家长予患儿多饮水，注意保暖，防止受凉，如汗湿衣物，及时更换，家长表示理解***。	
23:40		38.4		134		35	99	巡视病房中，可闻及患儿痰鸣音，立即通知医生，遵医嘱予患儿经口腔吸痰一次，***可吸出少量唾液***，患儿痰鸣音较前减轻。	张三
2022-09-23 00:10		37.8		110		32	99	***快速C反应蛋白：18.8***，遵医嘱予0.9%氯化钠***注射液***100 ml＋头孢曲松钠1 g，静脉输液，静脉输液通畅，穿刺点无红肿、渗出，***滴速30 gtt/min***。	张三

续表

项目 日时	神志	体温（℃）	脉搏（次/分）	心率（次/分）	血压（mmHg）	呼吸（次/分）	SpO_2（%）	记录	记录人
00:30		37.2		102		29	100	医生予患儿行腰椎穿刺术，过程顺利，标本已送检，嘱家长予患儿去枕平卧 2 小时，注意有无恶心、呕吐、头痛、腰痛等腰穿并发症的发生，腰椎穿刺处敷料干燥，无红肿、渗出，向家长宣教：腰穿后以卧床休息为主，避免剧烈运动。家长表示理解。心电示波为窦性心律，律齐。	张三
02:30				102		31	100	***患儿卧床休息，心电示波为窦性心律，律齐。***	张三

3. 护理记录正确书写方法示范

项目 日时	神志	体温（℃）	脉搏（次/分）	心率（次/分）	血压（mmHg）	呼吸（次/分）	SpO_2（%）	记录	记录人
2022-09-22 22:35		36.1		120	102/60	30		***患儿神志清楚，精神反应好，前囟平软，四肢肌张力正常，双侧瞳孔等大、等圆，直径 3 mm，对光反射存在，体温正常，未见抽搐。***患儿未见咳嗽、咳痰、咽痛、打喷嚏等症状。	张三
22:40								***跌倒坠床危险因素评分 12 分，属于高风险。***告知家长患儿有跌倒危险，并告知：①床档使用要求及患儿活动注意事项；②保持地面干燥和通畅；③指导患儿活动时有人陪伴；④教会家长使用床头灯及呼叫器；⑤做好外出交接；⑥放置“预防跌倒”警示标识；***⑦书写护理记录；⑧告知家长患儿存在跌倒高风险，应专人陪护。***	张三
23:00				134		32	95	患儿突然抽搐，表现为意识丧失，呼之不应，双眼向右上方凝视，口周发绀，牙关紧闭，伴流涎，四肢屈曲抖动，肌张力增高，***予患儿头偏一侧，防止发生窒息，立即通知医生，遵医嘱予患儿鼻导管吸氧 1 L/min，负压吸引处于完好备用状态，***心	张三

续表

项目 日时	神志	体温（℃）	脉搏（次/分）	心率（次/分）	血压（mmHg）	呼吸（次/分）	SpO_2（%）	记录	记录人
								电、血氧饱和度监测Q1h，心电示波为窦性心律，律齐。	
23:01				138		34	88	***患儿抽搐未缓解，遵医嘱立即予患儿静脉冲入咪达唑仑注射液3 mg，半分钟后，患儿抽搐停止。患儿前囟平软，双侧瞳孔等大、等圆，对光反射存在，直径3 mm；仍可见口周发绀，遵医嘱予患儿上调鼻导管吸氧流量调至2 L/min。***	张三
23:02		38.8		139	107/57	32	93	患儿心率快，触诊肤温高，予患儿测量体温。***遵医嘱予患儿口服布洛芬混悬液4 ml，协助患儿饮水30 ml，嘱家长予患儿少量多次饮水，饮水量每日600～800 ml，注意保暖，防止受凉，如汗湿衣物，及时更换，家长表示理解。***	
23:40		38.4		134		35	99	巡视病房中，可闻及患儿痰鸣音，立即通知医生，遵医嘱予患儿经口腔吸痰一次，***可吸出少量白色黏稠分泌物***，患儿痰鸣音较前减轻。	张三
2022-09-23 00:10		37.8		110		32	99	***快速C反应蛋白：18.8 mg/L***，遵医嘱予以0.9%氯化钠注射液100 ml＋头孢曲松钠1 g，静脉输液，静脉输液通畅，穿刺点无红肿、渗出，***滴速30滴/分。***	张三
00:30		37.2		102		29	100	***家属已签署腰椎穿刺知情同意书***，医生予患儿行腰椎穿刺术，过程顺利，标本已送检，嘱家长予患儿去枕平卧2小时，注意有无恶心、呕吐、头痛、腰痛等腰穿并发症的发生，腰椎穿刺处敷料干燥，无红肿、渗出，向家长宣教：腰穿后以卧床休息为主，避免剧烈运动。家长表示理解。***遵医嘱予患儿心电、血氧饱和度监测Q1h，心电示波为窦性心律，律齐。***	张三

续表

项目 日时	神志	体温（℃）	脉搏（次/分）	心率（次/分）	血压（mmHg）	呼吸（次/分）	SpO_2（%）	记录	记录人
02:30				102		31	100	***患儿卧床休息，未见恶心、呕吐、腰痛等腰穿并发症的发生，腰椎穿刺处敷料干燥，无红肿、渗出，向家长宣教避免剧烈运动，家长表示理解。心电示波为窦性心律，律齐。***	张三

4. 问题分析与知识链接：根据《病历书写基本规范》（卫医政发〔2010〕11号）第一章第三条、第五条、第六条具体分析。

（1）病历书写不完整

①患儿年龄为1岁，囟门若未闭合，则缺少专科观察，推荐增加“患儿前囟平软”。

②患儿腰穿术后下床活动未记录专科观察，缺乏连续性护理及专科观察，推荐修改为“患儿卧床休息，未见恶心、呕吐、腰痛等腰穿并发症的发生，腰椎穿刺处敷料干燥，无红肿、渗出，向家长宣教避免剧烈运动，家长表示理解。心电示波为窦性心律，律齐”。

（2）针对风险评估结果采取的对应措施进行记录，对患儿进行风险评估，并判断风险等级后，给予相应的健康教育及护理措施等：患儿跌倒坠床危险因素评分为12分，属于高风险，应予跌倒坠床高风险患儿对应的护理措施。

（3）护理文书书写应当使用中文和医学术语。通用的外文缩写或无正式中文译名的症状、体征、疾病名称等可以用英文。药物名称应书写通用名，不能书写商品名。各项生命体征指标、化验检查结果、药物剂量等涉及单位的情况，应按照规范要求书写，不可简写。

①化验检查书写不规范，化验结果应有单位，推荐修改为“快速C反应蛋白：18.8 mg/L”。

②相关剂量单位书写不规范，输液速度“gtt/min”推荐修改为“滴/分”。

③护理记录书写未使用医学术语，推荐修改为“可吸出少量黏稠白色分泌物”。

（4）病历书写不规范

①患儿病情变化后未记录专科观察与措施，推荐修改为“患儿突然抽搐，表现为意识丧失，呼之不应，双眼向右上方凝视，口周发绀，牙关紧闭，伴流涎，四肢屈曲抖动，肌张力增高，头偏一侧，防止发生窒息，立即通知医生，遵医嘱予患儿鼻导管吸氧1 L/min。患儿抽搐未缓解，遵医嘱立即予患儿静脉冲入咪达唑仑注射液3 mg，半分钟后，患儿抽搐停止”。

②“遵医嘱予患儿口服布洛芬混悬液4 ml，嘱家长予患儿多饮水，注意保暖，防止受凉，如汗湿衣物，及时更换，家长表示理解”，此项描写不规范，患儿生活护理由护士完成，推荐修改为“遵医嘱予患儿口服布洛芬混悬液4 ml，协助患儿饮水，嘱家长予患儿多饮水，注意保暖，防止受凉，如汗湿衣物，及时更换，家长表示理解”。

三、血液透析患者护理记录单

【案例】

1. 资料背景

（1）一般资料：患者男性，67岁，慢性肾衰竭尿毒症期，3年前开始每周二、四、六下午规律行血液透析治疗。

（2）专科情况： 患者血管通路：左上肢自体动静脉内瘘，每次透析时长 4 小时，血流速 275 ml/min，干体重 72 kg，近 1 个月平均超滤量为 3.5 kg，血压波动在（124 ～ 169）/（52 ～ 76）mmHg。2022 年 10 月 20 日，患者当日超滤量为 4.3 kg，15:52 患者诉心悸、头晕、出汗，测血压 84/45 mmHg，立即通知医生，并予以一系列急救处理。

2. 缺陷护理记录

项目 日时	体温（℃）	血压（mmHg）	脉搏（次 / 分）	动脉压（mmHg）	静脉压（mmHg）	跨膜压（mmHg）	已脱水量（ml）	症状及体征	处理	记录人
2022-10-20 13:15	36.4	151/72	75	－140	100	100	268			张三
14:20		137/70	82	－140	100	80	1524			张三
15:17		132/68	89	－140	120	120	2454			张三
15:52		84/45	102				3075	头晕、心悸、出汗	立即通知医生，遵医嘱停脱水、***降低血流速，回输生理盐水。***	张三
16:20	36.6	134/62	84	－140	120	120	3392			张三

3. 护理记录正确书写方法示范

项目 日时	体温（℃）	血压（mmHg）	脉搏（次 / 分）	动脉压（mmHg）	静脉压（mmHg）	跨膜压（mmHg）	已脱水量（ml）	症状及体征	处理	记录人
2022-10-20 13:15	36.4	151/72	75	－140	100	100	268			张三
14:20		137/70	82	－140	100	80	1524			张三
15:17		132/68	89	－140	120	120	2454			张三
15:52		84/45	102				3075	头晕、心悸、出汗	立即通知医生，遵医嘱停脱水，***降低血流速至 180 ml/min，回输生理盐水 200 ml。***	张三
15:57		***128/64***	***85***						***询问患者，诉头晕、心悸症状消失，未再出汗。***	***张三***
16:02		***136/68***	***82***						***患者血压恢复正常，遵医嘱将目标脱水量设定为 3.8 kg，血流速提升至 250 ml/min。***	***张三***
16:05		***143/69***	***78***							***张三***
16:20	36.6	134/62	84	－140	120	120	3392			张三

4. 问题分析与知识链接： 根据《病历书写基本规范》（卫医政发〔2010〕11 号）第一章第三条、第五条、第六条具体分析。

本案例中，病历书写存在不规范之处，现将推荐意见整理如下。

（1）护理记录内容不完整：本案例中患者发生低血压后的处理“降低血流速，回输生理盐水”，未描述治疗方案调整后降低血流速后血泵的转速和回输生理盐水的具体量，推荐修改为“降低血流速至 180 ml/min，回输生理盐水 200 ml”。

（2）护理记录未体现出患者病情和诊疗过程的连续性：正常情况下，血液透析护士应每小时观察记录血液透析患者的生命体征、透析参数及体外循环管路压力情况，此案例中患者在两次观察记录之间发生低血压，护士记录了患者低血压发生时的症状、体征以及给予的干预措施，然后直接记录 1 小时的参数，未记录患者发生低血压经过干预处理的后续情况。推荐按照 PIO［P-problem（问题）、I-intervention（干预措施）、O-outcome（处理结果）］的方式记录，以体现处理过程的动态变化，修改为患者 15:52 发生低血压，告知医生，遵医嘱给予干预处理。15:57 记录患者经过干预处理后的结果，血压 128/64 mmHg，心率 85 次 / 分，询问患者，诉头晕、心悸症状消失，未再出汗。持续观察，16:02 患者血压恢复正常，遵医嘱将目标脱水量设定为 3.8 kg，血流速提升至 250 ml/min。治疗方案更改后应继续观察干预后的处理结果：16:05 血压 143/69 mmHg，心率 78 次 / 分。至此，将透析中低血压的症状、体征、干预措施、处理结果以文字形式呈现清楚。

四、急诊患者护理记录单

【案例 1】

1. 资料背景

（1）一般资料：患者男性，65 岁，主因“意识障碍 3 小时余”于 2022 年 10 月 11 日以“意识障碍”入抢救室。

（2）专科情况

患者不明原因昏迷，就诊于我院急诊后血压及体温测不出，心电监测示心率 48 次 / 分，立即送入抢救室予以气管插管接有创呼吸机辅助通气，左颈内留置中心静脉导管予以补液治疗及中心静脉压测量，左腹股沟留置脉搏指示连续心输出量监测（PICCO）导管测量患者心输出量。留置测温尿管监测膀胱温。

患者现为入院第 2 天，16:00 患者躁动不安，患者家属同意保护性约束，遵医嘱给予保护性约束，并开放静脉通路：0.9% 氯化钠注射液 40 ml＋咪达唑仑注射液 50 mg/ 静脉泵入 2 ml/h。

16:30 患者处于镇静状态，镇静评分－1 分，双侧瞳孔等大、等圆，直径 3.0 mm，对光反射灵敏。

16:45 遵医嘱进行中心静脉压测量，并经中心静脉导管注入冰盐水 15 ml 3 次测量心输出量指数。

17:02 患者膀胱温 34.5℃，遵医嘱予以患者冰毯机升温治疗，设定温度 36.0℃，毯面温度 10℃。

18:10 患者血氧饱和度下降到 90%，通知医生，给予吸痰后，血氧饱和度上升。

18:44 危急值回报，血小板 3×10^9/L。

2. 缺陷护理记录

时间	体温（℃）	呼吸（次/分）	脉搏（次/分）	心律	血压（mmHg）	神志	瞳孔		吸氧（L/min）	SpO_2（%）	翻身卧位	出量		入量		病情及处理	签字
							左（mm）	右（mm）				尿量（ml）	其他	项目	实入量（ml）		
2022-10-12 16:00		22	74	窦性心律	102/51	清楚				97				0.9%氯化钠注射液40 ml＋咪达唑仑注射液50 mg	50	***现患者躁动不安，予以床旁安抚无效，通知医生，遵医嘱双上肢予以保护性约束，*** 并开放静脉通路：0.9%氯化钠注射液40 ml＋咪达唑仑注射液50 mg/静脉泵入2 ml/h。	贾××
16:30		14	65	窦性心律	99/43	镇静	3.0	3.0		96						医生查看患者，患者现处于镇静状态，镇静评分－1分，双侧瞳孔等大、等圆，直径3.0 mm，对光反射灵敏，镇静效果良好。	贾××
16:45		12	62	窦性心律	92/44					95	去枕平卧位					遵医嘱进行中心静脉压测量为10 mmHg，经中心静脉导管注入冰盐水15 ml 3次测量心输出量指数，监测示：***CI 1.74 L/（min·m²），GEDVI 882 ml/m²，ITBVI 1103 ml/m²，EVLWI 11.6 ml/kg，SVRI 2719 DSm³/cm⁵，dPmx 611 mmHg/s，PVPI 2.0。***	贾××
17:02	34.5	11	60	窦性心律	92/44					96						持续膀胱温监测，现34.5℃，通知医生，遵医嘱予以冰毯机升温治疗，设定温度36.0℃，毯面温度10.0℃。冰毯机管路连接紧密，工作正常。	贾××
18:00		12	64	窦性心律	95/41					97	右侧					协助患者翻身，右侧卧位，皮肤受压处未见破损及压红，双下肢予以软枕垫起。	贾××
18:10		11	63	窦性心律	95/41					90						遵医嘱抽血查：急查血常规，急查生化组合1送检。	贾××

3. 护理记录正确书写方法示范

时间	体温（℃）	呼吸（次/分）	脉搏（次/分）	心律	血压（mmHg）	神志	瞳孔		吸氧（L/min）	SpO_2（%）	翻身卧位	出量		入量		病情及处理	签字
							左（mm）	右（mm）				尿量（ml）	其他	项目	实入量（ml）		
2022-10-12 16:00		22	74	窦性心律	102/51	清楚				97				0.9% 氯化钠注射液 40 ml＋咪达唑仑注射液 50mg	50	***现患者躁动不安，予以床旁安抚无效，通知医生，遵医嘱双上肢予以保护性约束，松紧适宜，受压皮肤无破损，血运良好，***遵医嘱开放静脉通路：0.9% 氯化钠注射液 40 ml＋咪达唑仑注射液 50 mg/ 静脉泵入 2 ml/h。	贾××
16:30		14	65	窦性心律	99/43	镇静	3.0	3.0		96						医生查看患者，患者现处于镇静状态，镇静评分 −1 分，双侧瞳孔等大、等圆，直径 3.0 mm，对光反射灵敏，镇静效果良好。	贾××
16:45		12	62	窦性心律	92/44					95	去枕平卧位					遵医嘱进行中心静脉压测量为 10 mmHg，经中心静脉导管注入冰盐水 15 ml 3 次测量心输出量指数，监测示：***心指数 1.74 L/（min · m^2），全心舒张末期容积指数 882 ml/m^2，胸腔内血容积指数 1103 ml/m^2，血管外肺水指数 11.6 ml/kg，系统血管阻力指数 2719 DSm^3/cm^5，左心室收缩力指数 611 mmHg/s，肺血管通透性指数 2.0。***	贾××
17:02	34.5	11	60	窦性心律	92/44					96						持续膀胱温监测，现 34.5℃，通知医生，遵医嘱予以冰毯机升温治疗，设定温度 36.0℃，毯面温度 10.0℃。冰毯机管路连接紧密，工作正常。	贾××
18:00		12	64	窦性心律	95/41					97	右侧					协助患者翻身，右侧卧位，皮肤受压处未见破损及压红，双下肢予以软枕垫起。***约束部位皮肤完好，血运良好，松紧适宜。现镇静效果良好，遵医嘱持续咪达唑仑组液 2 ml/h 静脉泵入。***	贾××
18:10		11	63	窦性心律	95/41					90						遵医嘱抽血查：急查血常规，急查生化组合 1 送检。***患者血氧饱和度较前降低，通知医生查看患者，经气管插管吸痰一次，气管插管内吸出白色Ⅰ度黏痰 5 ml，口腔内分泌物 10 ml。***	贾××
18:16		***15***	***67***	***窦性心律***	***93/44***					***96***						***患者血氧饱和度回升，通知医生，遵医嘱继续观察。***	贾××
18:44		***14***	***66***	***窦性心律***	***97/43***					***96***						***危急值回报：血小板 3×10^9/L。通知医生已知晓，遵医嘱继续观察。***	贾××

4. 问题分析与知识链接：根据《病历书写基本规范》（卫医政发〔2010〕11 号）第一章第五条、第十条，《卫生部关于加强医院临床护理工作的通知》（卫医政发〔2010〕7 号）护士对住院患者履行的护理职责，以及《医疗质量安全核心制度要点》（国卫医发〔2018〕8 号）第十四条危急值报告制度具体分析。

本案例中，家属签署知情同意后才进行使用保护性约束，但对后续采取的措施未进行连续性观察，以及监测数据值书写不规范，患者生命体征有所变化而未采取措施并通知主管医生，危急值回报并未记录，具体如下。

（1）对于使用保护性约束的患者应动态评估约束部位皮肤并进行血液循环检查；对于应用镇静药的患者，应该加强巡视，并及时观察镇静效果。

（2）监测数据值使用英文简写："C.I 1.74 L/（min · m^2），GEDVI 882 ml/m^2，ITBVI 1103 ml/m^2，EVLWI 11.6 ml/kg，SVRI 2719 DSm^3/cm^5，dPmx 611 mmHg/s，PVPI 2.0"，推荐修改为"心指数 1.74 L/（min · m^2），全心舒张末期容积指数 882 ml/m^2，胸腔内血容积指数 1103 ml/m^2，血管外肺水指数 11.6 ml/kg，系统血管阻力指数 2719 DSm^3/cm^5，左心室收缩力指数 611 mmHg/s，肺血管通透性指数 2.0"。

（3）患者血氧饱和度下降，作为护理人员并未通知医生或采取任何护理措施。应当立即予以经气管插管吸痰并通知医生，采取相应措施，并评估效果。

（4）患者回报血小板危急值，并未及时进行护理记录且未通知主管医生，应当第一时间告知医生，并且进行护理记录，以及是否遵医嘱进行处理。

【案例 2】

1. 资料背景

（1）一般资料：患者男性，87 岁，主因"呼吸、心搏停止 30 分钟"于 2022 年 10 月 10 日以"心脏骤停"入抢救室。

（2）专科情况

入院 30 分钟前，家属在家中发现患者呼吸、心搏停止，口唇发绀，即刻拨打 120，送至我院急诊。现呼吸、心搏停止，未触及颈动脉搏动。既往高血压、糖尿病、冠心病、陈旧性脑梗死病史。拟诊断"心脏骤停"。

7:30 患者由 120 急救工作人员送至我院，分诊台护士立即将患者送入复苏室。遵医嘱给予患者持续胸外按压、心电监测，予气管插管后接有创呼吸机辅助通气，开放静脉：0.9% 氯化钠注射液 500 ml 静脉输液，每 5 分钟予盐酸肾上腺素 1 mg 静脉推注。

7:40 医生予以查动脉血气分析，遵医嘱予 5% 碳酸氢钠注射液 250 ml 静脉输液。

8:00 抢救进行约 30 分钟后，患者仍未恢复自主呼吸，未触及颈动脉搏动，医生向家属讲解相关抢救内容及用药，家属表示理解，遵医嘱停止胸外按压及呼吸机使用。

8:02 床旁心电图示直线，医生宣布患者临床死亡，予拔除气管插管及静脉置管。

2. 缺陷护理记录

时间	体温（℃）	呼吸（次/分）	心率（次/分）	心律	血压（mmHg）	神志	瞳孔 左（mm）	瞳孔 右（mm）	吸氧（L/min）	SpO_2（%）	翻身卧位	出量 尿量（ml）	出量 其他	入量 项目	入量 实入量（ml）	病情及处理	签字
2022-10-10 07:30		0	0		***0***		4.0	4.0		***0***				0.9% 氯化钠注射液	500	患者主因“呼吸、心搏停止 30 分钟”来诊，由急救车入抢救室。既往高血压、糖尿病、冠心病、陈旧性脑梗死病史。现患者颈动脉搏动未触及，自主呼吸消失，胸廓无起伏，双侧瞳孔等大、等圆，直径 4.0 mm，对光反射消失，遵医嘱即刻予心电监测，胸外按压机按压，简易呼吸器接 10 L/min 氧气辅助呼吸，医生行床旁气管插管术，过程顺利，双肺听诊呼吸音清楚，气管插管距门齿 23 cm，妥善固定，经气管插管内吸出白色Ⅱ度黏痰 3 ml，接有创呼吸机辅助通气，模式 A/C，潮气量 480 ml，呼吸频率 12 次/分，氧浓度 100%，呼气末正压 4 cmH_2O。留置套管针于左肘正中，予 0.9% 氯化钠注射液 500 ml/ 静脉泵入 150 ml/h，遵医嘱予盐酸肾上腺素 ***1 支***静脉推注。抽血查：急查血常规、急查生化组合 1、凝血Ⅲ、心肌损伤标记物三项、降钙素原测定、血型、配血试验、术前免疫八项。	高 ×
07:35		0	0		***0***					***0***						患者无自主呼吸，未触及颈动脉搏动，遵医嘱盐酸肾上腺素 ***1 支***静脉推注。	高 ×
07:40		0	0		***0***					***0***				5% 碳酸氢钠注射液	250	患者四肢出现花斑，甲床发紫，无自主呼吸，未触及颈动脉搏动，遵医嘱盐酸肾上腺素 ***1 支***静脉推注。***动脉血气回报：pH 7.12，CO_2 分压 140 mmHg，O_2 分压 80 mmHg，HCO_3^- 20.6 mmol/L，GLU 17.8 mmol/L，LA 5.7 mmol/L。***遵医嘱予 5% 碳酸氢钠注射液 250 ml 静脉泵入 200 ml/h。	高 ×
07:45		0	0		***0***					***0***						持续有创呼吸机辅助通气，胸外按压机按压。患者无自主呼吸，未触及大动脉搏动，遵医嘱盐酸肾上腺素 ***1 支***静脉推注。	高 ×
07:50		0	0		***0***					***0***						患者无自主呼吸，未触及颈动脉搏动，双侧瞳孔散大固定，遵医嘱盐酸肾上腺素 ***1 支***静脉推注。	高 ×
07:55		0	0		***0***					***0***						患者无自主呼吸，未触及颈动脉搏动，持续有创呼吸机辅助通气，胸外按压机按压，遵医嘱盐酸肾上腺素 ***1 支***静脉推注。	高 ×
08:00		0	0		***0***					***0***						未触及颈动脉搏动，自主呼吸未恢复，双侧瞳孔散大固定，家属放弃一切抢救，遵医嘱予患者拔除置管，进行尸体料理，***患者临床死亡。***	高 ×

3. 护理记录正确书写方法示范

时间	体温（℃）	呼吸（次/分）	心率（次/分）	心律	血压（mmHg）	神志	瞳孔		吸氧（L/min）	SpO_2（%）	翻身卧位	出量		入量		病情及处理	签字
							左（mm）	右（mm）				尿量（ml）	其他	项目	实入量（ml）		
07:30		0	0		*测不出*		4.0	4.0		*测不出*				0.9%氯化钠注射液	500	患者主因“呼吸、心搏停止 30 分钟”来诊，由急救车入抢救室。既往高血压、糖尿病、冠心病、陈旧性脑梗死病史。现患者颈动脉搏动未触及，自主呼吸消失，胸廓无起伏，双侧瞳孔等大、等圆，直径 4.0 mm，对光反射消失，遵医嘱即刻予心电监测，胸外按压机按压，简易呼吸器接 10 L/min 氧气辅助呼吸，医生行床旁气管插管术，过程顺利，双肺听诊呼吸音清楚，气管插管距门齿 23 cm，妥善固定，经气管插管内吸出白色Ⅱ度黏痰 3 ml，接有创呼吸机辅助通气，模式 A/C，潮气量 480 ml，呼吸频率 12 次 / 分，氧浓度 100%，呼气末正压 4 cmH_2O。留置套管针于左肘正中，予 0.9% 氯化钠注射液 500 ml/ 静脉泵入 150 ml/h，遵医嘱予盐酸肾上腺素 ***1 mg*** 静脉推注。抽血查：急查血常规、急查生化组合 1、凝血Ⅲ、心肌损伤标记物三项、降钙素原测定、血型、配血试验、术前免疫八项。	高 ×
07:35		0	0		*测不出*					*测不出*						患者无自主呼吸，未触及颈动脉搏动，遵医嘱盐酸肾上腺素 ***1 mg*** 静脉推注。	高 ×
07:40		0	0		*测不出*					*测不出*				5% 碳酸氢钠注射液	250	患者四肢出现花斑，甲床发紫，无自主呼吸，未触及颈动脉搏动，遵医嘱盐酸肾上腺素 ***1 mg*** 静脉推注。***动脉血气回报：pH 7.12，PCO_2 140 mmHg，PO_2 80 mmHg，HCO_3^- 20.6 mmol/L，Glu 17.8 mmol/L，Lac 5.7 mmol/L。*** 遵医嘱予 5% 碳酸氢钠注射液 250 ml 静脉泵入 200 ml/h。	高 ×
07:45		0	0		*测不出*					*测不出*						持续有创呼吸机辅助通气，胸外按压机按压。患者无自主呼吸，未触及颈动脉搏动，遵医嘱盐酸肾上腺素 ***1 mg*** 静脉推注。	高 ×
07:50		0	0		*测不出*					*测不出*						患者无自主呼吸，未触及颈动脉搏动，双侧瞳孔散大固定，遵医嘱盐酸肾上腺素 ***1 mg*** 静脉推注。	高 ×
07:55		0	0		*测不出*					*测不出*						患者无自主呼吸，未触及颈动脉搏动，持续有创呼吸机辅助通气，胸外按压机按压，遵医嘱盐酸肾上腺素 ***1 mg*** 静脉推注。	高 ×
08:00		0	0		*测不出*					*测不出*						***未触及颈动脉搏动，自主呼吸未恢复，双侧瞳孔散大固定，家属放弃一切抢救。***	高 ×
08:02		***0***	***0***		*测不出*					*测不出*						***予患者床旁心电图示直线，医生宣布患者临床死亡。遵医嘱予患者拔除置管，进行尸体料理。***	高 ×

4. 问题分析与知识链接：根据《病历书写基本规范》（卫医政发〔2010〕11 号）第一章第三条、第五条、第六条和第三章第二十二条（八）具体分析。

本案例中，护理记录中相关结果参数及药物剂量书写不规范，猝死患者血压、血氧书写方式不准确，患者临床死亡的时间和宣告人员记录欠真实、准确。具体如下。

（1）相关结果参数及药物剂量书写不规范：动脉血气回报“pH 7.12，CO_2 分压 140 mmHg，O_2 分压 80 mmHg，HCO_3^- 20.6 mmol/L，GLU 17.8 mmol/L，LA 5.7 mmol/L”推荐修改为“pH 7.12，PCO_2 140 mmHg，PO_2 80 mmHg，HCO_3^- 20.6 mmol/L，Glu 17.8 mmol/L，Lac 5.7 mmol/L”。药物“1 支”，推荐修改为“mg、g、ml、U”等通用用法。

（2）猝死患者血压、血氧书写方式不准确：猝死患者，因监护仪上血压、血氧显示为测不出，因此护理记录中的“0”建议改为“测不出”。

（3）患者临床死亡的时间和宣告人员记录欠真实、准确：患者临床死亡时间应以心电图直线时间为准，先由临床医生宣告患者临床死亡，而后拔除相关置管并进行尸体料理。护理记录中“08:00 未触及颈动脉搏动，自主呼吸未恢复，双侧瞳孔散大固定，家属放弃一切抢救，遵医嘱予患者拔除置管，进行尸体料理，患者临床死亡”，建议改为“08:00 未触及大动脉搏动，自主呼吸未恢复，双侧瞳孔散大固定，家属放弃一切抢救”“08:02 予患者床旁心电图示直线，医生宣布患者临床死亡。遵医嘱予患者拔除置管，进行尸体料理”。

【案例 3】

1. 资料背景

（1）一般资料：患者男性，35 岁，主因“高处坠落伤伴腹部、四肢疼痛 2 小时”于 2022 年 10 月 12 日以“多发伤”入抢救室。

（2）专科情况

现患者神志清楚，无恶心、呕吐，无意识丧失，无气促。测量生命体征：T 36.9℃，P 120 次 / 分，R 24 次 / 分，BP 81/30 mmHg，SpO_2 98%。查体：头颅、五官未见畸形，下颌部可见皮肤擦伤，胸廓未见畸形，挤压征阴性，右胸壁压痛，双肺呼吸音稍低，腹呈板状，全腹压痛明显。

15:00 患者由分诊台护士送入抢救室，遵医嘱给予患者心电监测，鼻导管吸氧 2 L/min，0.9% 氯化钠注射液 500 ml 静脉快速输液，静脉采血急查血常规、急查生化组合 1、凝血Ⅲ、血型、配血试验、术前免疫八项。启动创伤中心。

15:04 患者呕吐大量胃内容物，血氧、血压下降，呼吸急促，医生立即行气管插管术，有创呼吸机辅助通气，予 0.9% 氯化钠注射液 30 ml＋盐酸多巴胺注射液 200 mg 静脉泵入 5 ml/h。

15:18 遵医嘱留置尿管。

2. 缺陷护理记录

时间	体温（℃）	呼吸（次/分）	脉搏（次/分）	心律	血压（mmHg）	神志	瞳孔		吸氧（L/min）	SpO_2（%）	翻身卧位	出量		入量		病情及处理	签字
							左（mm）	右（mm）				尿量（ml）	其他	项目	实入量（ml）		
2022-10-12 15:00	36.9	24	120	窦性心律	81/30	清楚	3	3	2	98	自动			0.9% 氯化钠注射液	500	患者主因“高处坠落伤伴腹部、四肢疼痛 2 小时”来诊，由急救车入抢救室，既往体健。现患者神志清楚，遵医嘱予心电、血压、血氧饱和度监测，心电示波：窦性心律，律齐。即刻给予鼻导管吸氧 2 L/min。留置套管针于左肘正中，贴膜覆盖固定好。患者心率快、血压低，予 0.9% 氯化钠注射液 500 ml 静脉泵入 ***100 ml/h***。静脉采血急查血常规、急查生化组合 1、凝血Ⅲ、血型、配血试验、术前免疫八项。并启动创伤中心。***患者主诉腹部疼痛。***	梁 ××
15:04		44	149	窦性心律	55/35					77				0.9% 氯化钠注射液 30 ml＋盐酸多巴胺注射液 200 mg	50	***患者呕吐大量黄色胃内容物，量约 500 ml，血氧饱和度下降，呼吸急促，遵医嘱予简易呼吸器外接 10 L/min 氧气辅助通气，***医生予患者行气管插管术，气管插管距门齿 24 cm，妥善固定，过程顺利，双肺听诊呼吸音清楚，接有创呼吸机辅助通气，模式 A/C，***f 12 次/分，潮气量 420 ml，FiO_2 50%，PEEP 4 cmH_2O。***患者血压低，遵医嘱予 0.9% 氯化钠注射液 30 ml＋盐酸多巴胺注射液 200 mg 静脉泵入 5 ml/h。	梁 ××
15:18		20	122	窦性心律	101/55					98		500				遵医嘱留置尿管，妥善固定，共引出淡黄色尿液 500 ml。	梁 ××

3. 护理记录正确书写方法示范

时间	体温（℃）	呼吸（次/分）	脉搏（次/分）	心律	血压（mmHg）	神志	瞳孔		吸氧（L/min）	SpO_2（%）	翻身卧位	出量		入量		病情及处理	签字
							左（mm）	右（mm）				尿量（ml）	其他	项目	实入量（ml）		
2022-10-12 15:00	36.9	24	120	窦性心律	81/30	清楚	3	3	2	98	自动			0.9%氯化钠注射液	500	患者主因“高处坠落伤伴腹部、四肢疼痛2小时”来诊，由急救车入抢救室，既往体健。现患者神志清楚，遵医嘱予心电、血压、血氧饱和度监测，心电示波：窦性心律，律齐。即刻给予鼻导管吸氧2 L/min。留置套管针于左肘正中，贴膜覆盖固定好。患者心率快、血压低，***遵医嘱予***0.9%氯化钠注射液500 ml静脉泵入***999 ml/h快速补液***。静脉采血急查血常规、急查生化组合1、凝血Ⅲ、血型、配血试验、术前免疫八项。并启动创伤中心。***患者主诉腹部疼痛，疼痛评分5分。查体：腹软，无压痛及反跳痛，无肌紧张。通知医生，遵医嘱继续观察。***	梁××
15:04		44	149	窦性心律	55/35					77				0.9%氯化钠注射液30 ml+盐酸多巴胺注射液200 mg	50	患者呕吐大量黄色胃内容物，量约500 ml，血氧饱和度下降，呼吸急促，***立即将患者头偏向一侧，经口吸出黄色分泌物10 ml，***遵医嘱予简易呼吸器外接10 L/min氧气辅助通气，医生予患者行气管插管术，过程顺利，双肺听诊呼吸音清楚气管插管距门齿24 cm，妥善固定，接有创呼吸机辅助通气，模式A/C，***呼吸频率12（44）次/分，潮气量420 ml，氧浓度50%，呼气末正压4 cmH_2O。***患者血压低，遵医嘱予0.9%氯化钠注射液30 ml+盐酸多巴胺注射液200 mg静脉泵入5 ml/h。	梁××
15:18		20	122	窦性心律	101/55					98		500				***患者血压、血氧饱和度较前上升。***遵医嘱留置尿管，妥善固定，共引出淡黄色尿液500 ml。	梁××

4. 问题分析与知识链接： 根据《卫生部关于加强医院临床护理工作的通知》（卫医政发〔2010〕7号）中护士对住院患者履行的护理职责，《护士条例》（国务院令第517号）第三章第十五条、第十七条，《病历书写基本规范》（卫医政发〔2010〕11号）第一章第五条具体分析。

本案例中，护理记录书写未突出专科护理特点，患者病情危急时未先行采取必要的护理措施且未评估措施实施后的效果，呼吸机相关参数书写欠规范，具体见下。

（1）护理记录书写未突出专科护理特点：患者腹部疼痛，未评估疼痛评分及采取的措施。记录中“患者主诉腹部疼痛”建议改为“患者主诉腹部疼痛，疼痛评分5分。查体：腹软，无压痛及反跳痛，无肌紧张。通知医生，遵医嘱继续观察”。

（2）患者病情危急时未先行采取必要的护理措施且未评估措施实施后的效果：患者血压低，遵医嘱予0.9%氯化钠注射液500 ml静脉快速输液，记录中“予0.9%氯化钠注射液500 ml静脉泵入100 ml/h”建议改为“遵医嘱予0.9%氯化钠注射液500 ml静脉泵入999 ml/h快速补液”。

患者呕吐大量黄色胃内容物，血压、血氧下降时，应立即将头偏向一侧，经口吸痰，而后给予氧气辅助。建议记录改为“立即将患者头偏向一侧，经口吸出黄色分泌物10 ml，遵医嘱予简易呼吸器外接10 L/min氧气辅助通气，医生予患者行气管插管术”。措施实施后再次评估效果，如记录“患者血压、血氧饱和度较前上升”。

（3）呼吸机相关参数书写欠规范：呼吸机相关参数应统一用中文或者英文，“f 12次/分，潮气量420 ml，FiO_2 50%，PEEP 4 cmH_2O”建议修改为“呼吸频率12次/分，潮气量420 ml，氧浓度50%，呼气末正压4 cmH_2O”。

【案例4】

1. 资料背景

（1）一般资料： 患者女性，37岁，主因“心脏骤停、复苏术后”于2022年6月24日以“复苏术后”收入急诊监护室。

（2）专科情况

来诊时外周血氧饱和度79%，病情属于Ⅰ级，立即送入抢救室，给予气管插管接有创呼吸机辅助通气，咪达唑仑镇静，为求进一步诊治，收入急诊监护室。

10:42 该患者转入急诊监护室后，外周血氧饱和度88%，遵医嘱给予吸痰，留置测温尿管。急查血常规、生化组合、心肌损伤标记物三项、凝血Ⅲ。

10:50 右颈内留置中心静脉导管。

10:55 患者持续昏迷，医生予右腹股沟留置热交换导管行亚低温治疗（诱导降温期）。

2. 缺陷护理记录

时间	体温（℃）	呼吸（次/分）	脉搏（次/分）	心律	血压（mmHg）	神志	瞳孔		吸氧（L/min）	SpO_2（%）	翻身卧位	出量		入量		病情及处理	签字
							左（mm）	右（mm）				尿量（ml）	其他痰量	项目	实入量（ml）		
2022-06-24 10:42	38.0	21	125	窦性心律	139/88	镇静	3.5	3.5		88				0.9% 氯化钠注射液 44 ml＋*力月西* 30 mg	50	患者呈镇静状态，RASS 镇静评分－1 分，双侧瞳孔等大、等圆，直径 3.5 mm，对光反射存在。患者血氧饱和度低，经气管插管内吸白色Ⅰ度黏痰 3 ml。遵医嘱留置测温尿管，固定好，可见淡黄色尿液引出，膀胱温 38.0℃。急查血常规、生化组合、心肌损伤标记物三项、凝血Ⅲ。遵医嘱予 0.9% 氯化钠注射液 44 ml＋*力月西* 30 mg 静脉泵入 4 ml/h。	张 ×
10:50		20	123	窦性心律	135/80					92						患者血氧饱和度较前上升。医生予患者右颈内静脉留置中心静脉导管，内置 14 cm，穿刺处未见渗血及渗液，医生予缝线固定，贴膜覆盖，双重固定好，予 0.9% 氯化钠注射液冲管，双腔回抽均可见回血，推之均无阻力，主腔连接静脉输液，副腔予肝素盐水封管。	张 ×
10:55	39.0	20	122	窦性心律	139/88					95						医生床旁于右腹股沟留置热交换导管，固定好，置入 38 cm，贴膜覆盖，穿刺点未见渗血渗液。***医生予床旁亚低温治疗。***	张 ×
11:55	37.1	23	82	窦性心律	133/96					98						亚低温治疗仪工作正常，设置温度 35.0℃，膀胱温 37.1℃。	张 ×

3. 护理记录正确书写方法及示例

时间	体温（℃）	呼吸（次/分）	脉搏（次/分）	心律	血压（mmHg）	神志	瞳孔		吸氧（L/min）	SpO_2（%）	翻身卧位	出量		入量		病情及处理	签字
							左（mm）	右（mm）				尿量（ml）	其他痰量	项目	实入量（ml）		
2022-06-24 10:42	38.0	21	125	窦性心律	139/88	镇静	3.5	3.5		88				0.9% 氯化钠注射液 44 ml＋***咪达唑仑注射液*** 30 mg	50	患者呈镇静状态，RASS 镇静评分－1 分，双侧瞳孔等大、等圆，直径 3.5 mm，对光反射存在。患者血氧饱和度低，经气管插管内吸白色Ⅰ度黏痰 3 ml。遵医嘱留置测温尿管，固定好，可见淡黄色尿液引出，膀胱温 38.0℃。急查血常规、生化组合、心肌损伤标记物三项、凝血Ⅲ。遵医嘱予 0.9% 氯化钠注射液 44 ml＋***咪达唑仑注射液*** 30 mg 静脉泵入 4 ml/h。	张 ×
10:50		20	123	窦性心律	135/80					92						患者血氧饱和度较前上升。医生予患者右颈内静脉留置中心静脉导管，内置 14 cm，穿刺处未见渗血及渗液，医生予缝线固定，贴膜覆盖，双重固定好，予 0.9% 氯化钠注射液冲管，双腔回抽均可见回血，推之均无阻力，主腔连接静脉输液，副腔予肝素盐水封管。	张 ×
10:55	39.0	20	122	窦性心律	139/88					95						医生床旁于右腹股沟留置热交换导管，固定好，置入 38 cm，贴膜覆盖，穿刺点未见渗血、渗液。***医生予床旁亚低温治疗。亚低温治疗仪工作正常，以每小时 0.6℃速度降温，设定目标温度为 35.0℃。给予患者被服保暖，低温治疗仪循环管路给予毛巾包裹。***	张 ×
11:10	***37.8***	***23***	***115***	***窦性心律***	***133/96***					***98***						***亚低温治疗仪工作正常，设置温度 35.0℃，膀胱温 37.8℃。患者未出现寒战、肌肉震颤等症状。***	张 ×
11:25	***37.5***	***19***	***110***	***窦性心律***	***131/75***					***99***						***亚低温治疗仪工作正常，设置温度 35.0℃，膀胱温 37.5℃。***	张 ×
11:40	***37.3***	***19***	***108***	***窦性心律***	***128/75***					***99***						***亚低温治疗仪工作正常，设置温度 35.0℃，膀胱温 37.3℃。患者未出现寒战及肌肉震颤，通知医生，遵医嘱继续观察。***	张 ×
11:55	37.1	23	82	窦性心律	133/96					98						亚低温治疗仪工作正常，设置温度 35.0℃，膀胱温 37.1℃。	张 ×

4. 问题分析与知识链接： 根据《卫生部关于加强医院临床护理工作的通知》（卫医政发〔2010〕7号）中护士对住院患者履行的护理职责，《病历书写基本规范》（卫医政发〔2010〕11号）第一章第六条、第八条，《卫生部办公厅关于在医疗机构推行表格式护理文书的通知》（卫办医政发（2010）125号）第五条具体分析。

本案例药物名称书写不规范以及护理记录的书写未突出专科护理特点，具体如下。

（1）药物名称书写不规范：药物力月西为商品名，建议修改为“咪达唑仑注射液”。

（2）患者应用亚低温治疗仪时并未体现专科护理特点：亚低温治疗开始时应密切观察：①目前的核心温度；②每小时的降温速度；③膀胱温监测结果（亚低温治疗诱导降温期时，应每15分钟记录一次核心温度，直至降到目标温度为止）；④观察有无寒战、肌肉震颤，给予适当保暖。

【案例5】

1. 资料背景

（1）一般资料： 患者女性，25岁，主因“口服地西泮100片”于2022年10月10日以“药物过量”入抢救室。

（2）专科情况

患者半小时前与家人争吵后口服地西泮100片，家属立即拨打120，送至我院急诊。现患者神志清楚，无头晕、胸闷、胸痛、腹痛、腹泻等不适。既往抑郁症病史2年。测量生命体征：T 36.5℃，BP 118/63 mmHg，P 60次/分，R 24次/分，SpO_2 98%。病情属于Ⅰ级，立即送入抢救室治疗。拟诊断“药物过量”。

13:15 患者由分诊台护士送入抢救室，遵医嘱给予患者心电监测，鼻导管吸氧2 L/min，0.9%氯化钠注射液500 ml静脉输液，急查血常规、急查生化组合1、凝血Ⅲ、血药浓度。

13:21 遵医嘱给予患者电动洗胃机洗胃。洗出液为无味白色浑浊液体，并伴有少量白色药片与食物残渣。患者未诉腹痛、腹胀等不适。

13:41 洗胃进行20分钟后，患者突发面色苍白、寒战，但生命体征平稳，体温正常，观察污物桶中可见淡血性液，立即暂停洗胃并通知医生。

13:42 遵医嘱结束洗胃，拔除洗胃管，共洗出无味白色浑浊伴少量淡血性液体4000 ml。

13:43 遵医嘱予复方氯化钠注射液500 ml静脉输液，0.9%氯化钠注射液500 ml＋垂体后叶素注射液60 U静脉泵入60 ml/h。

2. 缺陷护理记录

时间	体温（℃）	呼吸（次/分）	脉搏（次/分）	心律	血压（mmHg）	神志	瞳孔		吸氧（L/min）	SpO_2（%）	翻身卧位	出量		入量		病情及处理	签字
							左（mm）	右（mm）				尿量（ml）	其他	项目	实入量（ml）		
2022-10-10 13:15	36.5	23	61	窦性心律	121/58	清楚			2	99				0.9% ***盐水***	500	患者主因“口服地西泮100片”来诊，由平车入抢救室，既往抑郁症病史。现患者神志清楚，遵医嘱予心电、血压、血氧饱和度监测，心电示波：窦性心律，律齐。即刻给予鼻导管吸氧2 L/min。留置套管针于左前臂，贴膜覆盖固定好，遵医嘱予***0.9% 盐水*** 500 ml静脉泵入120 ml/h。静脉采血查：***血常规、生化组合、凝血、***血药浓度。	高×
13:21		22	58	窦性心律	121/58					98	左					遵医嘱予患者经口留置洗胃管，过程顺利，置入深度60 cm，妥善固定，***连接洗胃机进行洗胃***。	高×
13:41	36.7	20	90	窦性心律	105/56					98						患者突发面色苍白、寒战，洗出液为淡血性液体，立即予以暂停洗胃，通知医生看患者。予患者加盖被服保暖，测量体温正常。	高×
13:42		23	82	窦性心律	105/56					99						遵医嘱结束洗胃，拔除洗胃管。	高×
13:43		21	85	窦性心律	105/56					98				***复方盐水*** ***0.9% 盐水***	500 500	遵医嘱予***复方盐水*** 500 ml静脉泵入120 ml/h，***0.9% 盐水*** 500 ml＋垂体后叶素注射液60 U静脉泵入60 ml/h。	高×

3. 护理记录正确书写方法示范

时间	体温（℃）	呼吸（次/分）	脉搏（次/分）	心律	血压（mmHg）	神志	瞳孔		吸氧（L/min）	SpO_2（%）	翻身卧位	出量		入量		病情及处理	签字
							左（mm）	右（mm）				尿量（ml）	其他	项目	实入量（ml）		
2022-10-10 13:15	36.5	23	61	窦性心律	121/58	清楚			2	99				0.9% ***氯化钠注射液***	500	患者主因“口服地西泮100片”来诊，由平车入抢救室，既往抑郁症病史。现患者神志清楚，遵医嘱予心电、血压、血氧饱和度监测，心电示波：窦性心律，律齐。即刻给予鼻导管吸氧2 L/min。留置套管针于左前臂，贴膜覆盖固定好，遵医嘱予***0.9%氯化钠注射液***500 ml静脉泵入120 ml/h。静脉采血查：***急查血常规、急查生化组合1、凝血Ⅲ、***血药浓度。	高×
13:21		22	58	窦性心律	121/58					98	左					***应用屏风遮挡，左侧卧位，头偏向一侧。***遵医嘱予患者经口留置洗胃管，过程顺利，置入深度60 cm，妥善固定，***予以回抽可见少量胃液，快速注入10 ml气体后可听到气过水声，将胃管末端置入盛有水的容器液面之下，未见气泡冒出，遵医嘱连接洗胃机进行洗胃。***	高×
13:27		***19***	***62***	***窦性心律***	***131/69***					***100***						***洗胃过程中，患者神志清楚、配合好，未见呛咳。洗出液为无味白色浑浊液体，并伴有少量白色药片与食物残渣。出入量平衡，患者未诉腹痛、腹胀等不适。***	高×
13:41	36.7	20	90	窦性心律	105/56					98						患者突发面色苍白、寒战，洗出液为淡血性液体，立即予以暂停洗胃，通知医生看患者。予患者加盖被服保暖，测量体温正常。	高×
13:42		23	82	窦性心律	105/56					99						遵医嘱结束洗胃，拔除洗胃管，***共洗出无味白色浑浊伴少量血性液体4000 ml。***	高×
13:43		21	85	窦性心律	105/56					98				***复方氯化钠注射液*** ***0.9%氯化钠注射液***	500 500	遵医嘱予***复方氯化钠注射液***500 ml静脉泵入120 ml/h，***0.9%氯化钠注射液***500 ml＋垂体后叶素注射液60 U静脉泵入60 ml/h。	高×

4. 问题分析与知识链接：根据《卫生部关于加强医院临床护理工作的通知》（卫医政发〔2010〕7号）中护士对住院患者履行的护理职责，《病历书写基本规范》（卫医政发〔2010〕11号）第一章第三条，《卫生部办公厅关于在医疗机构推行表格式护理文书的通知》（卫办医政发〔2010〕125号）第二条、第五条，《医疗机构从业人员行为规范》（2012）第二章第六条具体分析。

本案例中，化验检查和药物名称书写不规范，护理记录书写未突出专科护理特点，护理操作时未注意保护患者隐私，具体见下。

（1）检查和药物名称书写不规范："血常规、生化组合、凝血"为简写，推荐修改为"急查血常规、急查生化组合1、凝血Ⅲ"；药物"复方盐水"为简写，推荐修改为"复方氯化钠注射液"；药物"0.9%盐水"为简写，推荐修改为"0.9%氯化钠注射液"。

（2）缺陷护理记录书写未突出专科护理特点：洗胃前应先摆放正确体位，留置洗胃管后，首先确认洗胃管在胃内，而后连接洗胃机进行洗胃。洗胃开始后应观察：①患者神志、生命体征；②患者有无呕吐、呛咳；③洗出液的颜色、性质、量、气味；④出入量是否平衡；⑤腹部体征。

（3）护理操作时未注意保护患者隐私：该患者为青年女性，并伴有抑郁症病史，在进行洗胃等护理操作时，护理人员应保护患者隐私，给予屏风遮挡，并为患者保守医疗秘密和健康隐私。

第八章

手术室相关护理文书

手术室护理文书包括手术安全核查表、手术护理记录单和手术患者转运交接单。

一、手术安全核查表

手术安全核查表用来确保手术团队在术前、术中、术后严格执行所有的安全措施，步骤包括麻醉开始前、切皮前、患者离室前三个阶段的安全核查项目。

1. 书写内容及要求

（1）书写内容：手术安全核查表应另页书写，内容包括患者一般情况（姓名、年龄、科室、床号、病历号等）、手术名称、手术部位以及标识、手术方式、手腕或脚腕佩戴标识带、知情同意书、皮肤完整性、过敏史等内容等，麻醉安全检查完成血氧监测建立、气道障碍或呼吸障碍、设备、静脉通道建立完成、计划自体 / 异体输血、假体 / 植入物 / 金属、预计手术时间、预计失血量、物品灭菌合格、仪器设备完好、术前给予预防性抗生素情况、清点手术用物数量正确、确认手术标本、检查皮肤完整性、引流管、尿管、其他管路、术中出血量、术后患者去向。

（2）书写要求

①记录书写内容必须真实及明确，记录逐项填写。

②手术安全核查由手术医生或麻醉医生主持，手术医生、麻醉医生及巡回护士三方共同执行并逐项填写安全核查表。

③研究生、进修医师以及未完成执业地点变更的新调入员工不得签字确认安全核查表。

④手术安全核查表填写必须依次进行，每一步核查无误后方可填写并进行下一项操作。

⑤手术结束后，手术医生、麻醉医生和手术室护士三方核对、确认后，分别在手术安全核查表上签字，并归入患者住院病历中，与病房护士交接并签名。

2. 格式

北 京 大 学 第 三 医 院

手术安全核查表

姓名： 性别： 年龄： 病历号：

科别： 床号： 手术日期：

实施手术名称：

1．麻醉实施前

●麻醉医师及护士共同确认

患者姓名□ 病历号□ 手术部位□ 手术知情同意□ 麻醉知情同意□

●麻醉安全检查完成 是□ 否□

●患者过敏史 无□ 有□

●困难气道或呼吸功能异常 无□ 有□（设备/提供支持□）

●计划自体输血□ / 异体输血□ / 不输血□

●皮肤完整性检查 是□ 否□

●体内植入物 无□ 假体□ 体内植入物□ 其它□

●其它： 无□ 有□

2．切皮前

●手术医师、麻醉医师及护士共同确认

患者姓名□ 病历号□ 手术部位□ 手术体位□

●手术麻醉风险预警：

手术医师陈述：

预计手术时间□ 失血量□ 手术难度□ 强调关注点□ 其它□

麻醉医师陈述：

心肺功能异常等□ 其它□

手术护士陈述：

物品灭菌合格等□ 仪器设备□ 其它□

●术前0.5-2h内给予预防性抗生素：是□ 否□

●其它 无□ 有□

3．患者离室之前

●手术医师、麻醉医师及护士共同确认

实际手术名称确认□

●手术用物清点：

数量正确 □

不正确 □（X-ray□ 签名□）

●手术标本确认：无标本□ 有标本□（患者姓名□ 病历号□）

●皮肤完整性：是□ 否□

●人工气道 无□ 有□（气管导管□ 气管切开□ 喉罩□ 口/鼻咽通气道□）

●管路 无□ 有□（伤口引流□ 胃管□ 尿管□ 中心静脉□ 动脉通路□ 其它□）

●病人去向：恢复室□ 病房□ 重症监护病房□ 其它□

手术医师签名____________ 麻醉医师签名____________ 巡回护士签名____________

3. 评价标准

（1）记录单眉栏填写齐全、准确。

（2）三方共同认真查对，准确填写。

（3）根据操作步骤依次填写，不得提前填写表格。

（4）勾选内容与实际操作相符，无缺项、漏项。

（5）记录单页面整洁、内容无涂改，填写项目齐全。

二、手术护理记录单

手术护理记录单内容包括患者科别、姓名、性别、年龄、住院病历号（或病案号）、手术日期、手术名称、输血情况、术中所用各种器械和辅料数量的清点核对、手术器械护士和巡回护士签名等。手术护理记录应当在手术结束后即时完成，由手术器械护士和巡回护士签名。

1. 书写内容及要求

（1）书写内容：手术护理记录单应另页书写，内容包括一般项目、术前准备、术中护理、术后患者交接、所用器械和敷料数量的清点核对等。

（2）书写要求

1）手术护理记录单内容应真实、准确、完整地填写，不得留有空项，空项处应填“0”，不能以斜杠代替。

2）手术护理记录单书写必须使用蓝、黑签字笔记录，字迹清晰、工整，书写过程中不得采用刮、贴、涂等方法掩盖或去除原来的字迹，书写错误时用双横线划去，并注明修改内容，护士签字确认。

3）三方核查无误后，巡回护士在手术记录单上准确填写相关信息。

4）手术护理记录单书写应使用医学术语，并由巡回护士、刷手护士本人签全名。

5）严格按照手术护理记录单的内容及时间顺序填写。与麻醉记录重叠的内容均以麻醉记录为依据，如脉搏、呼吸、血压、尿量、出血量、输液量、输血量等，不在护理记录中重复。

6）如果因手术需要来不及记录，可以在开台后进行记录，并且再次与刷手护士核对。

7）刷手护士在手术结束后进行签字，巡回护士清点一次即刻签字。

8）一个患者做不同部位的两个手术，如重新铺单、更换器械时，要重新书写护理记录。

9）物品的清点：器械、敷料的清点由巡回护士和刷手护士清点并签名，分别在手术开始前、关闭体腔前、关闭体腔后、缝合皮肤后至少 4 次仔细清点。术中追加敷料、器械，及时记录。术前清点、术中加数及关闭前后清点，写明具体数量，不可打“√”。术中体内植入物（如人工关节、人工瓣膜等）条形码、手术所用的无菌包灭菌效果监测指示卡的标识由护士粘贴于粘贴栏内。对术中用于止血等填塞的纱布、纱条等物品进行清点，记录填塞数量、部位，并让手术医生签字确认。

10）手术名称要与收费单上的手术名称一致。巡回护士及时将手术护理记录单归入患者住院病历中，与病房护士交接并签名。

2. 格式

北京大学第三医院
手术室护理记录单

姓名　　　　性别　　　　年龄　　　　病房　　　　床号　　　　住院号

诊断　　　　　　　　　　　　　　　　　　　　　　　手术日期

手术名称

术者　　　　　　　　　　　　　　　　　　　　　　　麻醉者

手术体位　仰卧□　俯卧□　侧卧位□　截石位□

皮肤准备情况　清洁 □　不洁□　有感染灶□

术毕皮肤情况　正常 □/ 异常　红斑□　水泡□　破损□　面积______×______cm

其它______

手术标本　冰冻　有□　无□　病理　有□　无□

输血　有□　无□　血型______　输血量______ml

敷 料					器 械				
清点项目	术前	关闭体腔前	关闭体腔后	缝皮后	清点项目	术前	关闭体腔前	关闭体腔后	缝皮后
小纱垫					手巾钳				
大纱垫					镊子				
纱布					刀把				
皮纱					吸引器				
骨皮纱					拉钩				
脑棉片					直血管钳				
棉球					弯血管钳				
纱条					组织钳				
棉签					蚊式钳				
纱球					牙钳				
					针持				
					针				
					剪刀				
					特殊器械				

备注

清点者

术前 刷手护士______ 关闭体腔前 刷手护士______ 关闭体腔后 刷手护士______ 缝皮后 刷手护士______

巡回护士______ 巡回护士______ 巡回护士______ 巡回护士______

3. 评价标准

手术护理记录单书写评分标准

项目	分值	要求	评分	备注
手术室护士	20	1. 真实、准确、完整地填写手术护理记录单，不得留有空项、简化字。		
	20	2. 必须使用蓝、黑墨水或签字笔记录，字迹清晰、工整，书写过程中不得采用刮、贴、涂等方法掩盖或去除原来的字迹。		
	20	3. 手术护理记录单书写使用医学术语，并由巡回护士、刷手护士本人签全名。		
	20	4. 严格按照手术护理记录的内容及时间顺序填写。		
	20	5. 一个患者做不同部位的两个手术，如重新铺单、更换器械，要重新记录护理记录。手术名称要与收费单上的手术名称一致。		
总分				

三、手术患者转运交接单

手术患者转运交接包括患者术前从病房或急诊抢救室到手术室、术后从手术室到麻醉恢复室及回到病房的整个过程。患者转运过程中的各环节人员均应准确填写手术患者转运交接单，并签字确认。

1. 书写内容及要求

（1）书写内容：术前根据手术排程填写患者基本信息（科室、床号、病历号、性别、年龄、拟定手术名称；患者意识状态、医疗病历、护理记录、皮肤完整性、佩戴首饰及义齿情况、带入药品、物品及管路等；患者离开病房时间、进入手术室时间；术后手术类别、麻醉方式、外周静脉、输液皮肤、术中使用电刀、受压部位、中心静脉、医疗病历、护理记录、术中输血、带入药品、物品及管路等；离开手术间时间、在麻醉恢复室情况等）。

（2）书写要求

1）术前，巡回护士根据手术排程准确填写患者所在科室、床号、病历号、性别、年龄、拟定手术名称、手术间号等，并签字确认。

2）病房护士根据转运交接单信息核对患者，如实填写患者的意识状态、医疗病历、护理记录、皮肤完整性、佩戴首饰及义齿情况、带入药品、物品及管路等信息，注明离开病房时间并签字。

3）医辅人员运送患者进入手术室后填写进入手术室时间，并通知巡回护士。

4）术后，巡回护士填写手术类别、麻醉方式、外周静脉、输液皮肤、术中使用电刀、受压部位、中心静脉、医疗病历、护理记录、术中输血、带入药品、物品及管路等。

5）直接回病房时，巡回护士详细记录出手术室日期及时间，手术安全核查表处打“√”。交接单由医辅人员带回手术间后，巡回护士需及时查看病房护士及运送医辅人员是否填写完整并签字。

6）患者去麻醉恢复室时，详细记录出手术间时间，手术安全核查表处打“√”。

7）患者有特殊交接内容，需准确填写在备注栏内，病房护士交接患者确认无误后签字。

2. 格式

台号：________

病房与手术室交接	科别	床号	姓名	病历号	性别　年龄　日期
	病人意识清楚　□是　□否	拟定手术名称			护士签字 卫生员签字
	医疗病历　□有　□无	首饰、发卡、义齿、手表、眼镜（隐形）摘除　□是　□否			
	护理记录　□有　□无	受压部位皮肤完整性　□正常　□异常			
	术前禁食　□有　□无	术前排尿/导尿　□有　□无			
	注明带入药品、医疗物品/管路				
	病人离开病房时间			病人接入手术室时间	
	病房护士签字			手术室护士签字	

手术室与病房交接	手术类别　□平诊　□急诊	麻醉方式　□全麻　□腰麻　□ 硬膜外　□其他（　　）		手术室保存
	外周静脉　□无　□有 ____肢　□通畅	中心静脉　□有　□无　□通畅		
	输液皮肤　□正常　□异常	受压部位皮肤完整性　□正常　□异常		
	术中使用电刀　□无　□有　负极位置________	贴负极片处皮肤　□正常　□异常		
	医疗病历　□无　□有	护理记录　□无　□有	途中输血　□有　□无　带出血量____ml	
	注明带入药品、医疗物品/管路			
	病人离开手术间时间	麻醉方案及风险知情同意书□无　□有____页	麻醉前访视记录单□无　□有	
	病人去恢复室　□否　□是	恢复室记录单　□无　□有	麻醉记录单□无　□有____页	
	出手术室通知病房/家属　□否　□是	出手术室日期时间	手术安全核查表□无　□有	
	备注：			
	手术室护士签字	麻醉恢复室护士签字 麻醉医生签字	病房护士签字 卫生员签字	

3. 评价标准

手术患者转运交接单书写评分标准

项目	分值	要求	存在问题
手术室护士	20	1. 准确填写手术患者转运交接单各项，包括患者科别、床号、姓名、病历号、年龄、性别、拟定手术名称和手术部位。	
	10	2. 根据病历首页和腕带核对，让患者自己说出姓名、年龄、病历号、拟定手术名称、手术部位。	
	10	3. 术后认真检查患者皮肤和各管路情况等，在患者转运交接单上仔细填写并签字。	
麻醉恢复室护士	10	4. 与手术室护士共同核对患者情况，确认并签字。	
	20	5. 离开恢复室前，应将患者情况如实填写完整，签字确认。	
病房护士	10	6. 带卫生员到病室床旁，按照病历核对，评估患者后填写患者转运交接单，签字后接患者。	
	10	7. 患者手术后回病房，确认转运单内容后签字确认。	
医辅人员	5	8. 按转运交接单信息确认科别，与病房护士共同核对患者信息。	
	5	9. 保证转运交接单及时回收至手术室。	
总分			

四、眼科日间手术护理记录内容

日间手术节奏快，护理记录的内容应简练有效，记录重要信息，同时尽量缩短记录时间。记录内容包括术前生命体征评估、术前准备情况、健康宣教内容以及进入手术室和返回病房的时间。同时，为了方便护士进行记录，可选择内容勾选与文字描述相结合的方式进行记录。

眼科日间手术护理记录内容

入院后积极备术，操作护士:[签名]，体温[　]℃，脉搏[　]次/分，呼吸[　]次/分，血压[　]mmHg。手术眼:[右/左]眼，冲洗结膜囊:[右/左]，术眼散瞳:[右/左]，瞳孔直径[　]mm;[右/左]泪小点位置:[正常/异常]，冲洗泪道:[通畅/不通畅]、[有/无]脓性分泌物，健康宣教：饮食（√）、安全知识（√）、术中配合（√）、术后注意事项（√），快速血糖:[空腹/餐后]血糖[　]mmol/L，患者于[年月日][　][am/pm]进入手术室，手术顺利，[　][am/pm]安返病房。

第九章

临床常用护理评估表

一、住院患者自理能力评估表

1. Barthel 指数评定量表（Barthel index，BI）

Barthel 指数评定量表于 1965 年由 Mshoney 和 Barthel 首次发布，BI 评分分为 3 个等级：＞ 60 分为良，有轻度功能障碍，能独立完成部分日常生活活动，需要部分帮助；41 ～ 60 分为重，有中度功能障碍，需要极大的帮助方能完成日常生活活动；≤ 40 分为差，有重度功能障碍，大部分日常生活不能完成或需他人帮助。

Barthel 指数评定量表（BI）

ADL 项目	完全依赖	需要极大帮助	需要部分帮助	完全独立
修饰（洗脸、梳头、刷牙、刮脸）	0	0	0	5
洗澡	0	0	0	5
进食	0	0	5	10
如厕（包括拭净、穿裤、冲水）	0	0	5	10
穿衣（包括系鞋带）	0	0	5	10
大便控制	0	0	5	10
小便控制	0	0	5	10
上下楼梯	0	0	5	10
床椅转移（从床上转移到椅子上就坐）	0	5	10	15
平地行走	0	5	10	15

2. 改良 Barthel 指数

改良 Barthel 指数评定量表（modified Barthel index，MBI）由加拿大学者 Shah 和 Vanchay 等于 1989 年在 BI 基础上改良而来。

改良 Barthel 指数评定量表（MBI）

ADL 项目	完全依赖	需要极大帮助	需要部分帮助	需要少量帮助	完全独立
进食	0	2	5	8	10
洗澡	0	1	3	4	5
修饰（洗脸、梳头、刷牙、刮脸）	0	1	3	4	5
穿衣（包括系鞋带）	0	2	5	8	10

续表

ADL 项目	完全依赖	需要极大帮助	需要部分帮助	需要少量帮助	完全独立
大便控制	0	2	5	8	10
小便控制	0	2	5	8	10
如厕（包括拭净、穿裤、冲水）	0	2	5	8	10
平地行走	0	3	8	12	15
床椅转移（从床上转移到椅子上就坐）	0	3	8	12	15
上下楼梯	0	2	5	8	10

二、住院患者跌倒 / 坠床危险因素连续评估表

住院患者跌倒 / 坠床危险因素连续评估表

运动	是否	睡眠状况	是否	精神不稳定状态	是否	自控能力	是否
行走需要旁人帮助		失眠		意识恍惚		保留导尿	
行走需要辅助设施		夜游症		兴奋 / 行为异常		频率增加	
步态异常 / 假肢		冬眠		痴呆		大便 / 小便失禁	
				谵妄			
跌倒史	**是否**	**感觉障碍**	**是否**	**用药史**	**是否**	**相关病史**	**是否**
因跌倒入院		其他情况		新药		神经科疾病	
有跌倒史		感觉性失语		心脑血管药物		骨质疏松症	
		听觉受损		降压药		骨折史	
		视觉受损		镇静、催眠药		低血压	
				戒断治疗		药物 / 乙醇戒断	
				糖尿病用药		缺氧症	
				抗癫痫用药		麻醉恢复期	
				麻醉药		年龄≤ 5 岁或≥ 80 岁	
				其他			
总分				结果评定			
备注	每个条目得分为 0 ～ 3 分，总分 53 分。分数越高，表示跌倒的风险越大。结果评定标准：1 ～ 2 分为低度危险；3 ～ 9 分为中度危险；10 分及以上为高度危险						

Morse 跌倒评分量表

评估内容（分值）
1. 跌倒史（0 分；有 25 分）
2. 其他诊断（无 0 分；有 15 分）
3. 助行器 无 / 卧床休息 / 护士协助（0 分）；拐杖 / 手杖 / 助行器（15 分）；扶住墙或其他物品行走（30 分）
4. 静脉注射疗法（无 0 分；有 20 分）
5. 步态 正常 / 卧床休息 / 轮椅（0 分）；虚弱（10 分）；受损（20 分）
6. 精神状态 清醒（0 分）；判断受限（15 分）
评分分级：无风险：0 ～ 24 分；低风险：25 ～ 50 分；≥ 51 分：高风险

三、住院患者压疮危险因素连续评估表

Norton 评估量表

参数	身体状况				精神状况				改变体位能力				运动能力				失禁情况			
程度	良好	一般	差	极差	警觉	淡漠	模糊	昏迷	自由活动	协助行走	依赖轮椅	卧床不起	完全自主	轻度受限	很大受限	不能运动	无失禁	偶尔失禁	尿失禁	大小便失禁
分数	4	3	2	1	4	3	2	1	4	3	2	1	4	3	2	1	4	3	2	1

分数低表示危险因素增加，总分≥ 15 分为轻度危险，13 ～ 14 分为中度危险，5 ～ 12 分为高度危险

Braden 评估量表

评价内容	1 分	2 分	3 分	4 分
1. 感知能力	完全受限	非常受限	轻微受限	无损害
2. 潮湿度	持续潮湿	非常潮湿	偶尔潮湿	罕见潮湿
3. 活动能力	卧床	坐椅子	偶尔步行	经常步行
4. 移动能力	完全不能移动	非常受限	轻微受限	不受限
5. 营养摄取能力	非常差	可能不足	充足	良好
6. 摩擦力和剪切力	存在问题	潜在问题	不存在问题	

评分分级：总分＜ 12 分压疮发生高危；12 ～ 14 分压疮发生中危，15 ～ 16 分压疮发生低危

四、住院患者导管滑脱危险因素评估表

住院患者导管滑脱危险因素评估表

分类	危险因素	分值
管道	□胸导管、□气管插管、□动静脉插管、□脑室引流管、□心包引流管	各 3 分
	□ T 型管、□双套管、□三腔管、□负压球、□腹腔引流管、□尿管、□膀胱造瘘管、□胃管、□腹膜后引流管、□盆腔引流管、□胰管、□ U 型管、□空肠造瘘管、□肾造瘘管 □ PICC 导管、□深静脉置管、□其他管道	各 2 分
	□外周静脉输液管、□吸氧管	各 1 分
精神状况	□轻度烦躁	3 分
	□中度烦躁	5 分
	□重度烦躁	7 分
	□意识障碍 □判断力、理解力、注意力低下 □意识清楚，但不配合	各 2 分
其他	□幼儿	4 分
	□呃逆 / 呛咳　□肥胖、颈短　□沟通障碍　□频繁呕吐　□易出汗	各 2 分

评分方法：8 ～ 12 可能发生导管滑脱，＞ 12 分容易发生导管滑脱

五、疼痛评估表

1. Wong-Baker 面部表情疼痛量表

从快乐到悲伤及哭泣，通过不同表情的面孔表达不同的疼痛程度。可通过观察患者表情，或询问患者哪个面部表情最能够代表现实的疼痛，将相对应的数字填入疼痛评分栏目。此表简单易懂，试用面较广，即使是不能完全用言语表达的幼儿及老年人也可适用。

2. 数字评定量表（NRS）

用 0 ～ 10 的数字表示不同程度的疼痛，0 为无痛，10 为最剧烈疼痛，让患者自己选择一个最能代表疼痛程度的数字。

六、血栓风险评估表

Caprini 血栓风险评估量表

1 分	2 分	3 分	5 分
年龄 41 ～ 60 岁	年龄 61 ～ 74 岁	年龄 ≥ 75 岁	脑卒中（1 个月内）
计划小手术	石膏固定（1 个月内）	VTE 病史	急性脊髓损伤（1 个月内）
肥胖（BMI ＞ 25 kg/m^2）	卧床（＞ 72 h）	VTE 家族史	择期下肢关节置换术
异常妊娠	恶性肿瘤（既往或现患）	肝素诱导的血小板减少症	髋关节、骨盆或下肢骨折
妊娠期或产后（1 个月）	中央静脉置管	其他先天性或获得性血栓症	多发性创伤（1 个月内）
口服避孕药或使用雌激素	腹腔镜手术（＞ 45 min）	抗心磷脂抗体阳性	
需要卧床休息的患者	大手术（＞ 45 min）	凝血酶原 20210A 阳性	
肠炎病史		因子Ⅴ Leiden 阳性	
下肢水肿		狼疮抗凝物阳性	
静脉曲张		血清同型半胱氨酸升高	
严重肺部疾病（1 个月内）			
肺功能异常，COPD			
急性心肌梗死			
充血性心力衰竭（1 个月内）			
败血症（1 个月内）			
大手术史（1 个月内）			
其他高危因素			

备注：权衡抗凝与出血风险后采取个性化预防。对中危伴出血患者，首选物理预防，待出血风险降低后加用药物预防。对有争议、疑难、特殊病例或未尽事宜请 VTE 管理委员会会诊。0 ～ 1 分：低危；尽早活动，物理预防；2 分：中危，无出血风险者给予药物预防加物理预防，有出血风险者给予物理预防；3 ～ 4 分：高危，给予药物预防加物理预防；5 ～ 7 分：极高危，措施同高危

内科血栓风险评估量表（Padua 评估量表）

危险因素	分数（Padua 预测分数）
活动性癌症[a]	3
既往 VTE 病史（不包含浅表性静脉血栓）	3
活动减少[b]	3
已知的易栓症[c]	3
近期（1 个月）发生的创伤和（或）手术	2
年龄≥ 70 岁	1
心力衰竭和（或）呼吸衰竭	1
急性心肌梗死或缺血性脑卒中	1
急性感染和（或）风湿性疾病	1
肥胖（BMI ≥ 30 kg/m^2）	1
目前正在接受激素治疗	1

[a] 患有局部扩散或远处转移和（或）在近 6 个月内接受过放化疗；
[b] 卧床至少 3 天（由于患者活动受限或遵医嘱）；
[c] 遗传性抗凝血酶缺乏症、遗传性蛋白 C（PC）、蛋白 S（PS）缺乏症、因子（fvl）突变、凝血酶原 G20210A 突变，抗磷脂综合征

危险因素总分

VTE 风险度	Padua 评分	不采取预防措施 VTE 发生率
低度危险	＜ 4 分	0.30%
高度危险	≥ 4 分	11%

七、脑卒中风险评估表

ABCD2 评分量表（TIA 早期卒中风险预测工具）

ABCD2 评分（总 0 ～ 7 分）	得分
A　年龄≥ 60 岁	1
B　血压≥ 140/90 mmHg	1
C　临床表现	
单侧肢体无力	2
有语言障碍而无肢体无力	1
D　症状持续时间	
≥ 60 分钟	2
10 ～ 59 分钟	1
D　糖尿病：口服降糖药或应用胰岛素治疗	1

Essen 卒中复发风险评分量表（Essen stroke risk score，ESRS）

危险因素	评分（分）
年龄＜ 60 岁	0
年龄 65 ～ 75 岁	1
年龄＞ 75 岁	2
高血压	2
糖尿病	1
既往心肌梗死	1
其他心脏病（除外心肌梗死和心房颤动）	1
周围血管疾病	1
吸烟	1
既往 TIA 或缺血性脑卒中病史	1
总分值	9

备注：Essen 评分是评估缺血性脑卒中患者长期复发风险的预测工具。低危：0 ～ 2 分；高危：3 ～ 6 分；极高危：7 ～ 9 分

美国国立卫生研究院卒中量表（NIH stroke scale，NIHSS）

项目	评分标准
1a. 意识水平	0 分：清醒，反应灵敏 1 分：嗜睡，轻微刺激能唤醒，可回答问题、执行指令 2 分：昏睡或反应迟钝，需反复刺激、强烈或疼痛刺激才有非刻板的反应 3 分：昏迷，仅有反射性活动或自发性反应或完全无反应，软瘫，无反射
1b. 意识水平提问	0 分：两项均正确 1 分：一项正确 2 分：两项均不正确
1c. 意识水平指令	0 分：两项均正确 1 分：一项正确 2 分：两项均不正确
2. 凝视	0 分：正常 1 分：部分凝视麻痹（单眼或双眼凝视异常，但无强迫凝视或完全凝视麻痹） 2 分：强迫凝视或完全凝视麻痹（不能被头眼反射克服）
3. 视野	0 分：无视野缺损 1 分：部分偏盲 2 分：完全偏盲 3 分：双侧偏盲（包括皮质盲）
4. 面瘫	0 分：正常 1 分：轻微（微笑时鼻唇沟变平、不对称） 2 分：部分（下面部完全或几乎完全瘫痪） 3 分：完全（单侧或双侧瘫痪，上、下面部缺乏运动）
5. 上肢运动	0 分：无下落，置肢体于 90°（或 45°）坚持 10 秒 1 分：能抬起但不能坚持 10 秒，下落时不撞击床或其他支持物 2 分：试图抵抗重力，但不能维持坐位 90°或仰位 45° 3 分：不能抵抗重力，肢体快速下落 4 分：无运动

续表

项目	评分标准
6. 下肢运动	0 分：无下落，于要求位置坚持 5 秒 1 分：5 秒末下落，不撞击床 2 分：5 秒内下落到床上，可部分抵抗重力 3 分：立即下落到床上，不能抵抗重力 4 分：无运动
7. 肢体共济失调	0 分：无共济失调 1 分：一个肢体有 2 分：两个肢体有
8. 感觉	0 分：正常 1 分：轻至中度感觉障碍（感觉针刺不尖锐或迟钝，或针刺感缺失但有触觉） 2 分：重度至完全感觉缺失（面部、上肢、下肢无触觉）
9. 语言	0 分：正常 1 分：轻至中度失语：流利程度和理解能力部分下降，但表达无明显受限 2 分：严重失语，患者表达破碎的语言，听者须推理、询问、猜测 3 分：不能说话或者完全失语，无言语或听力理解能力
10. 构音障碍	0 分：正常 1 分：轻至中度，至少有些发音不清，虽有困难，但能被理解 2 分：言语不清，不能被理解，但无失语或与失语不成比例，或失音
11. 忽视	0 分：正常 1 分：视、触、听、空间觉或个人忽视；或对一种感觉的双侧同时刺激忽视 2 分：严重的偏侧忽视或一种以上的偏侧忽视；不认识自己的肢体

八、营养风险评估表

营养风险筛查 2002（NRS-2002）

	0 分	1 分	2 分	3 分
营养状态受损评分（0～3 分）	BMI ≥ 18.5 kg/m^2	—	—	BMI ＜ 18.5 kg/m^2 伴一般临床状况差
	近 1～3 个月内体重无下降	近 3 个月内体重下降＞ 5%	近 2 个月内体重丢失＞ 5%	近 1 个月内体重丢失＞ 5%（或 3 个月体重下降 15%）
	近 1 周进食量无变化	近 1 周内进食量减少 1/4 ～ 1/2	近 1 周内进食量减少 1/2 ～ 3/4	近 1 周内进食量减少 3/4 及以上
疾病的严重程度评分（0～3 分）	—	髋骨折、慢性疾病急性发作或有并发症、慢性阻塞性肺疾病、血液透析、肝硬化、一般恶性肿瘤、糖尿病	腹部大手术、脑卒中、重度肺炎、血液恶性肿瘤	颅脑损伤、骨髓移植、APACHE-Ⅱ评分＞ 10 分的 ICU 患者
年龄评分（0～1 分）	18 ～ 69 岁	70 岁及以上	—	—

注：每项评分内容的最后得分为该项最高评分分值，临床营养筛查总分（0 ～ 7 分）＝营养状态受损评分＋疾病严重程度评分＋年龄评分

九、昏迷评定量表

格拉斯哥昏迷评分量表（Glasgow coma scale，GCS）是由格拉斯哥大学 Graham Teasdale 和 Bryan J. Jennett 于 1974 年制订的。该量表开始仅用于脑外伤患者，随后被广泛用于神经系统损伤和意识障碍状态的评定。

GCS 从睁眼、言语反应、运动反应 3 个方面进行评定，总分为 3 ～ 15 分。CGS 评分标准：15 分，正常；13～14 分，轻度昏迷；9～12 分，中度昏迷；＜ 8 分，重度昏迷；＜ 7 分，昏迷；＜ 3 分，脑死亡。

格拉斯哥昏迷评分量表（Glasgow Coma Scale，GCS）

睁眼反应	评分	言语反应	评分	运动反应	评分
自动睁眼	4	回答切题	5	按吩咐动作	6
呼唤睁眼	3	回答不切题	4	刺痛能定位	5
刺痛睁眼	2	答非所问	3	肢体回缩	4
不睁眼	1	只能发音	2	肢体屈曲	3
		不能言语	1	肢体过伸	2
				不能运动	1

十、镇静评估量表

Richmond 躁动镇静分级量表（Richmond agitation-sedation scale，RASS）

得分（分）	分期	表现
+4	动武好斗	明显好斗，暴力，对工作人员产生危险
+3	异常躁动	牵拉、移除管子或者导管，具攻击性
+2	躁动	频繁无目的性运动，对抗呼吸机
+1	不安	焦虑，但没有侵略性、精力旺盛的运动
0	警觉和平静	
−1	昏睡	不完全清醒，但能持续被声音唤醒（睁眼、眼神接触）＞ 10 s
−2	轻度镇静	能短暂被声音唤醒，有眼神接触，但＜ 10 s
−3	中度镇静	对声音有动作或睁眼，但是没有眼神接触
−4	深度镇静	对声音无反应，但是对物理刺激有运动或睁眼动作
−5	不能唤醒	对声音或物理刺激没有反应

十一、焦虑自评量表

焦虑自评量表（self-rating anxiety scale，SAS）由 Zung 于 1971 年编制，用于评定焦虑患者的主观感受。SAS 共 20 个条目，条目内容和引出症状见下页表（* 为反向评分题）。SAS 的主要评定依据为条目所定义的症状出现的频度，分 4 级：没有或很少时间、少部分时间、相当多时间、绝大部分或全部时间。正向评分题依次评为 1、2、3、4；反向评分题（有 * 号者）则评分 4、3、2、1。SAS 的主要统计指标为总分。

焦虑自评量表

条目	选项			
	绝大部分或全部时间	相当多时间	少部分时间	没有或很少时间
1. 我觉得比平常容易紧张和着急（焦虑）				
2. 我无缘无故感到害怕（害怕）				
3. 我容易心里烦乱或觉得惊恐（惊恐）				
4. 我觉得我可能将要发疯（发疯感）				
*5. 我觉得一切都很好，也不会发生什么不幸（不祥预感）				
6. 我手脚发抖打颤（手足颤抖）				
7. 我因为头痛、头颈痛和背痛而苦恼（躯体疼痛）				
8. 我感觉容易衰弱和疲乏（乏力）				
*9. 我觉得心平气和，并且容易安静坐着（静坐不能）				
10. 我觉得心跳得很快（心悸）				
11. 我因为一阵阵头晕而苦恼（头昏）				
12. 我有晕倒发作，或觉得要晕倒似的（晕厥感）				
*13. 我吸气、呼气都感到很容易（呼吸困难）				
14. 我手脚麻木而刺痛（手足刺痛）				
15. 我因为胃痛和消化不良而苦恼（胃痛、消化不良）				
16. 我常常要小便（尿意、频数）				
*17. 我的手常常是干燥温暖的（多汗）				
18. 我脸红发热（面部潮红）				
*19. 我容易入睡，并且一夜睡得很好（睡眠障碍）				
20. 我容易做噩梦（噩梦）				

第十章

病区交接班报告本

病区交接班报告本是护士书写的书面交班报告，其内容为值班期间病室情况及患者病情的动态变化。通过阅读病区交班报告，接班护士可全面掌握整个病区的患者情况，明确需继续观察的问题和实施的护理。

一、书写内容

1. 眉栏：写明科室、交接班日期、交班护士姓名。

2. 患者数量：病房总数；入院总数、转入总数；出院总数、转出总数、死亡总数；病危总数、病重总数、Ⅰ级护理总数、当日手术总数、明日手术总数、分娩人数。

3. 患者病情

（1）入院及转入患者，需写明入院和转入的床号、姓名、诊断、生命体征、病情变化和处理措施、出入量、跌倒和压疮评分及其他重要的患者症状、体征、既往重要病史（尤其是过敏史）、存在的护理问题，给予的治疗、护理措施及效果，以及下一步需观察和注意的事项。

（2）出院者写明离院时间，转出者注明转往的医院、科室，死亡者简要记录抢救经过及死亡时间。

（3）病危、病重患者需写明床号、姓名、诊断、生命体征、病情变化和处理措施、出入量及其他患者重要的症状、体征，存在的护理问题，给予的治疗、护理措施及效果。交班内容可简单总结本班情况，但需交待下一班需重点观察和注意的事项。

（4）当日手术患者情况需交代患者床号、姓名、麻醉种类、手术名称、麻醉清醒时间，回病房后的生命体征、伤口、管路和引流情况、排尿、是否下地及镇痛药使用等情况。

（5）明日手术患者情况包括床号、姓名、生命体征、手术名称、术前准备等情况。

（6）产妇需报告胎次、产式、产程、分娩时间、会阴切口或腹部切口及恶露情况等，患者自行排尿时间，新生儿性别及评分。

（7）今日特殊检查、陪住患者、跌倒高危患者、压疮高危患者及其他需要提醒下一班护士注意观察的患者（含特殊人群）。

4. 其他：记录患者心理状况和需要接班者重点观察及完成的事项。夜间记录应注明患者的睡眠情况。

二、书写要求

1. 在充分了解患者病情的基础上书写交班报告。

2. 使用医学术语确切，书写内容应全面、真实、文理通顺，简明扼要、阐述简明，重点突出，无遗漏。

3. 内容要前后衔接。如白班交班时诉某患者 PICC 有渗血，已换药，夜班继续交代 PICC 渗血情况、渗出是否停止、PICC 是否需要更换固定敷料，需下班执行或观察的内容及注意事项要注明清楚。

4. 填写时先写床号、姓名、诊断，再简要记录病情、治疗和护理情况。

5. 书写报告不允许涂改及伪造；应使用中文、医学术语和通用的外文缩写，字迹清晰，文字工整，标点正确，不准用刮、改、涂等方法掩盖或去除原来的字迹。

6. 根据交班内容的多少，可于下班前 1 ～ 1.5 小时书写，写完后注明页数并签全名。

7. 护士长应对每班的病室交班报告进行检查，符合质量后签全名。

三、交班报告录入及示例

交班报告录入时，在每个项目下面可以选择“增加”，添加患者基本信息，每个项目都可以导入，如需修改也可以在交班报告中手动修改。交班报告录入界面如下图显示。

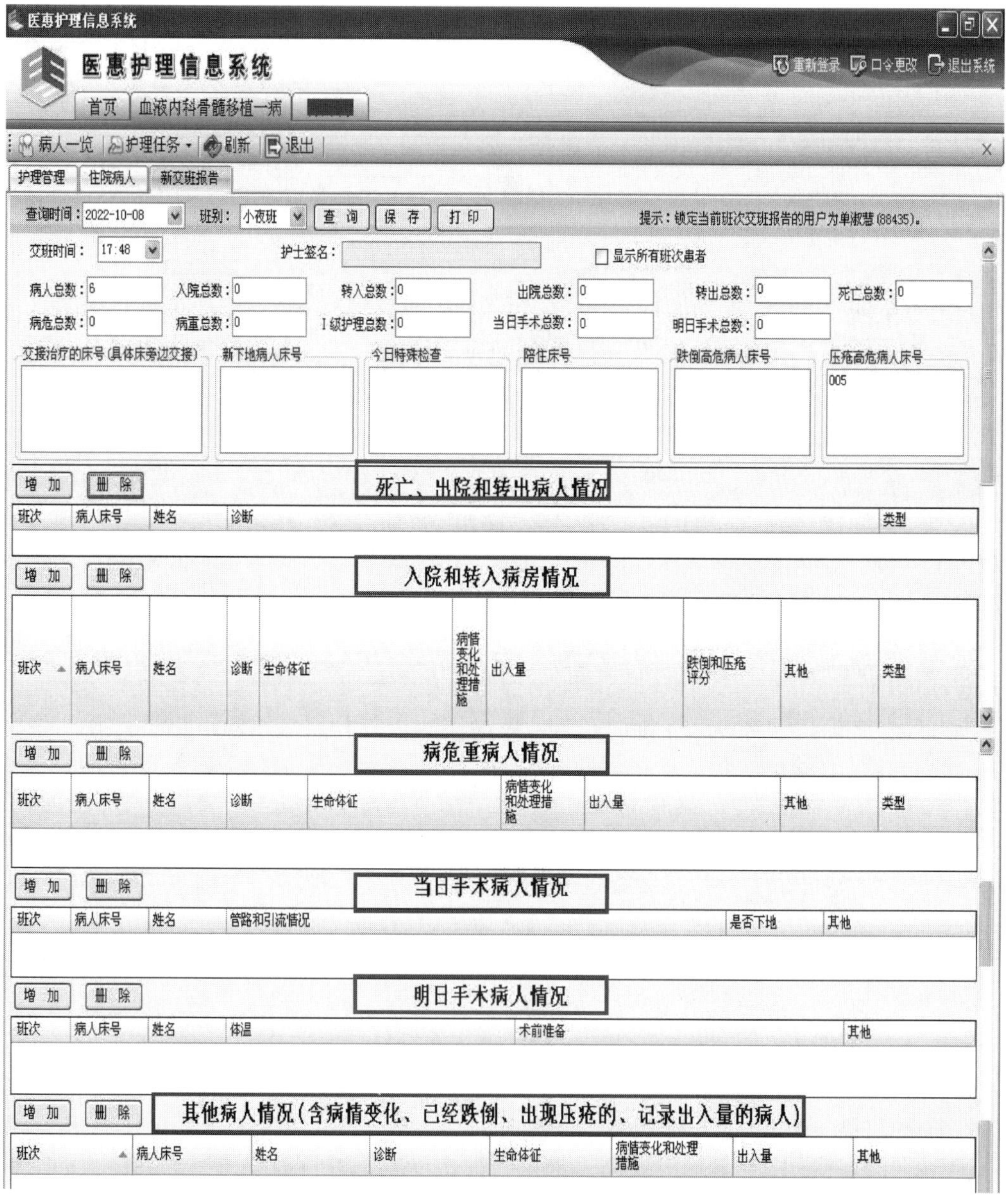

【案例】

1. 资料背景

（1）一般资料：患者男性，45 岁，确诊淋巴瘤，行自体造血干细胞移植入院。目前主要治疗：自体造血干细胞移植护理常规、特级护理、无菌饮食、常规补液治疗、抗生素注射用头孢呋哌酮钠舒巴坦钠 3 g 输液治疗。

（2）专科情况：患者今日为自体造血干细胞移植后第 10 天，今日上午 10:00 患者电解质血钠回报 133 mmol/L，遵医嘱予 0.9% 氯化钠注射液 100 ml＋浓氯化钠注射液 30 ml 静脉输液，once。

14:35 主诉腰部疼痛明显，疼痛评分为 6 分，遵医嘱予盐酸曲马多缓释片（舒敏）100 mg 口服镇痛。30 分钟后疼痛缓解，疼痛评分为 2 分。

2. 缺陷交班报告

科室：血液科 BMT　交接班日期：2022 年 10 月 1 日　护士姓名：××（时间自动显示，可改）

病房总数：6 人，入院总数：0，转入总数：0，出院总数：0，转出总数：0，死亡总数：0，病危总数：0，病重总数：0，Ⅰ级护理总数：0，当日手术总数：0，明日手术总数：0							
班次	患者床号	姓名	诊断	生命体征	病情变化和处理措施	出入量	其他
白班	2 床	××	淋巴瘤	体温 36.5 ℃，脉搏 84 次 / 分，呼吸 18 次 / 分，血压 132/76 mmHg	患者神志清楚，主诉乏力，未诉恶心呕吐。***输液管路通畅。***查看全身皮肤黏膜未见皮疹，口腔黏膜完整无破溃。今日血常规回报：白细胞计数 1.0×10^9/L，血红蛋白 88 g/L，血小板计数 70×10^9/L。今日患者电解质血钠回报：133 mmol/L，遵医嘱予 0.9% 氯化钠注射液 100 ml＋浓氯化钠注射液 30 ml 静脉输液治疗。患者诉腰部疼痛明显，遵医嘱予盐酸曲马多缓释片 100 mg 口服一次。30 分钟后疼痛缓解，疼痛评分为 3 分。	入量：2200 ml 尿量：1900 ml	

3. 正确交班报告书写方法示范

科室：血液科 BMT　交接班日期：2022 年 10 月 1 日　护士姓名：××（时间自动显示，可改）

病房总数：6 人，入院总数：0，转入总数：0，出院总数：0，转出总数：0，死亡总数：0，病危总数：0，病重总数：0，Ⅰ级护理总数：0，当日手术总数：0，明日手术总数：0							
班次	患者床号	姓名	诊断	生命体征	病情变化和处理措施	出入量	其他
白班	2 床	××	淋巴瘤	**10:00 体温 36.6℃，脉搏 80 次 / 分，呼吸 18 次 / 分，血压 130/70 mmHg；14:00** 体温 36.5℃，脉搏 84 次 / 分，呼吸 18 次 / 分，血压 132/76 mmHg	患者神志清楚，主诉乏力，未诉恶心、呕吐。***患者目前情绪稳定。右侧颈内中心静脉固定良好，无渗血、渗液，管路通畅。***查看全身皮肤黏膜未见皮疹及**出血点**，口腔黏膜完整无破溃。今日血常规回	入量：2200 ml 尿量：1900 ml	

续表

				报：白细胞计数 1.0×10^9/L，血红蛋白 88 g/L，血小板计数 70×10^9/L。**继续给予患者预防感染、出血护理措施，并观察患者有无感染、出血等症状。**今日 **10:00** 患者电解质血钠回报 133 mmol/L，**患者未诉恶心、头痛等不适，**遵医嘱予 0.9% 氯化钠注射液 100 ml＋浓氯化钠注射液 30 ml 静脉输液治疗。***14:35*** 诉腰部疼痛明显，遵医嘱予盐酸曲马多缓释片 100 mg 口服一次。30 分钟后疼痛缓解，疼痛评分为 3 分。***请继续观察患者不适主诉及腰部疼痛情况。***		

4. 问题分析与知识链接：国家卫生部 2010 年 2 月 4 日《病历书写基本规范》第二十二条第（五）点中指出，交（接）班记录是指患者经治医师发生变更之际，交班医师和接班医师分别对患者病情及诊疗情况进行简要总结的记录。交班记录应当在交班前由交班医师书写完成；接班记录应当由接班医师于接班后 24 小时内完成。交（接）班记录的内容包括入院日期、交班或接班日期、患者姓名、性别、年龄、主诉、入院情况、入院诊断、诊疗经过、目前情况、目前诊断、交班注意事项或接班诊疗计划、医师签名等。

本案例中，交接班报告未准确书写患者病情、病情变化时间及当时的护理评估情况、接班后的注意事项。具体如下。

1. 交班护士应详细描述重点患者病情，包括生命体征、治疗、管路、皮肤、引流、出入量及专科症状。本案例中，交班护士未描述病情出现变化时的生命体征。

2. 当患者病情出现变化时，应交接清楚出现病情变化的时间、具体变化，给予的护理评估、体格检查、治疗情况及患者病情转归情况，并做好文字交班，标注下一班护士需执行或观察的内容及注意事项。本案例中，交班护士未详细描述病情变化的时间、给予的护理评估及下一班护士需执行或观察的内容及注意事项。

四、交班报告书写相关问题与注意事项

1. 白班、夜班均要书写交班报告，书写交班报告的护士必须有护士资质。

2. 信息栏所有项目填全，缺项填“0”。阿拉伯数字书写日期和时间，采用 24 小时制记录。

3. 根据下列顺序，按床号先后书写报告

（1）先写离开病区的病员数（出院、转出、死亡），并注明离开的时间、转往何科，或呼吸、心搏停止时间。

（2）进入病区的病员数（新入院、转入），注明由何科或何院转来。

（3）病区内本班次重点护理的病员，即新入、手术、分娩、危重及有异常情况的病员。

（4）书写报告顺序，首先写明入院、转入、手术、分娩时间及体温、脉搏、呼吸、血压情况，然后是主要病情、治疗及护理情况。

4. 交接班的内容要有针对性：写明需要交班的患者的主要诊断、重要病情及变化、注意事项。

5. 交接班本需要更改时，按照病历规范书写中的修改规定进行修改。

6. 保存、打印交班报告单：保持交接班报告清洁，放置于科室规定的位置，书写、阅读后及时放回原处。

7. 新入、手术、危重患者除了书写完整交接班报告外，还需要进行床旁交接班。

附 录

问题分析与知识链接部分参考文件

《病历书写基本规范》（卫医政发〔2010〕11号）

第一章第二条　病历书写是指医务人员通过问诊、查体、辅助检查、诊断、治疗、护理等医疗活动获得有关资料，并进行归纳、分析、整理形成医疗活动记录的行为。

第一章第三条　病历书写应当客观、真实、准确、及时、完整、规范。

第一章第五条　病历书写应当使用中文，通用的外文缩写和无正式中文译名的症状、体征、疾病名称等可以使用外文。

第一章第六条　病历书写应规范使用医学术语，文字工整，字迹清晰，表述准确，语句通顺，标点正确。

第一章第八条　病历应当按照规定的内容书写，并由相应医务人员签名。

实习医务人员、试用期医务人员书写的病历，应当经过本医疗机构注册的医务人员审阅、修改并签名。

进修医务人员由医疗机构根据其胜任本专业工作实际情况认定后书写病历。

第一章第九条　病历书写一律使用阿拉伯数字书写日期和时间，采用24小时制记录。

第一章第十条　对需取得患者书面同意方可进行的医疗活动，应当由患者本人签署知情同意书。患者不具备完全民事行为能力时，应当由其法定代理人签字；患者因病无法签字时，应当由其授权的人员签字；为抢救患者，在法定代理人或被授权人无法及时签字的情况下，可由医疗机构负责人或者授权的负责人签字。

因实施保护性医疗措施不宜向患者说明情况的，应当将有关情况告知患者近亲属，由患者近亲属签署知情同意书，并及时记录。患者无近亲属的或者患者近亲属无法签署同意书的，由患者的法定代理人或者关系人签署同意书。

第三章第十八条　入院记录的要求及内容。

（二）主诉是指促使患者就诊的主要症状（或体征）及持续时间。

（三）病史是指患者本次疾病的发生、演变、诊疗等方面的详细情况，应当按时间顺序书写。内容包括发病情况、主要症状特点及其发展变化情况、伴随症状、发病后诊疗经过及结果、睡眠和饮食等一般情况的变化，以及与鉴别诊断有关的阳性或阴性资料等。

1. 发病情况：记录发病的时间、地点、起病缓急、前驱症状、可能的原因或诱因。

2. 主要症状特点及其发展变化情况：按发生的先后顺序描述主要症状的部位、性质、持续时间、程度、缓解或加剧因素，以及演变发展情况。

3. 伴随症状：记录伴随症状，描述伴随症状与主要症状之间的相互关系。

4. 发病以来诊治经过及结果：记录患者发病后到入院前，在院内、外接受检查与治疗的详细经过及效果。对患者提供的药名、诊断和手术名称需加引号（“”）以示区别。

5. 发病以来一般情况：简要记录患者发病后的精神状态、睡眠、食欲、大小便、体重等情况。

与本次疾病虽无紧密关系、但仍需治疗的其他疾病情况，可在现病史后另起一段予以记录。

（六）体格检查应当按照系统循序进行书写。内容包括体温、脉搏、呼吸、血压，一般情况，皮肤、黏膜，全身浅表淋巴结，头部及其器官，颈部，胸部（胸廓、肺部、心脏、血管），腹部（肝、脾等），直肠肛门，外生殖器，脊柱，四肢，神经系统等。

（七）专科情况应当根据专科需要记录专科特殊情况。

第三章第二十二条　病程记录是指继入院记录之后，对患者病情和诊疗过程所进行的连续性记录。内容包括患者的病情变化情况、重要的辅助检查结果及临床意义、上级医师查房意见、会诊意见、医师分析讨论意见、所采取的诊疗措施及效果、医嘱更改及理由、向患者及其近亲属告知的重要事项等。

（八）抢救记录是指患者病情危重，采取抢救措施时作的记录。因抢救急危患者，未能及时书写病历的，有关医务人员应当在抢救结束后 6 小时内据实补记，并加以注明。内容包括病情变化情况、抢救时间及措施、参加抢救的医务人员姓名及专业技术职称等。记录抢救时间应当具体到分钟。

（九）有创诊疗操作记录是指在临床诊疗活动过程中进行的各种诊断、治疗性操作（如胸腔穿刺、腹腔穿刺等）的记录。应当在操作完成后即刻书写。内容包括操作名称、操作时间、操作步骤、结果及患者一般情况，记录过程是否顺利、有无不良反应，术后注意事项及是否向患者说明，操作医师签名。

（二十三）病重（病危）患者护理记录是指护士根据医嘱和病情对病重（病危）患者住院期间护理过程的客观记录。病重（病危）患者护理记录应当根据相应专科的护理特点书写。内容包括患者姓名、科别、住院病历号（或病案号）、床位号、页码、记录日期和时间、出入液量、体温、脉搏、呼吸、血压等病情观察、护理措施和效果、护士签名等。记录时间应当具体到分钟。

《卫生部办公厅关于在医疗机构推行表格式护理文书的通知》（卫办医政发（2010）125 号）

二、护理文书内容及要求

护理文书是病历资料的组成部分，书写内容应当与其他病历资料有机结合，相互统一，避免重复和矛盾。书写护理文书应当客观、真实、准确、及时、规范。

（五）病重（病危）患者护理记录。病重（病危）患者的护理记录适用于所有病重、病危患者，以及病情发生变化、需要监护的患者。护理记录以护理记录单的形式记录，内容包括患者科别、姓名、年龄、性别、床号、住院病历号（或病案号）、入院日期、诊断、记录日期和时间，根据专科特点需要观察、监测的项目以及采取的治疗和护理措施、护士签名、页码等。护理记录应当根据相应专科的护理特点设计并书写，以简化、实用为原则。

《卫生部关于加强医院临床护理工作的通知》（卫医政发〔2010〕7 号）

二、强化责任，努力提高医院临床护理服务质量

医院临床护理工作直接服务于患者，广大护士在协助诊疗、促进康复、减轻痛苦以及构建和谐医患关系方面担负着重要责任。各级各类医院应当强化护理职责，切实加强临床护理服务，落实基础护理。

（三）全面履行护士义务，落实基础护理职责。

护士应当按照《护士条例》和《护士守则》的规定，全面履行义务，根据患者的护理级别和医师制订的诊疗计划，完成临床护理工作。护士对住院患者履行的护理职责包括：密切观察患者的生命体征和病情变化；正确实施治疗、用药和护理措施，并观察、了解患者的反应；对不能自理的患者提供生活护理和帮助；为患者提供康复和健康指导。

护士必须履行对患者的基础护理职责。在护士人力暂时不能满足临床护理工作的情况下，经同级卫生行政部门同意，医院可以聘用少量经过培训的护理员协助护士从事患者生活护理。

护理员不得从事重症监护患者和新生儿的生活护理，不得从事护理技术工作。

DB11/T 1794—2020《医疗机构临床用血技术规范》

12 血液输注

12.3 执行输血操作的医护人员应当在每袋血液输注过程中监测和记录患者体温、脉搏、呼吸和血压等，严密观察患者有无新出现的症状和体征，及时发现输血反应，监测和记录时间至少包括：

a）输血前 60 分钟内；

b）输血开始后 15 分钟；

c）输血结束后 60 分钟内。

《电子病历应用管理规范（试行）》（国卫办医发〔2017〕8 号）

第二章　电子病历的基本要求

第九条　电子病历系统应当为操作人员提供专有的身份标识和识别手段，并设置相应权限。操作人员对本人身份标识的使用负责。

第十条　有条件的医疗机构电子病历系统可以使用电子签名进行身份认证，可靠的电子签名与手写签名或盖章具有同等的法律效力。

第三章　电子病历的书写与存储

第十二条　医疗机构使用电子病历系统进行病历书写，应当遵循客观、真实、准确、及时、完整、规范的原则。

门（急）诊病历书写内容包括门（急）诊病历首页、病历记录、化验报告、医学影像检查资料等。

住院病历书写内容包括住院病案首页、入院记录、病程记录、手术同意书、麻醉同意书、输血治疗知情同意书、特殊检查（特殊治疗）同意书、病危（重）通知单、医嘱单、辅助检查报告单、体温单、医学影像检查报告、病理报告单等。

护士条例（国务院令第 517 号）

第三章　权利和义务

第十五条　护士有获得疾病诊疗、护理相关信息的权利和其他与履行护理职责相关的权利，可以对医疗卫生机构和卫生主管部门的工作提出意见和建议。

第十七条　护士在执业活动中，发现患者病情危急，应当立即通知医师；在紧急情况下为抢救垂危患者生命，应当先行实施必要的紧急救护。

护士发现医嘱违反法律、法规、规章或者诊疗技术规范规定的，应当及时向开具医嘱的医师提出；必要时，应当向该医师所在科室的负责人或者医疗卫生机构负责医疗服务管理的人员报告。

《医疗机构从业人员行为规范》（卫办发〔2012〕45 号）

第二章　医疗机构从业人员基本行为规范

第六条　尊重患者，关爱生命。遵守医学伦理道德，尊重患者的知情同意权和隐私权，为患者保守医疗秘密和健康隐私，维护患者合法权益；尊重患者被救治的权利，不因种族、宗教、地域、贫富、地位、残疾、疾病等歧视患者。

第五章　护士行为规范

第三十二条　按照要求及时准确、完整规范书写病历，认真管理，不伪造、隐匿或违规涂改、销毁病历。

《医疗质量安全核心制度要点》（国卫医发〔2018〕8 号）

三、会诊制度

（一）定义

会诊是指出于诊疗需要，由本科室以外或本机构以外的医务人员协助提出诊疗意见或提供诊疗服务的活动。规范会诊行为的制度称为会诊制度。

（二）基本要求

1. 按会诊范围，会诊分为机构内会诊和机构外会诊。机构内多学科会诊应当由医疗管理部门组织。

2. 按病情紧急程度，会诊分为急会诊和普通会诊。机构内急会诊应当在会诊请求发出后 10 分钟内到位，普通会诊应当在会诊发出后 24 小时内完成。

3. 医疗机构应当统一会诊单格式及填写规范，明确各类会诊的具体流程。

4. 原则上，会诊请求人员应当陪同完成会诊，会诊情况应当在会诊单中记录。会诊意见的处置情况应当在病程中记录。

5. 前往或邀请机构外会诊，应当严格遵照国家有关规定执行。

四、分级护理制度

（一）定义

指医护人员根据住院患者病情和（或）自理能力对患者进行分级别护理的制度。

（二）基本要求

1. 医疗机构应当按照国家分级护理管理相关指导原则和护理服务工作标准，制定本机构分级护理制度。

2. 原则上，护理级别分为特级护理、一级护理、二级护理、三级护理 4 个级别。

3. 医护人员应当根据患者病情和（或）自理能力变化动态调整护理级别。

4. 患者护理级别应当明确标识。

十四、危急值报告制度

（一）定义

指对提示患者处于生命危急状态的检查、检验结果建立复核、报告、记录等管理机制，以保障患者安全的制度。

（二）基本要求

1. 医疗机构应当分别建立住院和门急诊患者危急值报告具体管理流程和记录规范，确保危急值信息准确，传递及时，信息传递各环节无缝衔接且可追溯。

2. 医疗机构应当制定可能危及患者生命的各项检查、检验结果危急值清单并定期调整。

3. 出现危急值时，出具检查、检验结果报告的部门报出前，应当双人核对并签字确认，夜间或紧急情况下可单人双次核对。对于需要立即重复检查、检验的项目，应当及时复检并核对。

4. 外送的检验标本或检查项目存在危急值项目的，医院应当和相关机构协商危急值的通知方式，并建立可追溯的危急值报告流程，确保临床科室或患方能够及时接收危急值。

5. 临床科室任何接收到危急值信息的人员应当准确记录、复读、确认危急值结果，并立即通知相关医师。

6. 医疗机构应当统一制订临床危急值信息登记专册和模板，确保危急值信息报告全流程的人员、时间、内容等关键要素可追溯。

十五、病历管理制度

（一）定义

指为准确反映医疗活动全过程，实现医疗服务行为可追溯，维护医患双方合法权益，保障医疗质量和医疗安全，对医疗文书的书写、质控、保存、使用等环节进行管理的制度。

（二）基本要求

1. 医疗机构应当建立住院及门急诊病历管理和质量控制制度，严格落实国家病历书写、管理和应用相关规定，建立病历质量检查、评估与反馈机制。

2. 医疗机构病历书写应当做到客观、真实、准确、及时、完整、规范，并明确病历书写的格式、内容和时限。

3. 实施电子病历的医疗机构，应当建立电子病历的建立、记录、修改、使用、存储、传输、质控、安全等级保护等管理制度。

4. 医疗机构应当保障病历资料安全，病历内容记录与修改信息可追溯。

5. 鼓励推行病历无纸化。

十八、信息安全管理制度

（一）定义

指医疗机构按照信息安全管理相关法律法规和技术标准要求，对医疗机构患者诊疗信息的收集、存储、使用、传输、处理、发布等进行全流程系统性保障的制度。

（二）基本要求

1. 医疗机构应当依法依规建立覆盖患者诊疗信息管理全流程的制度和技术保障体系，完善组织架构，明确管理部门，落实信息安全等级保护等有关要求。

2. 医疗机构主要负责人是医疗机构患者诊疗信息安全管理第一责任人。

3. 医疗机构应当建立患者诊疗信息安全风险评估和应急工作机制，制定应急预案。

4. 医疗机构应当确保实现本机构患者诊疗信息管理全流程的安全性、真实性、连续性、完整性、稳定性、时效性、溯源性。

5. 医疗机构应当建立患者诊疗信息保护制度，使用患者诊疗信息应当遵循合法、依规、正当、必要的原则，不得出售或擅自向他人或其他机构提供患者诊疗信息。

6. 医疗机构应当建立员工授权管理制度，明确员工的患者诊疗信息使用权限和相关责任。医疗机构应当为员工使用患者诊疗信息提供便利和安全保障，因个人授权信息保管不当造成的不良后果由被授权人承担。

7. 医疗机构应当不断提升患者诊疗信息安全防护水平，防止信息泄露、毁损、丢失。定期开展患者诊疗信息安全自查工作，建立患者诊疗信息系统安全事故责任管理、追溯机制。在发生或者可能发生患者诊疗信息泄露、毁损、丢失的情况时，应当立即采取补救措施，按照规定向有关部门报告。

《医疗事故处理条例》（2002）（国务院令第 351 号）

第二章　医疗事故的预防与处置

第十条　患者有权复印或者复制其门诊病历、住院志、体温单、医嘱单、化验单（检验报告）、医学影像检查资料、特殊检查同意书、手术同意书、手术及麻醉记录单、病理资料、护理记录以及国务院卫生行政部门规定的其他病历资料。

患者依照前款规定要求复印或者复制病历资料的，医疗机构应当提供复印或者复制服务并在复印或者复制的病历资料上加盖证明印记。复印或者复制病历资料时，应当有患者在场。

医疗机构应患者的要求，为其复印或者复制病历资料，可以按照规定收取工本费。具体收费标准由省、自治区、直辖市人民政府价格主管部门会同同级卫生行政部门规定。

第十一条　在医疗活动中，医疗机构及其医务人员应当将患者的病情、医疗措施、医疗风险等如实告知患者，及时解答其咨询；但是，应当避免对患者产生不利后果。

电子病历共享文档规范（WS/T 500.14—2016）第 14 部分：待产记录

6.5 产前检查章节

6.5.1 产前检查章节条目构成

产前检查章节条目构成见表 12。

表 12　产前检查章节条目构成

条目名称	基数	约束	描述
宫底高度 /cm	1..1	R	患者耻骨联合上缘至子宫底部距离的测量值，计量单位为 cm
腹围 /cm	1..1	R	患者腹部周长的测量值，计量单位为 cm
胎方位代码	1..1	R	胎儿方位类别在特定编码体系中的代码
胎心率（次 / 分）	1..1	R	每分钟胎儿胎心搏动的次数，计量单位为次 / 分
头位难产情况的评估	1..1	R	对头位难产情况的评估
出口横径 /cm	1..1	R	产妇出口横径的测量值，计量单位为 cm
骶耻外径 /cm	1..1	R	产妇第 5 腰椎棘突下至耻骨联合上缘中点距离的测量值，计量单位为 cm
坐骨结节间径 /cm	1..1	R	产妇两坐骨结节内侧缘的距离的测量值，又称骨盆出口横径，计量单位为 cm
宫缩情况	1..1	R	对产妇宫缩强弱、频率、持续时间等情况的详细描述
宫颈厚度	1..1	R	产妇宫颈厚度的详细描述
宫口情况	1..1	R	产妇宫口扩张大小情况的详细描述
胎膜情况代码	1..1	R	产妇胎膜是否已破裂的分类代码
破膜方式代码	1..1	R	破膜方式类别的分类代码
先露位置	1..1	R	先露位置的详细描述
羊水情况	1..1	R	羊水情况的详细描述
膀胱充盈标志	1..1	R	标识膀胱是否充盈的标志
肠胀气标志	1..1	R	标识患者是否有肠胀气情况的标志
检查方式代码	1..1	R	待产检查方式的分类代码

电子病历共享文档规范（WS/T 500.20—2016）第 20 部分：生命体征测量记录

6.4 生命体征章节

6.4.1 生命体征章节条目构成

生命体征章节条目构成见表 10。

表 10　生命体征章节条目构成

条目名称	基数	约束	描述
体重条目	1..1	R	体重的测量值，计量单位为 kg
体温条目	1..1	R	体温的测量值，计量单位为℃
心率条目	1..1	R	心脏搏动频率的测量值，计量单位为次 / 分
呼吸频率条目	1..1	R	单位时间内呼吸的次数，计量单位为次 / 分
血压条目	1..1	R	收缩压 / 舒张压的测量值，计量单位为 mmHg
血糖检测值条目	1..1	R	空腹时血液中葡萄糖定量检测结果值，计量单位为 mmol/L

电子病历共享文档规范（WS/T 500.17—2016）第 17 部分：一般护理记录

6 文档体规范

6.1 文档体章节构成

文档体章节构成描述见表 5。

表 5 文档体章节构成

章节名称	基数	约束	描述
诊断记录章节	1..1	R	记录住院患者诊断信息
过敏史章节	0..1	O	记录过敏史信息
生命体征章节	1..1	R	记录住院患者生命体征信息
四肢章节	1..1	R	记录足背动脉搏动标志
健康评估章节	1..1	R	记录住院患者健康评估信息
健康指导章节	0..1	R	记录住院患者护理健康指导信息
护理记录章节	1..1	R	记录住院患者一般护理信息
护理观察章节	0..1	R	记录住院患者护理观察信息
护理操作章节	0..1	R	记录住院患者护理操作信息
手术评估记录标志章节	0..1	R	记录住院患者手术评估记录标志信息
护理隔离章节	0..1	R	记录住院患者护理隔离信息

电子病历共享文档规范（WS/T 500.21—2016）第 21 部分：出入量记录

6.5 护理观察章节

6.5.1 护理观察章节条目构成

护理观察章节条目构成见表 12。

表 12 护理观察章节中条目构成

条目名称	基数	约束	描述
护理观察项目名称条目	1..*	R	护理观察项目的名称，如患者神志状态、饮食情况，皮肤情况、氧疗情况、排尿排便情况、流量、出量、入量等等，根据护理内容的不同选择不同的观察项目名称
护理观察结果描述条目	1..*	R	对护理观察项目结果的详细描述

静脉治疗护理技术操作规范（WS/T 433—2013）

6.3.2 PICC 穿刺

6.3.2.1 PICC 穿刺按以下步骤进行：

a）核对确认置管医嘱，查看相关化验报告；

b）确认已签署置管知情同意书；

c）取舒适体位，测量置管侧的臂围和预置管长度，手臂外展与躯干成 45°～ 90°，对患者需要配合的动作进行指导；

d）以穿刺点为中心消毒皮肤，直径≥ 20 cm，铺巾、建立最大化无菌屏障；

e）用生理盐水预冲导管，检查导管完整性；

f）在穿刺点上方扎止血带，按需要进行穿刺点局部浸润麻醉，实施静脉穿刺，见回血后降低角度进针少许，固定针芯，送入外套管，退出针芯，将导管均匀缓慢送入至预测量的刻度；

g）抽回血，确认导管位于静脉内，冲封管后应选择透明或纱布类无菌敷料固定导管，敷料外应注明日期、操作者签名；

h）通过 X 线片确定导管尖端位置；

i）应记录穿刺静脉、穿刺时间、导管刻度、导管尖端位置等，测量双侧上臂臂围并与置管前对照。

6.5.2 敷料的更换

6.5.2.1 应每日观察穿刺点及周围皮肤的完整性。

6.5.2.2 无菌透明敷料应至少每 7 天更换一次，无菌纱布敷料应至少每 2 天更换一次；若穿刺部位发生渗液、渗血时应及时更换敷料；穿刺部位的敷料发生松动、污染等完整性受损时应立即更换。

6.8 导管的拔除

6.8.1 外周静脉留置针应 72 ～ 96 h 更换一次。

6.8.2 应监测静脉导管穿刺部位，并根据患者病情、导管类型、留置时间、并发症等因素进行评估，尽早拔除。

6.8.3 PICC 留置时间不宜超过 1 年或遵照产品使用说明书。

6.8.4 静脉导管拔除后应检查导管的完整性，PICC、CVC、PORT 还应保持穿刺点 24 h 密闭性。